现代儿科疾病处置要点

赵新凤　王景波　孙晓晗　主编

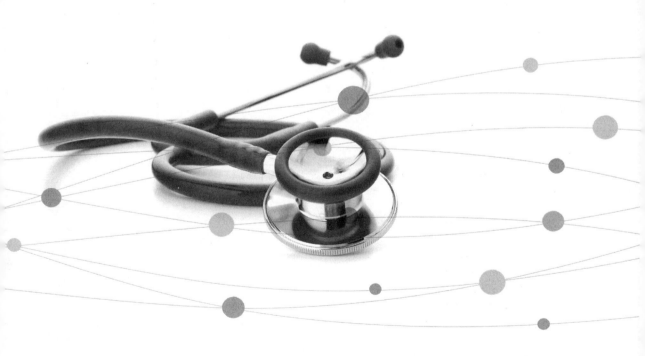

中国纺织出版社有限公司

图书在版编目（CIP）数据

现代儿科疾病处置要点 / 赵新凤，王景波，孙晓晗
主编. -- 北京 : 中国纺织出版社有限公司，2023.8
ISBN 978-7-5229-0768-0

Ⅰ.①现… Ⅱ.①赵…②王…③孙… Ⅲ.①小儿疾
病－诊疗 Ⅳ.①R72

中国国家版本馆CIP数据核字（2023）第137317号

责任编辑：樊雅莉　　责任校对：高　涵　　责任印制：王艳丽
中国纺织出版社有限公司出版发行
地址：北京市朝阳区百子湾东里A407号楼　邮政编码：100124
销售电话：010—67004422　传真：010—87155801
http://www.c-textilep.com
中国纺织出版社天猫旗舰店
官方微博 http://weibo.com/2119887771
三河市宏盛印务有限公司印刷　各地新华书店经销
2023年8月第1版第1次印刷
开本：787×1092　1/16　印张：12.5
字数：295千字　定价：88.00元

凡购本书，如有缺页、倒页、脱页，由本社图书营销中心调换

编 委 会

前　言

随着现代医学的不断发展，儿科学和其他临床学科一样取得了很大的进步。许多新技术和新理论在儿科领域的广泛应用，使儿科疾病诊疗不断完善。儿童是一个特殊的群体，其疾病发生的种类及疾病谱与成人有非常大的区别，不同的时期，儿童疾病谱也发生着明显的变化。本书编者结合自身多年的临床经验，并参考相关资料，深入思索，加以汇总提炼，编写了这部临床实用的儿科学著作。

本书先介绍儿童保健、新生儿期疾病筛查的相关知识，然后重点阐述儿科感染性疾病、呼吸系统疾病、循环系统疾病、消化系统疾病、泌尿系统疾病、神经系统疾病、内分泌系统疾病、血液系统疾病、免疫系统疾病的诊疗等相关内容。全书内容新颖，覆盖面广，实用性强，可为基层儿科住院医生、主治医生及医学院校本科生、研究生提供参考。使他们通过对本书的学习，掌握儿科疾病的基本理论和临床技能。

在本书编写过程中，由于涉及内容广泛，疾病种类繁多，加之作者较多，写作方式和文笔风格不一，难免存在疏漏和不足之处，恳请广大读者提出宝贵意见。

编　者

2023 年 4 月

目　录

第一章

儿童保健基本知识

第一节　新生儿家庭医学访视

足月正常新生儿在生后28天内家庭访视不应少于3~4次。每次访视前，医护人员需用肥皂和清水洗手、戴口罩。每次访视完毕，及时填写访视记录，并给婴儿父母反馈。每次访视重点不同，发现问题应及时处理，并增加访视次数，或及时转医院诊治。最后一次访视结束后，填写小儿生长发育图，转入婴儿期系统保健。

一、正常新生儿家庭访视

1. 第1次访视

在新生儿出院后3~7天内进行。访视内容如下。①观察新生儿居室条件和卫生状况，如室温、湿度、通风状况，用具是否清洁，新生儿的衣被及尿布。②观察新生儿的一般健康状况，如呼吸、面色和皮肤颜色，有无黄疸，黄疸程度及出现时间。③询问出生情况，如体重、身长、分娩方式，有无窒息，了解新生儿吸吮、进食、睡眠、哭声、大小便情况等；是否接种乙肝疫苗和卡介苗。④测量体重、身长及进行全身体检。检查时动作轻柔，特别注意颈、腋、腹股沟等处的皮肤有无糜烂，有无尿布皮炎；检查脐带及脐轮、脐窝，注意脐部有无分泌物或感染；身体各部位有无畸形；观察新生儿的各种反射和四肢活动情况等。发现异常及时处理或建议转诊。⑤宣传指导母乳喂养、正确护理和预防感染的方法，指导添加维生素D的方法和剂量。

2. 第2次访视

生后10~14天（必要时）。观察新生儿一般健康状况，测量体重，了解体重生理性下降后是否恢复到出生时体重。若未恢复，应分析原因，给予指导。观察脐带是否脱落，黄疸是否消退。了解喂养和护理情况及存在问题，并给予相应指导。

3. 第3次访视

生后28~30天（可结合免疫接种在社区卫生服务中心或乡镇卫生院进行）。进行全面的体格检查，包括新生儿的视力、听力检测。测量体重，将体重测量值与出生时体重比较，若增长值不足600g应分析原因，指导喂养，加强管理，必要时转诊。

二、高危新生儿家庭访视

凡从新生儿病房或新生儿重症监护病房（NICU）出院的高危新生儿，包括出生体重低于 2 500 g 的低出生体重儿，除常规新生儿访视外，应增加访视次数。

1. 增加访视次数

得到报告后应于当日访视。访视次数根据新生儿的具体情况而定，出生体重在 2 500 g 以下或体温不正常、喂养困难、呼吸困难需家庭用氧者，每日访视一次；一般情况较好且稳定者，每周访视 1～2 次或酌情而定。

2. 指导保暖

对早产儿尤其要注意保暖（室温保持在 24～26 ℃，空气湿度 50%～60%）。戴帽子减少头部散热，衣被厚度适中，使体温维持在 36～37 ℃。建议家庭采用袋鼠式护理法。袋鼠式护理法简单方便、经济、温度适宜，不仅能给早产儿很好的保暖，还便于母乳喂养，增进母婴感情。具体方法是：将早产儿竖直，放在母亲两侧乳房之间，胸腹部紧贴母亲皮肤。将早产儿的头侧向一边，微仰，捆绑袋的上缘应在婴儿的耳下，捆紧衣服以防婴儿滑出，但不要捆紧婴儿的腹部。早产儿应戴帽子、穿袜子、兜尿布。母亲可以穿略宽松上衣，便于包裹新生儿。每次不少于 60 分钟，如无其他保暖措施，应昼夜持续进行，坚持到婴儿足月（孕 40 周左右）或体重达到 2 500 g。袋鼠式护理不妨碍母亲的各种活动，家中其他人也可临时代替母亲，也可用于正常新生儿。

3. 指导喂养

必须强调母乳喂养。根据新生儿日龄、体重、吸吮力的强弱和吸吮—吞咽协调性，确定自行哺乳或经胃管等喂养方法。新生儿年龄越小，体重越低，每次哺乳量越少，间隔时间也越短，如体重 1 500～2 000 g，每 2 小时喂一次；体重 2 500 g，每 2～3 小时喂一次。早产儿理想的体重增长为 10～15 g/（kg·d）。早产儿生后即补充维生素 D 800～1 000 IU/d，3 月龄后改为 400 IU/d，直至 2 岁。生后 2 周开始补充铁剂，元素铁 2～4 mg/（kg·d）。指导体重监测，可在生后 2 周及 28 日时分别测量体重 1 次。对满月时体重增加不足 600 g 者应分析原因，必要时转医院诊治。

4. 指导护理

（1）指导父母观察新生儿的一般情况，如吃奶、精神、面色、呼吸、哭声、皮肤、大小便的性状和次数，若发现异常及时报告或转到医院诊治。

（2）指导日常护理，包括皮肤清洁、脐部护理。

（3）指导呼吸管理，保持婴儿呼吸道通畅，早产儿仰卧时可在肩下放置软垫，避免颈部弯曲、呼吸道梗阻；喂奶后注意拍背排气，并注意让婴儿侧卧，以免溢乳后吸入气道；对支气管、肺发育不良的婴儿，指导婴儿父母进行胸部物理治疗。

5. 预防感染

对高危儿尤其应注意预防感染。指导婴儿家人注意勤洗手，保持居室通气，定期消毒婴儿物品、用具，有感染者应与婴儿隔离，保持婴儿脐部、皮肤清洁干燥。

三、建立转诊制度

新生儿病情变化快，症状、体征表现呈非特异性，在家庭访视中若发现新生儿问题，轻者及时处理、密切观察，经处理观察未见好转或病情重者，应及时就近转院诊治，以免延误治疗。各地要根据当地实际情况建立转诊制度和新生儿转运系统，转运中注意保暖、监测生命体征和予以必要的治疗，保证新生儿得到及时救治。

（张晓蒙）

第二节　生长监测和定期健康检查

生长监测是定期连续测量个体儿童的体格发育指标，并记录在生长发育图中，根据其相应指标在生长发育图的走向，结合儿童生活史分析儿童营养状况及生长发育状况的过程。通过生长监测，可以指导家长正确认识儿童生长发育状况和发育规律，科学喂养，而且有利于早期发现生长偏异，采取相应的干预措施，促使儿童实现最佳生长。

一、生长监测

（一）生长监测的意义

儿童生长监测是联合国儿童基金会推荐的一套较完整的儿童系统保健方案，实践证明儿童生长监测成本低、效益高，对于有效降低儿童营养不良的发病率起着非常重要的作用。随着社会经济水平的提高，我国儿童面临营养不良和超重肥胖增多的双向表现，生长监测被赋予了新的内容。

儿童生长发育呈现出持续、不均衡发展的规律，而且受遗传和环境的双重影响，生长发育过程中受营养、疾病、家庭社会环境等因素影响可能出现偏离儿童自身生长发育轨迹的现象，表现为体重、身高等体格发育指标的波动，监测体重、身高等指标有助于及时发现生长偏异的情况。体重是全身重量的总和，受近期营养、疾病等因素的影响，是反映儿童近期营养状况的敏感指标，即使轻微的变化也能准确地测量出来。身高则相对稳定，随着生长发育而逐步累积，短期内的疾病、营养问题对身高的影响不明显，反映的是儿童长期营养状况和生长速度。因此，为适应基层儿童保健工作以及家庭自我监测的需要，基本的生长发育图采用年龄别体重和年龄别身高作为参考曲线。由于儿童正常体重和身高存在一定的变异，一次测量结果只能反映当时的生长水平，不能很好地反映儿童长期的生长状况，因此需要通过定期连续的测量，分析儿童体重和身高增长速度和趋势，及时发现生长偏异的现象。

目前生长监测已在全球得到广泛应用。1982 年以来，我国在 10 个妇幼卫生示范县开展了生长监测的研究，探索儿童生长监测在我国实施的途径和效果，并绘制了适合我国国情的"小儿生长发育图"。随后，向全国推广了研究成果和经验。近年来，我国学者李辉根据2005 年全国 9 城区儿童体格测量指标调查结果编制出 18 岁内儿童体重、身高生长发育图，为现今的儿童生长监测提供了最新的参考数据。目前，全国各地在初级儿童保健工作中，已逐步采用生长监测这一手段来监测生长偏异的情况。通过使用生长发育监测图，父母也可以学会亲自监测儿童的生长发育状况，更能及时发现儿童的营养问题，提高家庭自我保健能力，促进儿童健康发展。

（二）生长发育监测图

为了教育、动员家长做好儿童保健，世界卫生组织（WHO）推荐家长和基层单位儿童保健工作者使用的儿童生长发育监测图是按照年龄、性别、体重、身长（身高）、头圈、体质指数（BMI）指标绘制而成的。由于 WHO2006 年儿童生长标准非常符合我国儿童的生长状况，因此我国《儿童健康检查服务技术规范》中采用 WHO 的生长标准。

WHO 的 0～3 岁男童和女童生长百分位标准曲线图中 2 周岁以内测量卧位身长，满 2 周岁开始测量立位身高，而2周岁儿童身高比身长低0.7 cm，因此在2周岁的曲线图上有一身长/身高切迹。另外，在0~3岁儿童生长发育监测图上还附有8个小人图，提供3岁以内儿童粗大动作的发育监测。以每个粗大动作的右侧箭头所指的年龄为界限，如果在这个年龄还没有发展出相应的能力，例如3个月还不会抬头或8个月还不会独坐等，则提示运动发育落后的可能，提示要进一步进行神经心理发育的评估。

WHO出于不同国家儿童生长水平比较的需要，建立了一个可供发展中国家使用的"国际标准"。喂养良好的健康儿童或生长没有受约束的儿童，其身高和体重的生长至少在5岁以前、不同种族和地区的儿童非常相似。但是，不同种族儿童的生长方式存在一定差异，建立自己国家儿童的生长标准和生长曲线非常必要。自1975年以来，每隔10年进行一次的9市7岁以下儿童体格发育调查，为儿童生长发育评价提供了中国儿童的生长参照值。2009年由国家原卫生部妇幼保健和社区卫生司、首都儿科研究所以及9市儿童体格发育调查研究协作组联合，应用2005年9市7岁以下儿童的体格测量调查资料，计算出均值、标准差和百分位数，经过修匀平滑处理制成中国儿童生长曲线。此次编制的生长曲线包括0~6岁（男、女）年龄身长（身高）百分位曲线图、标准差单位曲线图，0~6岁（男、女）年龄体重百分位曲线图、标准差单位曲线图，0~6岁（男、女）年龄头围百分位曲线图、标准差单位曲线图，0~6岁（男、女）年龄胸围百分位曲线图、标准差单位曲线图等。百分位图容易理解，可做动态评价，能直观反映个体或群体儿童的营养状况、生长水平及变化规律，帮助医师、家长通过目测就能直观、快速地了解儿童生长发育的状况，更适合于家长监测儿童发育状况；而标准差图则能够更为准确地描述极端值儿童的状态，有利于医师、儿童保健工作者及时发现发育偏离的儿童。这两种方法可以互相转换，用哪种方法主要取决于使用者的偏好。

（三）生长监测实施方法

儿童生长监测通常采用测量、标记、画线、评估和指导5个步骤。下面以体重监测为例介绍实施方法。

1. 定期、连续测量儿童的体重、身长（身高）、头围、胸围等体格发育指标

（1）测量时间：①家庭监测时间相对机动，随时可以进行，由于体重受短期的饮食、疾病影响较为明显，一般可1个月监测一次；②保健机构一般开展定期监测，年龄越小生长速度越快，因此监测次数应该越多；健康检查还可根据儿童个体情况，结合预防接种时间或本地区实际情况适当调整检查时间，增加检查次数；③高危儿和营养性疾病儿童管理，早产儿或低出生体重儿、围生期缺氧缺血性脑病、颅内出血、高胆红素血症、各种出生缺陷、遗传代谢性疾病的高危儿，以及营养性疾病如佝偻病、贫血（中度以上）、营养不良、肥胖等儿童，应加强生长监测，给予个体化的处理，严重者转上级医疗保健机构随访。

（2）测量要求：测量体重前，应注意调整磅秤零点，让儿童尽量排空大小便，脱去外套、鞋、帽等，以保证测量的准确性。2岁以下婴幼儿使用量床测量身长，2岁以上儿童用身高尺测量身高。

2. 描记儿童的体重、身长（身高）曲线

每次测量儿童体重、身长（身高）后，在小儿生长发育图的横坐标上找出本次测量时的月龄，在纵坐标上找出体重、身长（身高）测量值，在该月龄的上方与测量值相交的空格里画一圆点，将本次画的圆点与前次画的圆点连接起来，连成一条线，即生长曲线。

3. 评估儿童生长曲线走向

在生长发育图上，儿童生长曲线通常有以下 3 种情况：①正常曲线，即儿童生长曲线与参考曲线走向相平行，说明体重和身高增长正常；②体重曲线上扬，即本次体重值明显增长，生长曲线较参考曲线走向上扬，说明体重增加过快，一般与摄食过多有关；③体重曲线向下偏离，即本次体重增长值不如理想值，儿童生长曲线较参考曲线走向向下偏离，说明体重未增长或不理想。一般与营养不足、疾病等有关。同理，可以通过身高（身长）曲线走向评估儿童长期营养，早期发现一些疾病信息。

4. 根据生长曲线的变化及原因指导家长

在测量、标记儿童体重、身高（身长）曲线的同时，要向家长进行面对面的健康教育，促使家长理解儿童的体重、身高（身长）曲线在生长发育图中的走向，并从中了解儿童的生长趋势，以及相应曲线走向的意义。对生长发育有问题的儿童，需要进行判断和干预。

（1）对营养缺乏的儿童，分析营养不足的原因，从辅食添加、饮食习惯、儿童食欲状况等方面进行询问分析，有条件时可根据儿童的年龄计算出应有的摄入量，进行膳食评估及营养计算。必要时做一些营养方面的实验室监测。鼓励母乳喂养，指导家长正确添加辅食，纠正不良饮食习惯，解决入量不足或有关营养素不足的问题。在指导营养喂养的同时，每月监测儿童的体重，继续观察体重增长的趋势。

（2）对由于感染（如腹泻、上呼吸道感染、肺炎等）导致体重增长减慢的儿童，要针对感染的病因给予及时治疗。对反复感染的儿童，可选用增强儿童免疫功能的药物，调节机体免疫力，以达到减少和控制感染的目的。

（3）对由于过度营养导致超重或肥胖的儿童，指导家长控制高糖、高脂肪饮食的摄入，注意均衡膳食，同时加强儿童的体格锻炼，增加户外活动的时间，以保证儿童健康成长。

（4）对于身高（身长）落后，需要分析是否有长期营养不良、疾病等。身高增长过快需要排除性早熟、垂体微腺瘤导致生长激素分泌过多等。

（四）生长监测注意事项

应用小儿生长发育图监测和评价儿童体格生长时，应注意下列问题。

1. 小儿生长发育图中参考标准的选择

世界各国儿童因为种族、地理等因素的差异具有不同的成年身高和成熟速度，但他们的生长方式大致相似。如果是应用一个参考标准来对儿童的生长进行监测，就应该使用一个较好的全球或全国标准。因此国家卫生计生委妇幼健康服务司推荐 2006 年 WHO 的标准，可以与全球儿童的生长状况进行比较。当然，也可以采用中国儿童的参考标准。中国是一个大国，各地区的地理、气候、经济文化水平、生活水平、卫生设施和医疗保健存在一定的差异，儿童体格生长水平必然存在地区差异，但是儿童生长监测的目的是早期发现生长偏异的儿童，及时分析其原因，采取相应的措施（如平衡膳食、加强疾病管理、宣传科学育儿知识等），改变环境中存在的某些不利因素对儿童生长的影响，促使儿童生长的遗传潜力得到发挥。

2. 如何评价儿童的体格生长

生长监测重要的是观察体重和身长（身高）曲线的走向和曲线的形状。只要个体的体重曲线始终与生长发育图中的参考曲线平行，就说明该儿童的生长速度是适合其年龄的，表明目前儿童的生长状况正常。如果儿童的体重曲线变平坦或者向下倾斜，不与图中的参考曲线平行，那就得引起医务人员注意，需要仔细检查，以期早期发现生长缓慢的儿童，加强管理。同时对那些体重曲线持续在 2 个标准差或第 3 百分位以下的儿童，要结合年龄别身长、年龄别体重、身长别体重或年龄别 BMI 等指标进行综合评估，避免将营养正常而身材矮小的儿童错误诊断为营养不良。另外，如果确实是营养不良，在进行干预前，要区分是近期营养不良还是既往慢性营养不良。此外，儿童的生长发育不是一个匀速的过程，有时可表现为停滞一段时间后又快速赶上，在这种情况下，要缩短监测的间隔，连续纵向观察一段时间，避免将生长正常的儿童误认为是异常情况。

二、定期健康检查

定期健康检查是指对儿童按一定时间间隔进行的体格检查和神经心理发育监测，是儿童保健工作的重要内容。定期健康检查能及早发现儿童发育偏离和异常的情况，针对家庭护理、喂养、教养和环境中存在的不良因素，采取相应措施进行预防和治疗，以促进儿童健康。

（一）健康检查时间

对于儿童定期健康检查的时间一般做如下规定：新生儿出生时由产科医师或新生儿科医师检查；出院后 7 天内，保健人员到新生儿家中进行检查；在出生后 28～30 日，婴儿前往乡镇卫生院、社区卫生服务中心或村卫生室，建立儿童保健手册；婴儿期至少体检 4 次，建议分别在 3 月龄、6 月龄、8 月龄和 12 月龄进行；3 岁及以下儿童每年至少体检 2 次，每次间隔 6 个月，时间在 1 岁半、2 岁、2 岁半和 3 岁；3 岁以上儿童每年至少体检 1 次，分别为 4 岁、5 岁和 6 岁。

在定期、系统原则的前提下，儿童健康检查的具体时间可结合当地儿童计划免疫和每年"六一"国际儿童节前后大体检的时间安排进行。还可根据儿童的个体情况调整体检时间，例如高危儿和营养性疾病儿童要增加体检次数。

（二）健康检查内容

定期健康检查包括询问个人史及既往史、体格测量及评估、全身各系统检查、常见病及生长发育相关疾病的辅助诊断检测。

1. 问诊

问诊的重点各年龄段不同，简述如下。

（1）新生儿期：母亲妊娠时年龄、健康和营养状况，父母是否近亲结婚，父母患病史；出生时有无窒息、产伤，生后有无出血、感染、黄疸，出生体重和孕周，母乳喂养情况，新生儿的大小便和睡眠情况，新生儿疾病筛查情况。

（2）婴儿期：①喂养情况，喂养方式，喂养习惯，乳量是否充足，添加辅助食品的月龄、种类、数量，有无添加维生素 D 制剂；②体格心理发育情况，何时出牙，何时抬头、坐、爬、站、走，何时能笑、认人、讲单词，对周围人和物的反应，有无运动或感觉方面的障碍；③养育情况，如睡眠、大小便、户外活动的状况和习惯；④预防接种的种类和次数；⑤曾患过何种疾病，尤其是传染病。

（3）幼儿期：①喂养情况，家庭饮食习惯、喂养行为，有无挑食、偏食等不良习惯；②精神心理发育，大动作、精细动作、语言、情绪、自我意识、独立性等发育情况；③生活习惯的培养，如睡眠、体格锻炼、大小便控制能力、口腔卫生等；④预防接种完成情况；⑤曾患何种疾病，尤其是传染病。

（4）学龄前期：除与幼儿期大致相同外，还要询问卫生习惯，如早晚刷牙、饭后漱口、饭前便后洗手以及与其他小朋友的交往情况等。

2. 体格测量

所有儿童均应测量身高和体重，2 岁以内儿童还可增加头围和胸围的测量。每次测量均应按固定时间进行，测量用具、方法要统一，测量要力求准确。根据测量结果，医师按儿童的年龄对其体格生长情况进行评价。通过健康体检筛选出营养不良和超重/肥胖的儿童，进行重点管理。

3. 全身体检

目测儿童发育、营养和精神状态，面部表情，对环境中人和物的反应；头发的光泽，有无脱发；面部皮肤是否苍白或发黄，口唇是否发绀，有无特殊面容；眼睑有无水肿；皮肤有无皮疹；全身有无畸形等。

（1）头部：头颅大小有无异常，6 个月以内婴儿有无颅骨软化症；对于婴幼儿还要检查前囟门的大小、张力和闭合情况。

（2）眼：眼睑是否正常，巩膜有无黄染，有无分泌物或斜视，眼距有无过宽。4 岁以上儿童要检查视力是否正常。

（3）耳：耳郭有无畸形，外耳道有无分泌物，听力是否正常。

（4）口腔：口唇颜色，口腔黏膜及咽部有无充血，有无唇裂、腭裂，乳牙数目，有无龋齿。

（5）胸部：有无鸡胸、漏斗胸、肋串珠、Harrison 沟；听诊肺部有无啰音，心脏有无杂音。

（6）腹部：有无异常包块、膨隆，肝脾是否增大。

（7）外生殖器：有无畸形，男婴有无包茎、隐睾、鞘膜积液；女婴尿道及阴道有无分泌物、有无外阴粘连等。

（8）脊柱和四肢：有无畸形，有无先天性髋关节脱位的体征，四肢肌张力有无异常。

（9）全身浅表淋巴结：有无异常增大。

（10）高危儿：应随访检查视觉、听觉、运动发育、语言发育、对人和物的反应能力等神经发育情况。

4. 实验室及其他检查

根据体格测量和全身体格检查结果，确定相应的实验室检查。一般要检查以下项目。

（1）生后 6 个月或 8 个月检查 1 次血红蛋白，1 岁以后每年检查 1 次。

（2）1 岁和 2 岁时分别检查尿常规 1 次。2 岁以后每半年检查便常规 1 次，了解有无寄生虫卵。

（3）必要时可做肝功能、乙肝免疫学、X 线摄片等检查，并可查维生素 D，血钙、血磷，以及血锌、血铜、血铁等微量营养素及血铅。

（三）健康检查注意事项

（1）每次定期健康检查后，应将个体儿童的体格测量和检查结果详细记录在儿童的保健卡中，对所测量的身长（身高）、体重等数据进行评价。

（2）目前我国评价城乡儿童的体格生长和营养状况时，可以采用国际标准或最新国内标准，并采用百分位法评估儿童的体格生长水平；同时应该以年龄别体重、年龄别身高、身高别体重、年龄别BMI等指标评价个体儿童的营养状况，并计算群体儿童营养不良和肥胖的百分率，有利于制订群体预防工作重点。

（3）要对每位接受检查的儿童进行健康状况评价，包括体格生长、神经精神心理发育、营养状况，有无营养性疾病（如营养不良、肥胖、贫血、佝偻病）、遗传病或先天性畸形，以及其他异常等。

（4）对检查出来的营养性疾病和神经心理发育迟缓的儿童要分别进行登记，建立专案管理记录，积极治疗，并转高危儿门诊随访观察，结案后转入健康门诊管理。对于不能明确诊断或没有条件治疗的儿童要及时转诊至上一级妇幼保健机构或综合性儿童医院；待诊断明确，经治疗好转后再转回当地继续管理。

（5）将体格测量和检查结果反馈给家长，对家长提供有针对性的咨询，并指导家长对儿童进行科学喂养、清洁护理、体格锻炼、疾病预防等，还要帮助家长学会应用小儿生长监测图观察儿童的生长状况和神经发育情况，监测发现儿童的生长曲线和神经发育水平是否出现偏离，主动请医生检查和指导，从而发挥家长在儿童保健工作中的有利作用。

（多红英）

第三节　儿童发育筛查

发育是儿童的重要特征，是指身体组织功能的分化和演进，表现为儿童体力、智力、心理、情绪和运动技能行为的发展完善。随着社会的进步和医学的发展，儿童疾病谱和死亡谱发生了改变，儿童发育障碍性疾病逐渐引起医务人员及家长的重视。

儿童发育障碍性疾病谱跨度大、种类繁多，既包括低发病率高严重度障碍，如听力损害、视力损害、脑瘫、智能残疾、孤独症谱系障碍，又包括高发病率低严重度障碍，如注意缺陷多动障碍、学习障碍、发育性运动协调障碍等。

儿童发育障碍可对其一生的发展造成深远的影响。例如，婴幼儿白内障是成人低视力和致盲的重要原因。部分儿童发育障碍在出生时可以被识别，如唐氏综合征（先天愚型），但更多的发育障碍是在生后逐渐显现出来。儿童发育是一个不断发展变化的过程，同一发育障碍在不同年龄段可有不同的表现。例如脑瘫在婴儿早期可能仅为肌张力及姿势异常，随着年龄发展运动障碍逐渐显现出来。婴幼儿脑神经的突触不断增加、神经纤维髓鞘化日益改善，具有很强的代偿性、可塑性，因此发育障碍发现越早，治疗越及时，效果越好。众多研究显示，发育障碍儿童的早期干预效果明确，可以有效改善儿童的远期生活质量。

发育筛查是主动识别儿童发育障碍的重要步骤。一方面医师在诊疗过程中需通过倾听父母对儿童发育相关的担忧，了解儿童既往发育情况，现场观察儿童行为等方式密切关注儿童是否存在发育异常的指征；另一方面需要根据不同发育障碍的关键时间节点，系统、有步骤地安排相应的检测方法或标准化评估工具主动进行检测或评估，及时发现存在发育异常的儿童。对于儿童保健工作来说，儿童发育筛查是重要的组成部分，通过发育筛查可以及早发现视听障碍、发育迟缓、孤独症谱系障碍、运动发育障碍、学习障碍等发育偏离或异常的儿童，从而进行健康促进、发育监测、早期干预康复或相应的转诊。

一、发育筛查对象

在我国，儿童发育筛查开展得益于儿童保健完善的三级网络，近年来发育行为儿科学的兴起进一步促进了儿童发育筛查的开展。发育筛查对象包括正常出生儿童和高危新生儿，对正常出生儿童进行普及性筛查，对高危新生儿进行系统发育监测。在初级保健中将发育筛查纳入常规保健中，对所有出生的婴儿均在新生儿出生时、新生儿访视时、儿童定期健康体检或生长监测时进行发育筛查。区县级及以上医疗保健机构逐渐开展高危新生儿的系统发育监测。高危新生儿是指在孕期、产时及新生儿期遭受某些高危因素影响的新生儿。例如，母亲孕期病毒感染、妊娠高血压综合征或其他严重疾病；早产、低出生体重、出生窒息、缺氧缺血性脑病、颅内出血；新生儿期患有败血症、脑膜炎等严重感染或检出患有唐氏综合征（先天愚型）、苯丙酮尿症、甲状腺功能低下等遗传代谢性疾病等。高危新生儿的发育障碍发生率一般在 5% ~ 15%，比正常新生儿高 5 ~ 10 倍。因此，高危新生儿是儿童保健服务发育筛查的重点人群。三级保健陆续开设发育行为专科门诊，进行儿童发育障碍的早期干预和康复。通过上述分级管理，逐渐完善发育监测与筛查体系，做到发育障碍儿童的早期识别、早期干预、早期转诊和治疗。

二、发育筛查的实施

既往儿童保健工作中的发育筛查主要侧重于儿童智力发育的监测与筛查，随着社会发展、对发育性疾病认识的提高以及家长需求的增加，应扩展发育筛查的内容。目前国内外关于儿童发育筛查内容的研究和临床实践都得到了极大的发展，婴幼儿视听发育、运动发育、智力发育、语言发育、社会交往能力等多方面筛查工作得到了应有的重视。

发育筛查的内容与方法如下。

1. 新生儿眼病筛查及儿童视力筛查

新生儿眼病筛查及儿童视力筛查是依据儿童视觉发育特点和规律，运用相应的检测手段和技术，针对不同年龄段儿童进行相应的眼病及视力的筛查和评估。国内外资料显示，儿童视力障碍发生率超过 10%，高危儿中视力异常发生率达 20% ~ 30%。儿童正处在视觉发育的关键期和敏感期，视觉发育具有可塑性，早期发现和早期治疗可以最大限度地促进其早期康复，避免儿童终身视力残障甚至可以挽救生命。健康儿童应在生后 28 ~ 30 日进行首次眼病筛查，分别在 3、6、12 月龄和 2、3、4、5、6 岁健康检查的同时进行阶段性眼病筛查和视力检查。出生体重低于 2 000 g，或出生孕周小于 32 周的早产儿和低出生体重儿应进行早产儿视网膜病变（ROP）的筛查。

新生儿眼病筛查初筛时间应在生后 28 ~ 30 日，包括眼部形态学、视觉行为及瞳孔对光反射、视力评估、红光反射等检查。初筛后对诊断明确病例及时进行有效干预，对可疑病例、诊治病例、通过初筛不能确诊的病例均应择期进行针对性复查。对于有新生儿眼病高危因素者，除以上检查外，必要时要散瞳后进行眼底检查。即使当时检查没有明显阳性体征，也要积极进行随访并指导家长学会观察，以便及时发现问题。对于复杂病例和需要手术治疗的患儿，需及时转入专业眼科治疗。

视力筛查是早期儿童视力问题的最主要检测手段。3 岁以内儿童主要进行屈光、眼位、视觉行为和红光反射的筛查，3 岁以上儿童主要进行儿童视力、屈光和眼位的筛查。

2. 儿童听力筛查

听力障碍会使儿童对外界事物的感知和认识受到影响，特别是语言信息的输入受损，导致儿童语言发育迟缓，交流、学习障碍，给家庭与社会带来负担。国外研究表明，正常新生儿中，双侧听力障碍的发生率为 0.1% ~ 0.3%，其中，重度至极重度听力障碍的发生率为 0.1%。新生儿听力筛查是早期发现听力障碍最有效的方法。强调新生儿听力筛查的目的是尽早发现听力障碍的婴儿，所有听力障碍的婴儿都应该在 3 个月前被发现，6 个月前予以干预。目前主要运用电生理测听和行为测听两种方法。电生理测听常采取的方法是耳声发射法（OAE）和自动脑干听觉诱发电位（AABR）。

即使新生儿期听力筛查通过了，在婴幼儿期也有可能发生迟发性听力障碍。国内统计资料显示，婴幼儿迟发性听力障碍发病率为 0.1%，婴儿后期（8 ~ 12 月龄）至学龄前儿童（4 ~ 5 岁）均可发病。因此，儿童应从新生儿时期开始就定期进行听力监测，以早期发现儿童各时期出现的听力问题，早期诊断，及早进行听觉言语干预及康复，减少听力障碍对语言发育和其他神经精神发育的影响。

3. 儿童发育迟缓筛查

发育迟缓是儿童发育障碍的一种，特指 5 岁以下儿童在粗大动作/精细动作、语言/言语、认知、社会/个人、日常活动能力等发育领域中存在 2 个或 2 个以上的明显落后，往往与临床神经精神疾病或症状高度相关。儿童发育迟缓筛查是通过借助儿童发育里程碑、儿童心理行为发育问题预警征象及标准化的发育筛查方法进行定期连续的测查，并给予评价、确定转归的过程。由于标准化量表所需的测量环境和时间的限制，社区基层儿童保健机构多采用发育里程碑和预警征象进行初筛，有条件的社区及二级儿童保健机构才采用标准化的测查方法。

儿童发育评估的标准化量表在世界上已经有几百种。按年龄可分为新生儿测验、婴幼儿测验、学龄前儿童测验和学龄儿童测验，按测验的对象可分为个别测验与集体测验，按测验的范围可分为单项能力测验与综合能力测验，按测验的精度可分为筛查性测验与诊断性测验。

发育监测的时间可结合婴幼儿定期体检的时间，即 3 个月、6 个月、8 个月、12 个月、18 个月、2 岁、2.5 岁、3 岁。也可在一些关键年龄检查，如 3 ~ 4 个月、8 ~ 9 个月、1.0 ~ 1.5 岁、2.0 ~ 2.5 岁等。智力筛查结果可疑或异常的儿童，应及时由专业人员进行发育诊断评估，以便进行早期智力干预。

4. 儿童神经运动发育筛查

脑性瘫痪（简称脑瘫）的发病与母亲妊娠、分娩过程及生后疾病等多个环节的高危因素有关。这些高危因素导致胎儿或新生儿脑损伤、脑发育异常，临床可表现出不同程度的运动障碍，其严重程度与脑部病变程度密切相关。因此，神经运动发育筛查是高危新生儿全面、连续、规范的随访管理服务的重要组成部分。儿童运动发育筛查方法众多，可以根据不同年龄段、不同目的进行选择。

全身运动（GMs）评估是一种观察胎儿至 5 月龄婴儿自发运动以预测其神经发育结局的评估方法。GMs 评估的基本方法是拍摄一段适龄婴儿的运动录像，再由具有资质的评估人员对录像进行评估得出结论，作为一种无创的、观察性的早期神经发育检查工具，其安全性和有效性已得到公认。运用 GMs 评估在早期就可能识别出特异性的神经学症候，并且对于后期是否发展为脑瘫具有很高的预测价值。

我国儿科专家鲍秀兰教授根据我国实际情况从美国 Brazelton 医师提出的新生儿行为评分法和法国 Amiel-Tison 医师的新生儿神经检查法中筛选出部分项目，研制出 20 项新生儿神经行为测定（NBNA）评分法，开始主要用于缺氧缺血性脑病患儿的预后评估，目前也应用于早产儿、低出生体重儿等脑损伤高危儿的疾病监测和预后评价。

0～1 岁 52 项神经运动检查是一种适合在基层医院开展筛查脑瘫的方法，能早期发现脑瘫患儿，为实现早期治疗提供可能。该方法由鲍秀兰教授等主要根据法国 Amiel-Tison 的方法适当修订而成，是系统观察婴儿神经运动发育正常与否的临床检查方法，可发现轻微脑功能异常引起的神经运动发育落后。对于早产儿、窒息儿及出生后脑损伤的婴儿，通过系统检查可以发现运动落后、反射、肌张力和姿势异常，早期做出脑瘫诊断。

Peabody 运动发育量表第二版（PDMS-2），是目前在国内外康复界和儿童早期干预领域中被广泛应用的一个全面的运动功能评估量表，适用于评估 6～72 个月的所有儿童（包括各种原因导致的运动发育障碍儿童）的运动发育水平。评估内容：该量表由 6 个亚测验组成，包括反射、姿势、移动、实物操作、抓握和视觉—运动整合等，共 249 项。测试结果最终以大动作、精细动作和总运动等的发育商来表示。考虑到各种运动障碍的特点，该量表可对两侧肢体的功能分别测评。还有配套的运动发育干预训练方案，根据评估结果可以确立训练目标和训练方案。

5. 儿童语言发育筛查

语言是人类进行交流的重要工具。儿童时期，尤其是 5 岁以前，是语言发展的关键时期，及时发现个体儿童语言发展中的问题，给予及时治疗与矫治，不但可对儿童的语言发展起到促进作用，而且对儿童的整体认知发展也有帮助，因为许多其他能力必须通过语言才能发展。我国目前这方面检查方法的研究尚处于起步阶段。

上海金星明、刘晓教授牵头将美国神经发育儿科医师 Coplan James 编制的《早期语言发育进程量表》引入国内，并研制了上海标准化版，该量表分为"语音和语言表达""听觉感受和理解"和"与视觉相关的感受和理解" 3 部分，有助于临床进行儿童语言发育筛查。金星明教授等学者提出的汉语儿童语言发育迟缓的标准为 24 个月词汇量少于 30 个，30 个月结构表达量男童少于 3 个，女童少于 5 个；语言发育迟缓可疑的标准为：24 个月词汇量少于 50 个，30 个月结构表达量男童少于 5 个，女童少于 8 个。

北京梁卫兰教授等通过对 MCDI 进行中文普通话版的标准化，按照汉语语法规律，修改完成了"中文早期语言与沟通发展量表普通话版"（CCDI）。CCDI 主要包括"婴儿沟通发展问卷——词汇及手势"和"幼儿沟通发展问卷——词汇及句子"。其中"婴儿沟通发展问卷——词汇及手势"适用于 8～16 月龄，共有 411 个词，包含婴儿日常听到或用到的绝大多数词汇。按照词性和用途将其分为 20 类。主要是通过询问家长，小儿对每一个词汇属于"不懂""听懂"还是"会说"。"幼儿沟通发展问卷——词汇及句子"适用于 16～30 月龄，不仅含有 799 个幼儿期经常用到的绝大部分词汇，而且按照词形和用途将其分为 24 类，还包含了组词、句子复杂程度、小儿表达的句子平均长度等。主要通过询问家长，小儿对每一个词汇属于"不会说"还是"会说"。CCDI 分为长表和短表，其中短表可用于门诊的筛查。

6. 孤独症谱系障碍筛查

常用量表有孤独症行为量表（ABC）、儿童孤独症评定量表（CARS）、孤独症诊断观察量表（ADOS-G）和孤独症诊断访谈量表修订版（ADI-R）。孤独症的早期诊断较为困难，但对预后的影响十分重要。对于婴幼儿行为异常和语言落后者，儿童保健人员可以使用婴幼儿孤独症筛查量表（CHAT）对 18～24 个月的儿童进行筛查，CHAT 用于评价幼儿玩的意向、有意向的指示、眼的凝视，由父母报告和评定者观察两部分完成。对可疑患儿应该转至有关专业机构进一步确诊。近年来国内逐渐开展了美国改良的幼儿孤独症量表（M-CHAT）的研究和使用。M-CHAT 是根据孤独症早期筛查和诊断的两个核心症状——共同注意及象征扮演游戏能力的缺陷设计的，用于 18 个月孤独症患儿的筛查，其灵敏度、特异性均较高。

7. 儿童学习障碍筛查

学习障碍是一组特殊性学习技能障碍，属于异质性综合征，指智力正常儿童在阅读、书写、拼字、表达、计算等方面的基本心理过程存在一种或一种以上的特殊性障碍，在学龄早期发生并持续存在，严重影响学习或日常生活中需要这种技能的活动；并非由于缺乏教育机会、神经系统疾病、视觉障碍、听觉障碍、孤独症谱系障碍或智力障碍等所致。学习障碍的发病率报道波动很大，据估计范围是 2%～10%，国内报道为 6.6%，男女比例为 4.3：1。虽然学习障碍诊断条件明确，临床上可以利用一些心理测评量表辅助诊断，如学业成就测验、韦克斯勒儿童及学龄前智力量表、学习障碍筛查量表、儿童汉语阅读障碍量表、神经心理测验如利脑试验、Luria Nebraska 儿童成套神经心理测验、KABC 测验、记忆测验、单项神经心理测验等，但目前针对学习障碍的心理测评工具，特别是针对分型的进一步评估和诊断，缺乏系统、完善的中文评估工具和量表，系统规范的早期发育筛查工具尤其缺乏，有待进一步完善。

目前认为存在下列因素者可考虑为学习障碍高危儿童（供临床借鉴）：①存在家族学习障碍病史；②出生高危因素，早产、低出生体重、窒息、新生儿期严重黄疸、高热等；③语言发育迟缓，早期存在语言发育迟缓，开口说话迟，发音不准，构音障碍等，进而表现为语言理解和表达落后，对言外之意缺乏理解，有的儿童可表现为喋喋不休，语句简单，说话内容缺乏实际沟通意义等；④运动发育早期表现为运动发育迟缓，协调运动困难、易跌跤，技巧性运动能力薄弱（如排球、跳绳等），精细动作笨拙，折纸、涂色、使用剪刀等困难，肌张力及肌力低，完成一些功能性活动时，需要身体其他部位参与补偿；⑤认知困难，到学龄前期表现有明显的认知偏异，如视觉认知不良、沟通和书写困难、语言理解和表达缺欠、与伙伴交往不良等；⑥情绪行为问题，较早就表现好动和哭闹，对外刺激敏感和反应过激，睡眠紊乱；建立母子情感关系困难和养育困难；幼儿期伴有啃咬指甲、攻击或退缩行为。

三、早期干预与转诊

发育筛查的结果只能作为是否需要进一步检查的依据，绝不能作为诊断标准。筛查、诊断之后还要采取相应措施进行早期干预、训练、教育和治疗，否则筛查就失去了意义。例如通过智能发育筛查发现儿童智力发育偏离正常范围，怀疑为智能迟缓者，应详细追问病史（家族史、母亲妊娠史、发病情况、出生史、生长发育史、既往病史等），进行全身体格检查。从病史、体格检查中初步找出智能迟缓的可能原因，然后逐步筛选出应做的进一步特殊检查。综合各方面的情况，然后谨慎地对受检者做出诊断。诊断不是目的而是手段，当儿童被诊断为智能迟缓可疑或智能迟缓以后，要及时予以干预，进行登记、跟踪观察，了解干预后的效果。

目前，我国儿童保健采取的是三级网络系统管理，儿童的系统保健都是在社区卫生服务中心进行的。社区卫生服务中心儿童保健门诊（第一级）为儿童提供系统保健服务，在儿童每次体检时会进行各年龄段相应的发育筛查项目。但由于一方面，目前基层儿童保健门诊力量薄弱，另一方面，儿童发育筛查涉及营养学、发育儿科学、神经科学、耳鼻咽喉科学、康复医学、教育学、心理学等多门学科，相互渗透，相互交叉，因此建议基层儿童保健门诊筛查出的发育异常或可疑异常者转诊到区县妇幼保健所（院）儿保门诊（第二级）进一步筛查；最后由市级儿童保健所（第三级网络）或市级专科医院确诊。

四、发育筛查注意事项

发育筛查是一项严谨的专业技术，为了使发育筛查正确地发挥作用，实施时必须达到以下要求。

（一）对主检者的要求

主检者要求是专业人员。听力、视力筛查人员至少需要受过相关专业培训，儿童智力测验的主试者必须有良好的心理学基础，受过心理测验的专业训练，对测验的性质和意义有充分了解。对于神经运动的筛查，需要测试者非常熟悉婴幼儿运动发育规律及进程。

主试者必须熟练掌握相关测验的具体实施方法、程序和指导语。主试者对受检者的态度应该和蔼、耐心、热情，应用各种方法给予鼓励，以增强信心，但不表露出反对、急躁的意思，更不应给予启发或暗示。对结果的解释必须结合所做的具体测验方法以及当时测验的具体情况（如受检者有无情绪或身体不适，有无干扰等），给予合理的解释。有听觉障碍、肢体运动障碍或语言不通（如地方口音）的儿童，测验时容易出现假象，需要与真相区别，否则不能反映儿童真正的水平。

测验人员必须遵守职业道德，要为儿童和家长保密测验结果。同时，心理测验应注意测验项目的保密。一种测验方法经过信度、效度、标准化等复杂的步骤才能建立，因此，测试人员要注意对测验内容的保密，不能将测验方法和评分标准公开宣传和介绍，防止知情者预先练习失去测验的意义，更不能将测验内容作为教学或训练的内容，使测验方法失去实用价值。

（二）对受检者的要求

要求受检者在测验时身体无不适，如不可以在发热、饥饿、烦躁等情况下进行筛查。此外，受检者的状态也很重要，部分检查要求安静清醒，有些检查要求在睡眠状态下进行。

（三）对筛查环境的要求

要选择合适的房间。智力测验时房间内不应有其他布置，墙上不应有宣传画等。房间内要保持安静，有适当的光线照明，通风良好，桌椅的高度要适合儿童的高度。

总之，发育筛查不仅仅是为了得到一个正常与否的结果，更重要的是在测验过程中观察儿童的感知能力、行为模式、认知水平和方式，运用儿童神经心理发展和智力结构的理论来分析、解释测验结果，从而找出儿童生长发育的优势与弱势，进行有针对性的教育和训练。

五、儿童残疾筛查

根据我国第6次全国人口普查的总人数以及第2次全国残疾人抽样调查资料推算，我国

0~6岁残疾儿童约167.8万人,每年新增残疾儿童19.9万人。残疾给儿童及其家庭和社会带来沉重的经济和精神负担,儿童残疾已成为各级政府、有关部门和全社会面临的问题和挑战。2013年10月,由国家卫生计生委办公厅和中国残联办公厅共同下发《0~6岁儿童残疾筛查工作规范(试行)》,并附有0~6岁儿童视力残疾筛查技术、0~6岁儿童听力残疾筛查技术、0~6岁儿童肢体残疾筛查技术、0~6岁儿童智力残疾筛查技术、0~6岁儿童孤独症筛查技术。在儿童健康检查中规范开展儿童残疾筛查,将0~6岁儿童残疾早期筛查、转介、早期干预纳入基层卫生服务内容,促进了儿童残疾早期筛查工作机制的建立,推动了卫生妇幼保健网络和残疾儿童康复服务网络的对接。通过全国、省、市级的逐层培训,在全国范围内逐步建立残疾儿童早筛查、早干预、早治疗、早康复的工作机制。

《0~6岁儿童残疾筛查工作规范(试行)》规定由卫生计生行政系统的各级妇幼保健机构承担辖区内0~6岁儿童残疾筛查工作的业务管理及质量评估,负责推广适宜筛查技术,对辖区相关医疗卫生机构及托幼机构进行业务指导和培训;由社区卫生服务中心、乡镇卫生院等基本公共卫生服务网络在儿童健康检查的同时,开展儿童残疾筛查服务;各级妇幼保健机构按照规范配套的各类残疾筛查技术要求,根据儿童的年龄特点,选择适宜的筛查方法,重点对视力、听力、肢体、智力以及孤独症5类残疾儿童进行筛查和预防,做到正确评估和指导;对于辖区内疑似残疾儿童,根据转介流程要求及时转介,以确保疑似残疾儿童的残疾评估以及康复安置;同时做好辖区内儿童残疾筛查的信息登记、上报和管理工作,并逐步建立卫生计生委和残联共享确诊残疾儿童信息。

《0~6岁儿童残疾筛查工作规范(试行)》还规定残联机构负责牵头组织制定残疾儿童康复救助办法,开展儿童残疾预防、康复政策宣传;对符合条件的残疾儿童按规定给予救助,保障残疾儿童的合法康复权益;做好残疾儿童转介和康复管理工作,组织开展残疾儿童随访、家庭康复培训和指导工作;建立残疾儿童信息通报系统,实现儿童残疾筛查、评估和康复信息共享;牵头组织残疾儿童康复机构的认定工作,开展康复机构的督导检查和质量评估工作;联合卫生计生行政部门开展儿童残疾评估机构的认定和人员培训工作。

儿童残疾筛查分为初筛、复筛、评定和早期干预4个内容,分别由不同的机构承担。

初筛由社区卫生服务中心、乡镇卫生院通过儿童发育问题预警征象以及不同残疾类型的相应筛查工具进行初筛。考虑到基层技术力量薄弱,筛查工具比较简单,儿童发育预警征象是几种残疾均采用的一个初筛工具,通过预警征象检查有无相应月龄的发育偏异。儿童发育问题预警征象是根据儿童心理行为发育规律和里程碑设计的,在3个月、6个月、8个月、12个月、18个月、2岁、2岁半、3岁等儿童健康体检年龄段,每个年龄段设计了4条发育异常预警征象,出现任何一条预警征象应及时登记并转诊。

复筛由区(县)级妇幼保健机构对辖区内转介儿童进行复筛。复筛阳性者转诊至上级妇幼保健机构或者医疗机构进行诊治。例如疑似视力残疾者需转至视力残疾评估机构进行评估,疑似听力残疾者需转至听力残疾评估机构进行评估等。不同残疾类型使用的复筛工具和方法不同。例如疑似视力残疾的复筛工具为聚光手电灯、红球、视力表等;疑似听力残疾的复筛工具为电耳镜、便携式听觉评估仪、声级计;肢体和智力残疾筛查工具为小儿智能发育筛查量表(DDST)或0~6岁儿童发育筛查量表(DST);孤独症复筛工具为修订版孤独症筛查量表、孤独症行为量表等。《0~6岁儿童残疾筛查工作规范(试行)》要求进行初筛和复筛的机构须经卫生计生行政部门认可,并依据开展儿童残疾筛查的要求配备相应的人员、设备和设施。

评估由能够承担儿童残疾评估的单位进行，需要将评估结果及转介康复建议反馈至辖区妇幼保健机构，为残疾儿童提供康复需求和医疗需求的信息服务。《0～6岁儿童残疾筛查工作规范（试行）》要求开展儿童残疾评估的机构具备卫生行政部门颁发的"医疗机构执业许可证"，并经省（自治区、直辖市）卫生计生行政部门和残联认定。

康复由康复干预机构对被确诊为存在残疾的儿童进行康复或者在康复干预机构的指导下开展社区、家庭的早期干预。《0～6岁儿童残疾筛查工作规范（试行）》要求开展残疾儿童康复干预的机构须按照相关规定登记注册，具有行业资质，依据残疾儿童康复的要求配备相应的人员、设备和设施。

由于残疾儿童的初筛、复筛、评估和康复涉及各地卫生计生行政部门和残联组织以及医疗卫生、康复等相关机构，因此各部门之间的转介和信息沟通显得尤为重要，为此《0～6岁儿童残疾筛查工作规范（试行）》特地规范了0～6岁儿童残疾筛查和康复的转介和信息呈报机制。

《0～6岁儿童残疾筛查工作规范（试行）》规定在开展0～6岁儿童残疾初筛、复筛、评估及康复工作过程中，需尊重家长的知情权和同意权，在家长自愿的原则上，进行转介、评估和康复服务。由社区卫生服务中心、乡镇卫生院负责辖区内0～6岁儿童残疾的初筛，并将疑似残疾的儿童信息登记在册，填写转诊单，定期上报和转介至区（县）级妇幼保健机构进行复筛，同时进行备案，上报残疾儿童的信息，并转介至市（地）级妇幼保健机构，由市（地）级妇幼保健机构将疑似残疾儿童登记并转介至相应评估机构进行残疾评估。评估机构将评估结果及转介信息反馈至市（地）级妇幼保健机构，进而反馈至区（县）级妇幼保健机构。市（地）级妇幼保健机构与辖区内残联进行信息交换。有康复需求的残疾儿童由残联负责联系康复机构，进行康复安置，开展机构康复、社区与家庭康复。

（周　敏）

第二章

新生儿期疾病筛查

第一节　概述

新生儿疾病筛查（neonatal screening）是指在新生儿群体中，用快速、简便、敏感的检验方法，对一些危害儿童生命、导致儿童体格及智能发育障碍的先天性、遗传性疾病进行筛查，做出早期诊断，在患儿临床症状出现之前，给予及时治疗，避免患儿机体各器官受到不可逆损害的一项系统保健服务。国内外实践证明，新生儿筛查能防止儿童智力低下，有利于提高人口出生质量。国际上认为筛查的疾病一般应符合以下 6 个标准：①疾病危害严重，可导致残疾或死亡，已构成公共卫生问题；②有一定发病率，筛查的疾病在人群中是相对常见或流行的疾病；③疾病早期无特殊症状，但有实验室指标能显示阳性；④有可靠的、适合于大规模进行的筛查方法，假阳性率和假阴性率均较低，并易为家长所接受；⑤筛查的疾病可以治疗，特别是通过早期治疗，能逆转或减慢疾病发展，或者改善其预后；⑥筛查费用低廉；筛查、诊断和治疗所需的费用应低于发病后诊断、治疗的支出费用，即投入/产出比高，经济效益良好。

1961 年美国 Guthrie 医生建立了在干燥滤纸血片中采用细菌抑制法对血中苯丙氨酸进行半定量测定的方法，开创了新生儿苯丙酮尿症（PKU）的筛查。自此，新生儿疾病筛查工作在世界范围内广泛展开，筛查的种类也逐渐增加。PKU 和先天性甲状腺功能减退症（CH）是目前国内外新生儿疾病筛查最普遍的病种，世界各地 CH 的平均发病率为 1/4 000，美国 CH 发病率为 1/3 000 ~ 1/5 000，欧洲平均为 1/3 000，非洲国家发病率较低，仅 1/10 000 ~ 21/17 000，亚洲国家如日本为 1/5 700。苯丙酮尿症的发病率也不尽相同，美国、加拿大等北美地区约为 1/15 000，中欧诸国约为 1/10 000，亚洲国家如日本则发病率较低，约为 1/80 000。

我国自 20 世纪 80 年代初期开始新生儿疾病筛查。1992—1997 年国内八大城市 110 万新生儿筛查结果显示，CH 发病率为 1/5 469，PKU 为 1/14 767。1994 年《中华人民共和国母婴保健法》颁布，提出应在全国"逐步开展新生儿疾病筛查"，这使开展新生儿疾病筛查工作有了根本的法律保障。目前我国主要筛查 CH 和 PKU 两种疾病，广西、广东地区增加了葡萄糖 - 6 - 磷酸脱氢酶（G-6-PD）缺乏症筛查，其发病率为 3.6%，江苏和上海等部分地区还增加了先天性肾上腺皮质增生症（CAH）的筛查。

随着新生儿疾病筛查工作的不断推进，目前全国除西藏以外，已有 30 个省（市、自治区）相继开展筛查，已建立了上百家筛查中心，年筛查新生儿达 290 万人次，上海、北京、浙江等地的新生儿疾病筛查率已达95%，但从总体来看，我国新生儿疾病筛查率仍然较低，2007年的调查显示全国平均筛查率为48.56%左右。依托浙江大学医学院附属儿童医院建立的浙江省新生儿疾病筛查中心，与全省1 200余家分娩接产单位建立了筛查网络体系，已成为全国乃至全世界最大的筛查中心，2009年筛查新生儿50余万例。我国1985—2006年，各地筛查PKU 13 666 750例，发现患儿1 170例，发病率1/11 681；筛查CH 2 944 022例，发现患儿1 836例，发病率1/16 030。按我国每年2 000万新生儿计算，每年至少新增添PKU 1 700例，CH 1.2万例，对这些患儿及时进行诊断和治疗，避免智能障碍的发生，具有极其重要的社会效益和经济效益。

一、标本采集

筛查前应将新生儿疾病筛查的项目、条件、方式、费用等情况如实告知新生儿的监护人，并应遵循知情选择的原则。认真填写采血卡片，要求字迹清楚、登记完整。卡片内容包括：采血单位、母亲姓名、住院号、居住地址、联系电话、新生儿性别、孕周、出生体重、出生日期、采血日期及开奶时间等。

1. 采血时间

为出生72小时后，7日之内，并充分哺乳；对于各种原因（早产儿、低体重儿、提前出院者等）未采血者，最迟不宜超过出生后20日。

2. 采血部位

为足跟内侧或外侧，针刺采血部位，滴血于滤纸片上，使血自然渗透至滤纸背面。至少采集3个血斑，每个血斑直径>8 mm。

3. 标本保存

将血片置于清洁空气中，避免阳光直射；自然晾干呈深褐色，并登记造册后，置于塑料袋内，保存在2~8 ℃冰箱中。

4. 标本递送

采集后及时递送，在5个工作日内必须到达筛查检测机构。

CH、PKU、CAH、G-6-PD缺乏症或其他氨基酸、有机酸、脂肪酸代谢异常疾病筛查均可利用同一滤纸血片检测。

二、检测方法

1. PKU

（1）以苯丙氨酸（Phe）作为筛查指标。

（2）Phe浓度阳性切值>120 μmol/L（>2 mg/dL）。

（3）推荐方法为细菌抑制法、定量酶法和荧光分析法。

2. CH

（1）以促甲状腺素（TSH）作为筛查指标。

（2）TSH水平的阳性切值，根据实验室及试剂盒而定，一般为10~20 μIU/mL。

（3）推荐方法为时间分辨免疫荧光分析法、酶免疫荧光分析法和酶联免疫吸附法。

3. CAH

（1）以17α-孕酮（17-OHP）作为筛查指标。

（2）17-OHP 的阳性切值，根据实验室及试剂盒而定，一般为 30 ~ 60 nmol/L，17-OHP 水平与出生体重有关，足月儿 >30 nmol/L，出生低体重儿（1 500 ~ 2 500 g）>40 nmol/L，出生极低体重儿（<1 500 g）>50 nmol/L。

（3）推荐方法为时间分辨免疫荧光分析法和酶联免疫法。

4. G-6-PD 缺乏症

（1）以 G-6-PD 活性作为筛查指标。

（2）G-6-PD 活性阳性切值，根据实验室及试剂盒而定，一般在 2.2 IU/gHb 以下。

（3）推荐方法为荧光分析法。

三、追访

对于筛查试验结果大于切值的可疑阳性新生儿，均应立即通过固定电话、手机、短信、电子邮件或书信等方式通知家长，召回到筛查中心进行复查，确诊后尽早给予治疗及干预。

四、诊断

1. PKU

高苯丙氨酸血症（HPA）为血 Phe 浓度 >120 μmol/L。对 HPA 应进行早期鉴别诊断，以明确苯丙氨酸羟化酶（PIAH）缺乏所致的 PKU 和 PAH 辅酶四氢生物蝶呤（BH）缺乏所致的四氢生物蝶呤缺乏症（BH_4D）。可采用下列实验方法加以鉴别。

（1）四氢生物蝶呤（BH_4）负荷试验：该负荷试验是一种快速而可靠的辅助诊断试验。如血 Phe 浓度 >600 μmol/L，直接做口服 BH_4 负荷试验。方法为餐前 30 分钟口服 BH_4 片 20 mg/ kg，在口服前（0 小时）和口服后 2、4、6、8、24 小时分别采血 1 次，检测血 Phe 浓度。服药前和服药后 4 ~ 8 小时留尿做尿蝶呤分析。①PKU 患儿在服用 BH_4 前后，血 Phe 浓度无明显改变；②BH_4D 患儿在服用 BH_4 4 ~ 6 小时后，血 Phe 浓度可下降至正常，如尿生物蝶呤显著低下，尿新蝶呤明显增加，诊断为 6-丙酮酰四氢蝶呤合成酶（PTPS）型；③24 小时内下降30% 以上，提示对 BH_4 有反应，尿蝶呤分析正常，诊断为 BH_4 反应性苯丙氨酸羟化酶缺乏症（PAHD）。

（2）尿蝶呤分析：应用高效液相色谱仪进行尿液蝶呤分析是诊断 BH_4D 的有效方法。通过测定尿液新蝶呤（N）、生物蝶呤（B）及其比值 B/（B + N）来鉴别 PKU 和 BH_4D。

（3）红细胞二氢蝶啶还原酶活性测定：BH_4D 中二氢蝶啶还原酶（DHPR）缺乏型者该酶活性极低或测不出。

（4）Phe 负荷试验：如 Phe 浓度 <600 μmol/L，需做 Phe + BH_4 联合负荷试验。先口服 Phe 0.1 g/kg，分别于服前，服后 1、2、3 小时各采血 1 次，检测血 Phe 浓度；再服 BH_4 片，做 BH_4 负荷试验，根据血 Phe 浓度进行鉴别。

苯丙氨酸羟化酶缺乏性 HPA：

（1）血 Phe 浓度 >360 μmol/L（6 mg/dL）为 PKU。

（2）血 Phe 浓度 ≤360 μmol（2 ~ 6 mg/dL）为轻度 HPA。

2. CH

（1）实验室检查和辅助检查。

1）检测血清促甲状腺素（TSH）、游离甲状腺素（FT_4）、甲状腺素（T_4）、游离三碘甲状腺原氨酸（FT_3）、三碘甲状腺原氨酸（T_3）的浓度。

2）甲状腺 B 超检查甲状腺是否缺失及其大小、形状和位置。

3）甲状腺核素扫描可发现移位甲状腺，不显影者应考虑甲状腺发育不良或缺如。

4）骨龄测定。

（2）诊断标准。

1）临床型 CH：$TSH > 20$ mIU/L，FT_4、T_4 下降。

2）亚临床型 CH：$TSH > 20$ mIU/L，FT_4、FT_3、T_4、T_3 均正常。

3）高 TSH 血症：TSH 升高但在 20 mIU/L 以下，FT_4、FT_3、T_4、T_3 均正常。

3. CAH

21-羟化酶缺乏症（21-OHD）是最常见的一种 CAH，占 90%~95%。新生儿筛查能使 70% 21-OHD 的 CAH 患儿在出现临床症状前得到早期诊断。CAH 的实验室诊断涉及许多激素及其中间产物，必须由专业实验室进行，对结果的判断也须仔细分析。

根据临床症状、体征和实验室检测结果，21-OHD 诊断分 3 种类型：①失盐型；②单纯男性化型；③非典型型即晚发型。

实验室检测：①尿，17-酮类固醇（17-KS）、17-羟类固醇（17-OH）；②血，电解质、皮质醇、17-羟孕酮（17-OHP）、脱氢异雄酮（DHEA）、雄烯二酮。

4. G-6-PD 缺乏症

G-6-PD 活性检测为特异性的直接诊断方法。

（1）Zinkham 法（WHO 推荐）：正常值为（12.1 ± 2.09）IU/gHb。

（2）Clock 与 Melean 法（国际血液学标准化委员会推荐）：正常值为（8.34 ± 1.59）IU/gHb。

（3）NBT 定量法：正常值为 13.1~30.0NBTU。

影响 G-6-PD 活性的因素有新生儿感染、病理产程、缺氧、溶血症等，这些因素可能会掩盖 G-6-PD 缺乏症的诊断；对高度怀疑者，应在血液指标恢复正常，溶血停止后 2~3 个月再复查 G-6-PD 活性，以免漏诊。

五、治疗和随访

1. HPA

（1）PKU：①PKU 采用无苯丙氨酸或低苯丙氨酸饮食治疗；②轻度 HPA 无须特殊治疗，密切随访，监测血 Phe 浓度。

（2）BH_4 反应性 PAHD：采用 BH_4 单独治疗或无苯丙氨酸饮食治疗，或联合治疗。

（3）BH_4D：采用 BH_4、5-羟色胺、左旋多巴等联合治疗。

（4）随访。

1）PKU 一经确诊须立即进行饮食治疗，治疗开始后须在数日内使血 Phe 浓度降至 600 μmol/L（10 mg/dL）以下，继而进一步下降至 120~240 μmol/L（2~4 mg/dL），每周复查 1 次血 Phe 浓度，根据血 Phe 浓度决定 Phe 摄入量。血 Phe 浓度持续稳定后，每1/2~1 个月复查 1 次，饮食有改变时随时复查。低苯丙氨酸饮食治疗至少持续到青春发育期，目前提倡终身治疗。

2）低苯丙氨酸饮食治疗的原则是：应使 Phe 摄入量能保证正常生长发育和体内代谢的

最低需要量，又不出现过高 Phe。血 Phe 浓度控制范围如表 2-1 所示。

表 2-1　低苯丙氨酸饮食治疗时不同年龄血 Phe 浓度控制的最合适范围

年龄	最合适的血 Phe 浓度
0～3 岁	120～240 μmol/L（2～4 mg/dL）
3～9 岁	120～360 μmol/L（2～6 mg/dL）
9～12 岁	120～480 μmol/L（2～8 mg/dL）
12～16 岁	120～600 μmol/L（2～10 mg/dL）
>16 岁	120～900 μmol/L（2～15 mg/dL）

3）定期进行体格和智能发育评估（6 个月至 1 年）测定身高、体重、血常规、肝肾功能、微量元素、智力（每 1～2 年 1 次）、脑电图（必要时）。

4）女性苯丙酮尿症患者，应告知在准备怀孕半年前起食用低 Phe 饮食，然后再怀孕，严格控制血 Phe 浓度在 120～360 μmol/L 直至分娩，以免高 Phe 透过胎盘危害胎儿。

2. CH

（1）CH 确诊后，立即采用甲状腺素替代治疗，目前多采用左甲状腺素钠（优甲乐），初始剂量为 6～15 μg/（kg·d）。开始治疗后 2 周内，使血清 T_4 值提高到正常范围的上限；4 周内 TSH 值下降至正常水平。复查后根据血清 TSH、T_4 水平，进行个体化的药物剂量调整。定期随访一般为：1 岁以内小儿，每 2～3 个月复查 1 次；1～3 岁，每 3～4 个月复查 1 次；3 岁以上，每 6 个月复查 1 次。随访期间，每当药物剂量调整后，服药 1 个月即应复查。当血清指标有异常变化，而药物剂量暂时不必调整时，需密切观察 2 个月后再复查。

治疗随访期间，除定期复查甲状腺功能外，须同时进行体格和智能发育情况的评估，对甲状腺发育异常或骨龄异常者，也应及时复查及评估。智商每 1～2 年测定 1 次；体格发育每半年检查 1 次等。

规范治疗 2～3 年进行重新评估。①永久性 CH：一般为仍需大剂量甲状腺素才能维持正常甲状腺功能者，往往为甲状腺移位、缺如、发育不良或甲状腺素合成障碍，需终身治疗，无需停药评估。②暂时性 CH：一般为小剂量甲状腺素即能维持正常的甲状腺功能者，甲状腺形态、位置、大小发育正常，停药 1 个月、3 个月分别复查甲状腺功能，持续正常者则可终止治疗，但需定期随访。如停药后复发者，也称为永久性 CH，需要终身治疗。

（2）亚临床型 CH 采用较小剂量甲状腺素替代治疗，左甲状腺素钠（优甲乐）初始剂量为 3～5 μg/（kg·d）。随后定期复查，根据血清 TSH、T_4 水平，进行个体化的药物剂量调整。

（3）高 TSH 血症：需及时定期随访，每 1～2 个月复查 1 次，期间根据个体情况进行必要的检查（如甲状腺超声、血脂、骨龄、体格发育等）。当 TSH 持续大于 10 mIU/L 时，应予以小剂量左甲状腺素钠（优甲乐）3～5 μg/（kg·d）治疗，并定期随访。

3. CAH

CAH 患儿尽早予以盐皮质激素和糖皮质激素治疗。治疗期间必须进行临床评估和血 17-OHP、脱氢异雄酮、雄烯二酮的检测，以调节两类激素的剂量，达到最佳治疗效果。患儿在出生后 3 个月内，若得到早期规范的治疗，激素水平均能得到较好的控制，并在生长发育过程中，维持正常的生长速率和骨龄成熟，其最终能出现正常的青春期发育。

4. G-6-PD 缺乏症

G-6-PD 缺乏症为 X 连锁不完全显性遗传性疾病，目前尚无特殊治疗，以去除诱因、对贫血和高胆红素血症对症处理为主。确诊后，对患儿家长要进行疾病预防知识的宣教。并给予患儿 G-6-PD 缺乏携带卡，指导患儿预防用药，卡内列出禁用和慎用的氧化作用药物和避免食用蚕豆及其制品等。

（王利江）

第二节 遗传代谢病的筛查

遗传代谢病（IMD）是由人体内某些酶、膜泵及受体等的生物合成遗传缺陷所导致，大多数在婴儿期起病，涉及机体各系统组织器官。目前已发现的遗传代谢病达 400 多种，常见的有 30 余种，总发病率约占出生人口的 1%。IMD 不仅影响儿童的体格发育，还影响智能发育，如能在出生早期发现，可通过调整饮食和补充相应缺乏物质来控制和治疗疾病，降低患儿的病死率及后遗症发生率。如果治疗不及时，可造成不可逆的智力低下、发育不良或脏器损害，给家庭及社会带来沉重负担。因此，在全国范围内开展新生儿期常见遗传代谢病的筛查工作刻不容缓。

IMD 发病机制复杂，临床表现多样且缺乏特异性，确诊依赖于对患儿血、尿及其他体液中特异性异常代谢物质的实验室生化分析。自 1966 年 Tanaka 等应用气相色谱—质谱联用技术（GC-MS）诊断首例异戊酸血症后，通过不断改进，GC-MS 已成为对 IMD 高危儿童筛查及诊断的重要手段。还可同时检测有机酸、氨基酸、糖类和核酸的碱基，一次能筛查多种 IMD，灵敏度及准确度均高。目前，国际上已有美国、加拿大、澳大利亚、卡塔尔及部分西欧国家采用这项技术开展群体新生儿 IMD 筛查，据报道筛查阳性率为 1/2 000～1/5 000，大大提高了遗传代谢病的防治水平。德国采用串联质谱技术对 49 万例新生儿进行筛查，发现脂肪酸氧化和肉碱代谢异常 63 人，氨基酸代谢异常 45 人，有机酸代谢异常 24 人。美国通过这一技术筛查了 200 万新生儿，IMD 发病率为 1/4 000。我国台湾地区筛查了 9.6 万例新生儿，发病率为 1/56 000。我国北京、上海于 20 世纪末率先引进 GC-MS 技术用于高危儿童的筛查，此后其他城市也相继开始使用此项技术，各地阳性检出率相似，为 8.26%～10.4%。

虽然 GC-MS 能对大多数遗传代谢病进行高危筛查诊断，但如果用于新生儿群体筛查，分析成本高，耗时长。目前，串联质谱分析技术（MS/MS）已逐渐成为新生儿遗传代谢病筛查的有力手段。MS/MS 一次能筛查氨基酸代谢异常、脂肪酸代谢异常及有机酸血症等 30 余种遗传代谢病，每次分析只需 2 分钟，大大提高了筛查效率，实现了从"一种试验检测一种疾病"到"一种试验检测多种疾病"，以及"一滴血检测 2 种疾病"到"一滴血检测 30 余种疾病"的根本转变。MS/MS 还具有高灵敏性、高特异性及高选择性等特点。

我国上海、北京、武汉、广州、浙江等地已逐步采用 MS/MS 进行 IMD 高危儿童的筛查。2002—2003 年，上海交通大学附属新华医院与上海市儿科医学研究所采集了 104 名临床疑诊 IMD 儿童的干血滤纸片，用串联质谱仪分析血片中氨基酸谱、酰基肉碱谱及其浓度，检出阳性标本 10 例（9.6%）。2005 年对 1 000 例 IMD 高危儿童进行的有机酸血症筛查发现

40 例阳性患者。目前，上海、浙江、广州等省市已开始把 MS/MS 应用于群体新生儿筛查，以 30 种 IMD 的发生率为 1/3 000 计算，我国每年新生儿中可筛查出 7 000 名左右 IMD 患儿。由此可见增加新生儿遗传代谢病筛查病种的必要性和重要性。

（王利江）

第三节　新生儿听力筛查

新生儿听力障碍是常见的出生缺陷。国外报道正常新生儿双侧听力障碍的发生率为 1‰~3‰，国内为 1.4‰~1.8‰，经 ICU 抢救的新生儿中发生率更高。正常的听力是儿童语言学习的前提，儿童听力的最关键发育期为 0~3 岁。胎儿后期听觉已较为敏感，这就是早期教育中能够对胎儿进行胎教的理论基础。但是新生儿听力较差，需要较强的声刺激才能引起反应。3~4 个月时头可以转向声源；6 个月时能够辨别父母的声音；8 个月时能够辨别声音的来源。由于儿童听力的发展与儿童的智能以及社交能力有密切关系，故早期发现儿童听力障碍应及时干预。听力障碍的后果不在于聋而在于哑。有专家研究认为听力障碍儿童最终的语言发育水平并不是取决于听力障碍的严重程度，而是取决于其被发现和干预的早晚。不管听力损害的程度怎样，若能在 6 个月前发现，通过适当的干预，患儿的语言发育能力可以基本不受影响；6 个月前发现的患儿其语言发育水平明显优于 6 个月后被发现者。

虽然可以对高危家庭进行追踪管理，但仅能发现 50% 的患儿；用常规的体检和父母的观察识别方式几乎不能在 1 岁以内发现轻至中度听力障碍儿童。目前的医学知识和技术还不能完全预防先天性听力障碍的发生，因而如果能在新生儿期或婴儿早期及时发现听力障碍的儿童，可通过放大技术等方法重建其语言刺激环境，使语言发育不受或少受损害，使先天性听力障碍的患儿做到聋而不哑，从而避免家庭和社会的不幸，减轻家庭和社会沉重的经济负担。而新生儿筛查是早期发现听力障碍的有效方法，最终实现使先天性听力障碍儿童聋而不哑。因此，新生儿听力筛查是一项利国利民的大事，对于提高我国出生人口素质，减少出生缺陷具有重要意义。因此，1999 年我国卫生部、残疾人联合会等 10 个部委联合下发通知，将新生儿听力筛查纳入妇幼保健的常规检查项目。

一、耳聋程度分级

根据 1997 年 WHO 障碍、残疾和残废的国际分类标准进行分级（表 2-2）。

表 2-2　WHO 听力损伤程度分级标准（1997 年）

听力分级	平均阈值及粗略判断
正常听力水平	≤25 dB（可以听到耳语声）
轻度听力障碍	26~40 dB（听小声讲话困难）
中度听力障碍	41~60 dB（听一般讲话有困难）
重度听力障碍	61~80 dB（听大声讲话有困难，影响工作和生活）
极重度听力障碍	≥81 dB（几乎听不到任何声音，残存听力一般不能利用，儿童则为聋哑）

注：dB 为分贝。

二、新生儿听力筛查方法

新生儿听力检测方法可分为主观测听法和客观测听法。

1. 主观测听法

即行为测听，依据受检者对刺激声信号做出的主观判定记录，受到受检者的主观意识、情绪、年龄、文化程度、反应能力和行为配合的影响。主观测听法包括：音叉试验、纯音听力计检查法、阈上听功能测试、言语测听法、表试验、语音检查法等。能判定和鉴定耳聋性质、听力受损程度、蜗性病变与蜗后性病变、语言康复训练效果等。主要用于国内司法、劳动力和伤残鉴定。

2. 客观测听法

无须受检者行为配合，不受其主观意识等影响，结果相对客观可靠，但结论判断的正确性与操作者的经验和水平有关。频率特性较差，对每个频率的听阈难以做出精确的评价。客观测听法包括：声导抗测试、耳声发射测试、电反应测听等。可用于婴幼儿听力筛查、非器质性耳聋和感音神经性耳聋的鉴别，以及听力受损程度的鉴定。

对筛查方法的总体要求：所用的筛查方法须客观快速、操作简便、便于标准化、准确性可以接受、有良好的敏感性和特异性、价廉。目前国内常用的筛查方法为耳声发射法（OAE）和（或）自动（快速）脑干诱发电位法（AABR）。

三、筛查对象

1. 初次筛查对象

凡诊疗科目中设有产科或儿科的医疗机构均应按照《新生儿听力筛查技术规范》的要求开展新生儿听力筛查，时间为生后 48~72 小时；各级妇幼保健机构应在儿童首次健康体检建卡时核查儿童听力筛查情况。未做筛查者应补做听力筛查。

2. 复查、监测对象

初次筛查不通过者应进行复查，复查仍不能通过者，应进行诊断性测定。具有高危因素的婴幼儿应定期进行听力复查或监测。儿童听力障碍的高危因素如下所述。

（1）有儿童期永久性听力障碍家族史。

（2）有巨细胞病毒、风疹病毒、疱疹病毒、梅毒或弓形虫病等宫内感染史。

（3）颅面骨畸形者，包括耳郭和耳道畸形等。

（4）出生时体重低于 1 500 g。

（5）高胆红素血症达到换血要求。

（6）母亲孕期曾使用过耳毒性药物或滥用药物和酒精。

（7）有病毒性或细菌性脑膜炎。

（8）宫内或产程、产后有窒息史（Apgar 评分 1 分钟 0~4 分或 5 分钟 0~6 分）。

（9）新生儿重症监护室住院超过 24 小时。

（10）临床上存在或怀疑有与听力障碍有关的综合征或遗传病。

（11）机械通气时间 5 日以上。

四、新生儿听力筛查的工作规范与要求

我国卫生部《新生儿疾病筛查技术规范》规定如下。

1. 筛查机构

（1）诊疗科目中设有产科或儿科的医疗保健机构须配备专职人员，配置新生儿听力筛查仪，开展新生儿听力筛查。

（2）职责是负责新生儿听力筛查，出具报告，资料登记归档并上报，对患儿家长进行告知并转诊，对通过筛查的高危儿要建议其定期至儿童保健机构随访。

2. 诊治机构

（1）经省、自治区、直辖市卫生行政部门指定具备儿童听力障碍诊治技术能力的医疗机构为儿童听力诊断中心。

（2）应具备相应的专业人员、先进的听力检测和诊断设备。

（3）职责是负责听力障碍确认，对疑难病例进行会诊，出具报告，资料登记归档并上报，对患儿家长进行告知，建议确诊患儿进入干预程序。

3. 人员要求

从事听力筛查和诊断的技术人员必须进行经省级卫生行政部门认可的岗前培训，取得培训合格证后方可上岗。

（1）筛查人员：负责新生儿听力筛查的实施，由经过听力学专门培训的技（护）师以上职称的人员担任。

（2）诊断人员：检测人员由从事听力学测试工作 3 年以上的专业人员担任；出具诊断报告由具有高级技术职称的专业人员担任。

4. 房屋要求

（1）筛查机构：设置 1 间相对比较安静的专用房间，配备诊察床和办公桌椅。

（2）诊断机构：符合国家标准（GB/T 16403、GB/T 16296）的测听室 2 间；诊室 1 间，并配诊察床，面积至少 8 m²；综合用房 1 间。

5. 设备要求

筛查机构及诊断机构的设备要求如表 2-3、表 2-4 所示。

表 2-3　筛查机构的设备要求

设备	用途
筛查型耳声发射仪和（或）自动听性脑干诱发电位仪	快速筛查新生儿听力情况
具备网络接收能力的计算机	用于保留结果及原始数据，进行信息管理

表 2-4　诊断机构的设备要求

设备	用途
诊断型听性脑干诱发电位仪（须具备短声、短纯音和骨性稳态反应功能）、诊断型耳声发射仪、声导抗仪、便携式听觉评估仪、纯音听力计（具备声场及 VRA）	综合评估听力损失的性质、程度并进行鉴别诊断
计算机	登记、数据分析

五、听力筛查操作步骤及流程

听力筛查步骤及流程如表 2-5 所示。

表 2-5　听力筛查步骤及流程

阶段	对象	地点	时间	方法
第一阶段：听力筛查	新生儿	医疗机构	生后 48 ~ 72 小时	OAE 和（或）AABR
	初筛未通过者	医院（或妇幼保健院）的产科	出院时	OAE 和（或）AABR
	出院时仍未通过者和新生儿期漏筛者	妇幼保健院（所）	42 日内	OAE 和（或）AABR
第二阶段：诊断和干预	复筛未通过者	儿童听力诊断中心	生后 3 ~ 6 个月	诊断型听性脑干诱发电位（ABR）、诊断型声导抗等
第三阶段：康复阶段	确诊患有听力损害需康复者	各级医疗保健康复中心	确诊时	听力、言语等能力的训练

六、儿童耳聋的预防

1. 一级预防

（1）避免使用或慎用耳毒性药物。

（2）开展耳聋遗传咨询，实行优生优育。

（3）加强免疫接种，预防相关的疾病。

2. 二级预防

（1）积极治疗能致聋的感染性疾病，如细菌性脑炎、巨细胞病毒感染，尤其是慢性中耳炎。

（2）妥善处理高危孕妇、高危分娩和高危新生儿情况。

（3）开展婴幼儿所力筛查，早期发现听力障碍，早期干预。高危儿童应在 3 岁前接受听力检测追踪。

3. 三级预防

儿童耳聋三级预防的目的是不失时机地对患儿进行语言培训，尽可能地提高其听力和语言沟通能力，这是一项具有抢救性和长远意义的工作。

（滕凤娟）

第四节　新生儿视力筛查

眼是人体的重要器官，是"心灵的窗户"。人类视觉发育的关键期为出生至 3 岁；视觉发育的敏感期为出生至 12 岁。在视觉发育的关键期和敏感期，儿童视觉的形成易受各种因素的干扰和破坏而导致视力发育异常。有统计资料显示，我国约有盲人 500 余万，低视力者 600 余万；屈光不正者约占总人口的 34%，儿童斜视、弱视约 1 000 万。早产儿视网膜病变（ROP）是未成熟或低体重婴儿发生的增殖性视网膜病变，表现为视网膜缺血、新生血管形成和增殖性视网膜病变。目前其发病机制尚未完全阐明，但一致认为视网膜新生血管在发病机制中起主导作用，而视网膜缺氧则是新生血管形成的关键。1942 年 ROP 首先被报道：早产儿出生后 4~6 个月出现视力低下、瞳孔区发白、晶状体后有纤维膜增殖，称为晶状体后纤维增生。近年来我国新生儿科学不断发展，早产儿、低体重儿存活率有很大提高，但 ROP 发生率也开始上升，导致盲童不断增多。

一些视力发育异常早期发现后及时干预是可以治疗和避免的。国外儿童保健和眼科医生设计了一些视力筛查方案，及时检出视力异常人群，进行适时随访和治疗，达到防病治病目的。我国儿童眼保健始于 20 世纪 70 年代初，以弱视、斜视防治为主。1981 年卫生部批准北京医科大学成立了全国儿童弱视、斜视培训基地，1986 年又批准成立全国儿童弱视、斜视培训中心，为我国儿童视力保健工作的开展创建了平台。1994 年卫生部下发《儿童弱视斜视防治技术服务规范》。1995 年卫生部颁发的《全国妇幼保健机构评审标准》中明确规定，各级妇幼保健机构必须常规开展儿童眼保健服务项目，从而使儿童眼保健服务得到广泛开展。1992 年天津医科大学眼科王延华教授和流行病学专家耿贯一教授首次向全国倡议在国内设立"爱眼日"。这一倡议得到全国眼科专家的热烈响应，决定每年的 5 月 5 日为"全国爱眼日"。1996 年国家卫生部、教委、团中央、全国妇联、中国残联等 12 个部委以《卫医发〔1996〕第 5 号》文件向全国各省、自治区、直辖市有关厅、局联合发出通知，将爱眼日活动列为国家节日之一，并重新确定每年的 6 月 6 日为"全国爱眼日"。

新生儿出生时眼球近乎球形，由于物体成像在视网膜后，故新生儿的视力为远视力，称为生理性远视。随着儿童年龄的增长，眼球前后轴加长，物体成像在视网膜上，儿童的视力逐渐发育为正常视力。

一、ROP 筛查与诊断

在儿童眼病中，ROP 致盲率高达 6%~18%。早产儿中患病率为 15%~30%，怀孕期越短、出生体重越轻，患病率越高。平均出生体重 1 kg 者，患病率可达 40%；低于 1 kg 者，患病率高达 70%~80%。常双眼发病，男女无差别。据估计，美国每年 100 万婴儿中，有 300 个婴儿由于 ROP 导致失明。根据 WHO 统计，ROP 已成为发达国家的首位致盲因素。

我国卫生部于 2004 年 4 月颁布了《早产儿治疗用氧和视网膜病变防治指南》，其中明确规定，出生体重低于 2 kg 的早产儿和低体重儿，在生后 4~6 周或矫正胎龄 32 周起，就应进行早产儿视网膜病变的检查。而对患有严重疾病的早产儿，筛查范围可适当扩大。

1. ROP 诊断

1984 年在国际眼科会议上 ROP 被正式命名，并制定了疾病分类标准及分期。ROP 按部位划分为 3 个区。Ⅰ区：以视神经盘为中心，半径为 2 倍视神经盘至黄斑的距离；Ⅱ区：Ⅰ区以外的环形区域，以视神经盘为中心，以视神经盘至鼻侧锯齿缘为半径画圆；Ⅲ区：为Ⅱ区以外其他部位，直至颞侧锯齿缘。

ROP 按病变进程划分 5 期。Ⅰ期：视网膜有血管区和无血管区之间出现白色平坦分界线；Ⅱ期：白色分界线变宽增高，呈嵴样隆起；Ⅲ期：嵴上发生视网膜血管扩张增生，伴纤维组织增生；Ⅳ期：由纤维增生血管膜造成牵引性视网膜脱离；Ⅴ期：视网膜全脱离，呈漏斗型。此外，还有附加病变、阈值前病变、阈值病变及 Rush 病变等诊断标准。

2. ROP 筛查标准及时间

ROP 早期治疗可阻止视网膜病变的发展，使患儿有一个相对较好的视力预后。ROP 晚期视网膜脱离后再进行治疗,患儿费用高且预后差。因此,早期筛查并治疗对 ROP 至关重要。目前,美国儿科学会规定的筛查标准是:出生胎龄≤28 周和(或)出生体重≤1.5 kg 的早产儿。我国筛查标准:体重<2 kg,胎龄<32 周,高危因素的早产儿体重<2.2 kg,胎龄<34 周。一般首次检查应在出生后 4~6 周或矫正胎龄 32~34 周开始。

患儿早期筛查时间建议:Ⅰ期或无病变可隔周复查,直至视网膜生长锯齿缘为止;Ⅱ期病变每周复查;Ⅲ期病变每 2~3 日复查 1 次,如达病变阈值,72 小时内进行治疗。终止检查的条件是视网膜血管化,矫正胎龄 45 周,不曾有阈值前病变,视网膜血管发育到Ⅲ区,以往不曾有Ⅱ区病变。

3. ROP 筛查方法

现今 ROP 筛查方法多利用间接检眼镜直接进行眼底检查,更多敏感的筛查指标还在不断研究之中。ERG 检查作为筛查视网膜病变的依据,可很好地反映正常视网膜发育,对预防和治疗 ROP 十分重要。RetCam 数字视网膜照相机也已在临床应用。

4. ROP 治疗

第 1、第 2 期为观察期,在此期间,绝大多数早产儿视网膜病变会自动退化;第 3 期是最佳治疗时期(这段时间很短,约为 1 个月,医学上称为时间窗),若在此期用激光治疗(仅需 1~2 次),成功率可高达 90%;第 4、第 5 期视网膜已发生脱离,只能用手术方法治疗。

5. ROP 预防

研究显示 ROP 与早产、吸氧、高血压、肠外营养、气管插管、输血、多巴胺应用及气管发育不良等因素有关,特别是早产和吸氧。因此,首先要尽可能降低早产儿的出生率;规范早产儿给氧指征、氧疗及呼吸支持方式;对早产儿,应定期随访检查眼底。

二、非高危新生儿视觉筛查

除 ROP 外,先天性白内障、结膜炎、泪囊炎、先天性上睑下垂等眼部疾病也危及儿童眼部健康。应结合 0~7 岁儿童系统管理的体格检查时间,在眼保健门诊做常规检查(1 岁以内 4 次、1~3 岁半年 1 次、3 岁后一年 1 次)。

新生儿期可通过旋转鼓检查来观察新生儿的眼睛变化。将带有条纹的转鼓在距离新生儿眼前 30 cm 处,用手使其缓慢转动,观察被检眼的反应,如产生眼球震颤则为阳性(即有视力),无震颤则为阴性(即无视力)。

（滕凤娟）

第三章

感染性疾病

第一节 猩红热

猩红热是由具有红疹毒素的 A 组 B 型溶血性链球菌所致的急性呼吸道传染病。本病多发于冬春季节，2～10 岁为发病高峰。临床以发热、咽峡炎、全身鲜红色皮疹和恢复期成片状脱皮为特征。

一、病因

（1）链球菌按其所含多糖类抗原的不同，分为 A～V 20 个群，引起猩红热的病原是 A 群溶血性链球菌。在血液培养基上生长良好，并产生完全（B 型）溶血。A 群链球菌可依其表面抗原 M 的不同，分为 90 多种血清型。

（2）细菌的致病与细菌的荚膜、M 蛋白和产生的红疹毒素及一些酶有关，细菌的脂壁酸和 M 蛋白使细菌黏附于组织，荚膜中的透明质酸和 M 蛋白使细菌具有抗吞噬作用；不同型的 A 群链球菌，能产生红疹毒素者即可引起猩红热，红疹毒素能引起发热和猩红热皮疹。红疹毒素有 5 种血清型，不同型之间无交叉免疫；细菌产生的链激酶及溶血素等均与发病有关。

（3）细菌的抗吞噬能力强，链球菌溶血素水平高，半胱氨酸蛋白酶水平低，与重型临床表现有关。A 群溶血性链球菌在痰及脓液中可生存数周，加热 56 ℃/30 分钟或一般消毒剂均可将其杀灭。

二、临床表现

与猩红热或咽峡炎患儿有接触史，潜伏期为 2～12 天，多数为 2～5 天。起病多急骤，以发热、咽峡炎和皮疹为主要临床表现。

（1）98% 患儿有咽峡炎，咽部初感干燥，继而疼痛，吞咽时加重。80% 左右的患儿有扁桃体肿大，可有灰白色或黄白色点片状脓性渗出物，易于抹去。

（2）一般在皮疹出现前，先可见黏膜内疹，表现在软腭黏膜充血、轻度肿胀的基础上，有小米粒状红疹或出血点。皮疹为猩红热最重要的症状之一。

（3）发疹同时，可出现舌被白苔，乳头红肿，突出于白苔之外，以舌尖及边缘处为显著，称为"草莓舌"；第 3 日白苔开始脱落，舌面光滑呈肉红色，可有浅表破裂，乳头仍然隆起，称为"杨梅舌"。部分患者颈及颌下淋巴结肿大，有压痛，但多为非化脓性。

三、辅助检查

（一）血常规

白细胞总数在 $10 \times 10^9 \sim 20 \times 10^9$ 个/L 或更高，中性粒细胞可达 75% ~ 90% 。

（二）细菌培养

咽拭子培养出 A 组 B 型溶血性链球菌。

（三）血清学检查

80% 以上未治疗，患者在前 3 周血清抗链球菌溶血素 "O" 阳性，链球菌酶玻片试验能测定血清中多种抗体，且较少有假阳性。

四、鉴别诊断

与金黄色葡萄球菌感染的鉴别：金黄色葡萄球菌所致咽炎和败血症可引起猩红热样皮疹，但皮疹持续时间短暂，无脱皮，且常有局部或迁延性病灶，细菌培养结果不同。

五、治疗

（一）一般治疗

急性期应卧床休息，保持皮肤清洁，勿抓破皮肤，防止继发感染。年长儿每日用温热淡盐开水洗漱数次。

（二）抗生素治疗

首选青霉素。轻症每日 80 万 ~ 160 万 U，分 2 次肌内注射；重症每日 200 万 ~ 400 万 U，分 2 ~ 3 次静脉滴注。青霉素过敏者改用红霉素。疗程 7 ~ 10 天。

（三）支持疗法

重型患儿可输血浆或全血，能起到中和毒素、增加抵抗力的作用。

六、预后

对猩红热、急性扁桃体炎患者在流行期间，应采取预防措施，隔离患儿，禁止与其他儿童接触，咽拭子培养连续两次 B 型溶血性链球菌阴性可解除隔离。在托儿所、幼儿园等集体单位流行时可用药物预防。注射长效青霉素 120 万 U 1 次可使流行中止，并可防止风湿热和肾小球肾炎的发生。口服青霉素或磺胺，效果较差。咽部带 B 型溶血性链球菌者应接受青霉素治疗 7 ~ 10 天。如是集体儿童，保育人员等应暂时调离工作直至咽拭子培养阴转为止。

（孙晓晗）

第二节　幼儿急疹

幼儿急疹（又称为婴儿玫瑰疹）是由人类疱疹病毒 6 型、7 型经飞沫传播的发疹、发热型传染病。表现为持续高热 3 ~ 5 日，热退疹出。

一、病因

（1）病原是人类疱疹病毒6、7型。

（2）患者是传染源，传播途径是呼吸道飞沫传播，易感人群为2岁以下婴儿。

（3）其机制目前还不十分清楚，可能是病毒经呼吸道入血，引起全身性病毒血症所致。

二、诊断与鉴别诊断

1. 病史

多见于6~18个月小儿，3岁以后少见。春、秋两季发病较多。

2. 临床表现

（1）无症状的成人患者是本病传染源，潜伏期7~14日。

（2）突然起病，高热，体温39℃以上，持续3~5日，继而骤降，热退9~12小时内出疹。

（3）皮疹为红色斑疹或丘疹，主要分布于躯干、颈及上肢，疹间皮肤正常，数小时内开始消退，2~3日内消失，无色素沉着及脱屑。

（4）发热时可伴高热、惊厥，偶有前囟膨隆，咽峡部可有充血。

3. 辅助检查

（1）间接荧光法：检测特异性抗体，急性期阴性，恢复期阳性，且效价升高4倍以上。

（2）血常规：病初第1日外周血白细胞增高，且中性粒细胞占优势，第2日后明显下降，淋巴细胞相对增高。

具备上述临床热退疹出特点，加上年龄特点即可临床诊断。不典型者可做特异性抗体检测，以确诊。

4. 鉴别诊断

麻疹有口腔黏膜斑，疹退后有色素沉着，风疹有耳后淋巴结肿大，二者均无热退疹出的特点。

三、治疗

主要是对症治疗，如休息，高热给予退热剂，惊厥给予镇静药等。若有严重并发症，给予更昔洛韦和膦甲酸钠，也可试用免疫球蛋白。

（孙晓晗）

第三节　水痘

水痘是由人类疱疹病毒经接触、飞沫、空气传播的一种传染性极强的全身性病毒血症。临床主要表现为皮肤、黏膜出现瘙痒性水疱疹，全身症状轻微。

一、病因

（1）病原是水痘—带状疱疹病毒，只有一个血清型。

（2）传染源是水痘患者，经呼吸道飞沫或直接接触传播，人群普遍易感。

（3）病毒侵入人体后在局部皮肤、黏膜细胞及淋巴结内复制，然后进入血液和淋巴液，在单核—巨噬细胞系统内再次增生后释放入血，形成病毒血症，引起各器官病变。

（4）病变主要在皮肤及黏膜。病初，皮肤表皮毛细血内皮细胞肿胀，血管扩张充血管，出现斑丘疹；随后上皮细胞退行性变，细胞液化后形成单方性水疱；之后结痂。

二、诊断与鉴别诊断

1. 病史

冬末、初春季节发病较多，10 岁以下儿童多见，多数患者有接触史或在学校、托儿所群体性发病。

2. 临床表现

（1）典型水痘：分批出现红色斑丘疹，迅速发展为清亮、卵圆形、泪滴状小疱，周围有红晕，无脐眼，经 24 小时变浑浊，持续 3～4 日迅速结痂，易破溃及感染。疾病高峰期丘疹、疱疹、结痂即"老少三辈"同时存在，皮疹分布呈向心性，以后渐及头面及四肢，瘙痒感明显。口腔、结膜、生殖器等处可出现黏膜疹，易破溃形成溃疡。全身症状轻微，可有发热等。

（2）重症水痘：多发生在恶性病及免疫功能受损的基础上，疱疹有脐眼，可为出血性，疱疹可融合成片，呈离心性分布，四肢多，发病第 1 周末可发生暴发性紫癜。

（3）先天性水痘：孕妇患水痘，特别是在妊娠早期感染，可致胎儿多发性畸形，如小头畸形、小眼球、白内障、肠梗阻或 Horner 综合征等，生后多在 1 岁内死亡。

（4）并发症：脓疱疮、血小板减少、心肌炎、肝炎、肾炎、脑炎等。

3. 辅助检查

（1）新鲜水疱底部刮取物经瑞氏染色，找到多核巨细胞及核内包涵体即可快速诊断。

（2）血清学检验水痘病毒抗体，出疹 1～4 日与 2～3 周后滴度增加 4 倍以上即可确诊。

（3）免疫荧光法检测水痘病毒抗原阳性可确诊。

（4）外周血白细胞正常或轻度增加：凡出现疱疹者，均应高度怀疑本病；根据流行病史、典型的皮疹分布，皮疹特点及斑丘疹、疱疹、结痂"老少三辈"共存的特点即可临床诊断；不典型者可做抗体、抗原或多核巨细胞及核内包涵体检查予以确诊。

4. 鉴别诊断

（1）手足口病：本病皮疹多以疱疹为主，疱疹出现部位以口、手掌、足底为主，疱疹呈离心性分布。

（2）丘疹性荨麻疹：该病多为红色丘疹，顶端有小水痘，壁坚实，痒感显著，周围无红晕，不结痂。皮疹多见于四肢，可分批出现。

三、治疗

1. 一般治疗

无并发症者，可以对症治疗，如消毒水洗浴，以减少、预防继发感染；予以炉甘石洗剂止痒。

2. 药物治疗

高热者，予以对乙酰氨基酚等退热治疗，但禁用糖皮质激素及水杨酸制剂退热。并发肺炎或免疫功能受损者，予以抗病毒治疗，阿昔洛韦 5～10 mg/kg，于 1 小时滴完，每 8 小时 1 次，疗程 7～10 日；口服每次 20 mg/kg，每次不大于 800 mg，每日 4 次，共用 5 日，治疗越早越好，一般应在皮疹出现后 48 小时内给药；也可选用庚西洛韦。继发细菌感染时，可使用抗生素，局部涂以甲紫。

四、预防

1. 隔离与检疫

隔离患儿，控制传染源；托幼机构已接触水痘者，应检疫 3 周。

2. 被动免疫

肌内注射水痘—带状疱疹免疫球蛋白（VZIG）5 mL 可起到预防作用。主要用于下列人群：①用过大剂量糖皮质激素、免疫功能受损及恶性病患者，在接触水痘 72 小时之内；②在妊娠早期接触水痘患者的孕妇；③分娩前 5 日患水痘的孕妇；④出生 2 日内患水痘的新生儿。

3. 主动免疫

注射水痘减毒活疫苗，水痘接触者或使用糖皮质激素或恶性病患儿在接触水痘后，立即注射可预防发病。

（孙晓晗）

第四节　儿童手足口病

手足口病（HFMD）是由肠道病毒引起的一种急性传染病，主要通过密切接触或消化道传播，人群普遍易感，以 10 岁以下的婴幼儿多见。机体感染病毒后，多呈隐性感染或病毒携带状态，少数发病；发病的症状一般轻微，临床表现为发热、咽痛、口腔内疼痛和皮疹，在手、足、臀、膝部出现丘疹、疱疹，可自愈，不留痂，一般仅需对症治疗，预后良好。极少数患者可引起心肌炎、肺水肿和无菌性脑膜脑炎等并发症。手足口病并不是一种新发传染病，该病自 1957 年由新西兰首次报道以来，曾多次流行。在 2006 年，WHO 公布该病在须申报疾病（法定传染病）的发病率中位居第四（每 100 000 人口中有 19.3 人发病）。该病常年皆可发病，我国以夏秋季多发。由于该病近些年在我国多个省市散在流行，已经对学龄前儿童的健康和生命造成严重的危害，我国卫计委于 2008 年 5 月 2 日起，将其列为丙类传染病管理。

一、病原学

手足口病病原体并非单一，病原体均为单股正链 RNA 病毒，属小 RNA 病毒科、肠道病毒属，其中有肠道病毒 71 型（enterovirus 71，简称 EV71）、柯萨奇病毒 A 组（Coxsackie virus A，简称 CoxA）或 B 组（如 CoxA16、CoxA4、CoxA5、CoxA9、CoxA10、CoxB2、CoxB5、CoxB13 型）和艾柯（ECHO）病毒的某些血清型（如 11 型）。

引起手足口病的各型肠道病毒均无包膜，其病毒颗粒均为二十面体立体对称的球形结构，由蛋白衣壳和核酸构成。核酸为 RNA，携带遗传信息，决定病毒遗传性状与增殖特性。RNA 编码的蛋白包括结构蛋白和非结构蛋白，前者主要包括病毒的衣壳和基质蛋白；后者包括病毒相关的酶和调控蛋白等。病毒的蛋白衣壳由 20 种常见的氨基酸构成。构成衣壳的 32 个壳微粒中，每个壳微粒都含有 4 种壳蛋白，即 $VP_1 \sim VP_4$。其中 VP_1、VP_2 和 VP_3 3 个多肽暴露在病毒外壳的表面，而 VP_4 包埋在病毒外壳的内侧与病毒核心紧密连接，因而抗原决定簇基本上位于 $VP_1 \sim VP_3$ 上。由于这些肠道病毒没有包膜，因此衣壳蛋白除了保护病毒基因组免遭各种理化因子及各种不利因素的破坏外，也作为抗原决定簇与宿主细胞表面的受体蛋白识别、结合，是病毒的吸附蛋白。肠道病毒均为单股正链 RNA 病毒，基因长度 7.4 ~ 7.5 kb，RNA 中碱基（G + C）含量约为 47%。其中柯萨奇病毒分子量为 $(2 \sim 2.8) \times 10^6$。目前在引起手足口病的肠道病毒中没有发现其他小 RNA 病毒具有的 5′端富嘧啶区和多聚 C 区。

病毒对乙醚、脱氧胆酸盐、去污剂、弱酸等有抵抗力，而且能抵抗 70% 乙醇和 5% 甲酚皂溶液。但对紫外线及干燥敏感，对多种氧化剂（1% 高锰酸钾、1% 过氧化氢、含氯消毒剂等）、甲醛和碘酒等也都比较敏感，病毒很快被灭活。病毒在 50 ℃时可被迅速灭活，但 1 mol/L 浓度二价阳离子环境可提高病毒对热灭活的抵抗力，病毒在 4 ℃可存活 1 年，−20 ℃可长期保存。

二、流行病学

1. 传染源

人类肠道病毒在自然界广泛存在，人是其已知的唯一宿主。手足口病的传染源为手足口病患者和隐性感染者。流行期间，患者为主要传染源，散发期间，隐性感染者为主要传染源。该病潜伏期一般为 2 ~ 10 天，常为 3 ~ 7 天。发病前数天，感染者咽部与粪便就可检出病毒，即具有传染性。发病 1 ~ 2 周内咽部有病毒排出，从粪便中排出病毒一般可持续 3 ~ 5 周。患者疱疹液中含大量病毒，破溃时即溢出病毒，本病以发病后 1 周内传染性最强，其传染性可持续至症状和体征消失后数周。

2. 传播途径

手足口病的传播方式主要是通过密切接触，急性期患者的粪便、口腔分泌物、皮肤疱疹液中含有大量病毒，接触这些排泄物、分泌物或由其污染的手、毛巾、手绢、牙刷、水杯、玩具、食具、奶具、床上用品、内衣以及医疗器具等均可传播本病。一般通过消化道粪—口途径和呼吸道飞沫途径进入体内。其中污染的手是接触传播中的关键媒介。尚不能明确是否可经水或食物传播。

3. 易感人群

人群对引起手足口病的肠道病毒普遍易感，但病毒隐性感染与显性感染之比大约为 100 : 1，成人大多已通过隐性感染获得相应的抗体。但因肠道病毒各型之间无交叉免疫，感染后产生的某一型特异性免疫，不能阻止其他血清型或亚组的肠道病毒感染。因此，机体可先后或同时感染各种不同血清型或亚组病毒。婴儿出生后 6 个月内由母亲获得的抗体有保护力，此后随着月龄增长，母传抗体逐渐消退，绝大多数婴儿在 6 个月时已成为易感者。因此，手足口病发病一般以 6 个月以上至 5 岁以内的婴幼儿为主，其中又以 3 岁以下年龄组发病率最高。艾柯病毒（4、6、9、30、33 型）和柯萨奇病毒 B 组在成人和较大儿童仍有较多感染。如果不考虑感染的肠道病毒血清型别，引起中枢神经系统疾病的病例以 15 岁以下儿童为主，引起呼吸道疾病的以 5 岁以下儿童居多。显性感染和隐性感染后均可获得特异性免疫力，产生的中和抗体可在体内存留较长时间，对同血清型病毒产生比较牢固的免疫力，但不同血清型间鲜有交叉免疫。

4. 流行特征

手足口病流行形式多样，无明显的地区性，世界各地广泛分布。热带和亚热带地区肠道病毒感染一年四季均可发生，一般 5～7 月为发病高峰，温带地区在冬季感染较少，夏秋季可有一个明显的感染高峰。肠道病毒传染性强，隐性感染比例大，传播途径复杂，传播速度快，控制难度大，容易出现暴发和短时间内较大范围流行；气候在肠道病毒循环和流行中是重要因素。在本病流行期间，常可发生幼儿园和托儿所集体感染和家庭聚集发病，有时可在短时间内造成较大范围的流行。

总之，该病流行表现形式多样，与流行有关的病毒血清型别、流行地区的地理区域及气候因素、社会经济卫生状况、病毒暴露机会、人群免疫水平、宿主的反应性等许多因素相关。

三、发病机制和病理

肠道病毒引起手足口病的病理机制基本相似。通过呼吸道或消化道进入体内，侵入局部黏膜，在该处上皮细胞及周围淋巴细胞中停留和增殖。当增殖到一定程度，病毒侵入局部淋巴结，进入血液循环形成第一次病毒血症。此时患者无明显临床症状，但可从各种体液中分离到病毒，具有传染性；病毒经血液循环侵入不同脏器，如网状内皮组织、深层淋巴结、肝、脾、骨髓等处大量繁殖，并再次进入血液循环导致第二次病毒血症，此时机体可出现典型的临床症状和体征。一般情况下柯萨奇病毒 A 组不引起细胞病变，故症状多较轻；而柯萨奇病毒 B 组、EV71、艾柯病毒引起细胞病变，可表现为严重病例。如尸体解剖及动物实验的组织病理学研究显示 EV71 具有嗜神经性，应用抗病毒的单克隆抗体做免疫组织化学染色，脑、脊髓神经细胞及其突起与单核炎症细胞内可见 EV71 阳性抗原，而其他内脏内皆为阴性。

手足口病患者大多数症状轻微，以手、足、口腔等部位的皮疹或疱疹为主要特征，组织病理学显示皮肤棘细胞间及细胞内水肿，细胞肿胀，体积增大，胞质苍白，称为气球样变性，并逐步发展导致细胞膜破裂，形成网状变性即表皮内水疱。当表皮内疱达到相当压力，可使基底破裂，真表皮分离，表皮下水疱形成，疱内可含有嗜酸性粒细胞和少量的中性粒细胞，并导致表皮细胞坏死，也可能有真皮乳头水肿。真皮浅层淋巴组织细胞浸润，但上皮内无胞内病毒包涵体，也无多核上皮巨细胞。超微结构显示上皮细胞肿胀、核膜溶解，部分胞质内可找到病毒颗粒。

少数危重症 EV71 死亡病例尸检标本病理检查如下：肉眼观察患者脑水肿，个别可出现脑疝，双肺弥漫性瘀血、水肿，局部肺出血，全身淋巴结可轻度肿大，心室可肥大，其他肝肾胰等脏器常无明显改变。组织学观察以中枢神经系统的炎症为主，常累及额顶叶大脑皮质、下丘脑、小脑齿状核以及脑干和脊髓等，其中以脑干及脊髓灰质炎症最为明显；神经元有变性、坏死或消失；中性粒细胞浸润，局部形成微脓肿；小胶质细胞增生，并侵入神经细胞内，形成嗜神经细胞现象；脑及脊髓内小血管内皮细胞变性、坏死，血栓形成，血管周围可见单核淋巴细胞呈套袖样浸润；无病毒包涵体；软脑膜早期有中性粒细胞，之后为淋巴细胞浸润。肺主要显示伴有多灶性出血的肺瘀血、水肿，局部可见少量透明膜样结构，一般无明显炎细胞浸润及弥漫性肺泡损害，或仅见轻中度炎细胞浸润、局部肺不张及少量肺泡上皮脱落与增生，无病毒包涵体。心脏基本正常，或表现为心肌肥大，心室肌内少量淋巴细胞、浆细胞浸润，个别可见局部心肌坏死，无病毒包涵体。其他脏器如肝可见脂肪变性、瘀血等非特异性改变。淋巴结可肿大，各种淋巴细胞增生，见较多免疫母细胞，淋巴窦闭合，小血管增生，内皮细胞肿胀。应用抗病毒的单克隆抗体作免疫组织化学染色，脑、脊髓神经细胞及其突起与单核炎症细胞内可见 EV71 阳性抗原，而其他内脏内均为阴性。超微结构显示脑干及脊髓神经细胞变性，空泡化及线粒体内膜性小泡形成，部分神经元内见小 RNA 病毒颗粒。尸检和组织病理学表明 EV71 具有嗜神经性。其重症病例在病理上主要为病毒性脑膜脑脊髓炎，由于病毒侵犯脑干的血管调节及呼吸中枢，脑干及脊髓网状结构广泛受损，导致神经性肺水肿的发生。

四、临床表现

手足口病病原体为肠道病毒多型（主要 EV71、CoxA16），其临床表现也不一致。轻症者可无任何临床表现，重症者可引起死亡。病毒潜伏期一般为 3 ~ 7 天，患者可以没有明显的前驱症状，突然起病。约半数患者于发病前 1 ~ 2 天或发病的同时有中低热（体温 38 ℃左右），伴乏力，可出现喷嚏、咳嗽、流涕等感冒样症状，也可出现食欲减退、恶心、呕吐、腹痛等胃肠道症状。

1. 轻症病例

发病期主要以手、足、臀皮疹及口痛为特征。患者最常见的主诉是咽痛或口痛，影响进食，婴儿可表现为拒食。多数口腔溃疡后出现皮疹，也可口腔溃疡和皮疹同时出现。口腔检查可见粟米样斑丘疹、薄壁疱疹、黄灰色溃疡或已经接合的溃疡，周围有红晕；溃疡可发生在口腔的任何地方，多见于硬腭、舌面、颊黏膜或口唇。口痛一般在 5 ~ 7 天内缓解。斑丘疹或疱疹多见于手、足等远端部位的皮肤，也可能出现在臀部、躯干和四肢，常集簇出现，多无痛感或痒感，斑丘疹在 5 天左右由红变黯，然后消退；疱疹呈圆形或椭圆形扁平凸起，内有浑浊液体，大小不等，一般在 5 ~ 10 天内结硬皮并逐渐消失，不留瘢痕。病程第 7 日后，血清特异性抗体水平显著增加，病毒消失，如无严重并发症，则不留痕迹而恢复。绝大多数患者病情温和、病程自限。

2. 重症病例

病毒累及不同系统表现为不同症状。病毒可累及神经系统，主要表现为急性无菌性脑膜炎、脑炎、脑干脑炎、脑脊髓炎、脊髓灰质炎样麻痹、吉兰—巴雷综合征、合并脑疝的坏死性脑炎。中枢神经受累往往出现在皮疹后 2 ~ 4 天，表现为头痛、呕吐、精神差、易激惹、嗜睡、肢体无力、肌阵挛、抽搐、中枢性瘫痪或急性迟缓性瘫痪，或大小便功能障碍，再严重者持续抽搐、昏迷、深度昏迷甚至去皮质状态。颅内高压或脑疝者出现剧烈头痛，脉搏缓慢，血压升高，前囟隆起，呼吸节律不规则或停止，球结膜水肿，瞳孔大小不等，对光反射迟钝或消失。累及呼吸系统，可表现为咳嗽，呼吸浅促、困难，口唇发绀，口吐白色、粉红色或血性泡沫样痰。累及循环系统可表现为面色苍白，出冷汗，咳白色或粉红色血性泡沫样痰，四肢发凉，指（趾）发绀，血压升高或下降，心率增快或缓慢，脉搏浅速、减弱甚至消失，心音低钝，心率不规则或出现奔马律，肝脏增大。呼吸系统和循环系统功能障碍往往同时出现。在原发病的基础上突然出现呼吸急促、面色苍白、发绀、出冷汗、心率快、咳白色或粉红色血性泡沫样痰，肺部啰音增多，血压明显异常，频繁的肌阵挛、惊厥和（或）意识障碍加重等以及高血糖、低氧血症、X 线胸片渗出异常明显加重或肺水肿表现。

3. 隐性感染病例

患者隐性感染与显性感染之比约为 100 : 1，大多数成年人以隐性感染为主，儿童则多表现为显性感染。从现在掌握的数据看，多数患儿在 5 岁以下，而重症病例则在 7~12 个月患儿中多见。非典型体征（包括心动过速、呼吸急促、低血压、高血压、胃肠道出血及神经系统异常）、呕吐、白细胞增高、无口腔溃疡均为死亡病例的预测因素。年龄较小，尤其是年龄在 7~12 个月的患儿要给予高度关注。结合近两年来我国手足口病疫情，下列情况应视为小儿危重患者的早期表现：年龄 <3 岁；持续高热不退；末梢循环不良；呼吸、心率明显增快；精神差、呕吐、抽搐、肢体抖动或无力；外周血白细胞计数明显增高；高血糖；高血压或低血压。

五、实验室和影像学检查

1. 血常规检查

轻症病例的血常规一般无明显改变。白细胞计数与分类可在正常范围内，或白细胞计数轻度增高，并以淋巴细胞增多为主。重症病例白细胞计数可明显升高（ $>15 \times 10^9$/L）或显著降低（ $<2 \times 10^9$/L），恢复期逐渐恢复至正常。

2. 血生化检查

部分病例可有轻度 ALT、AST 以及其他心肌酶水平的升高，其升高的程度与疾病严重程度成正比，与预后密切相关；恢复期逐渐降至正常，若此时仍有升高可能与免疫损伤有关。并发多器官功能损害者还可表现为 ALT 甚至升至 1 000 U/L，血氨明显升高，出现神经、精神障碍，血肌酐、尿素氮也可呈现不同程度升高，表现为肾功能损害；发生脑炎等并发症时还可有高血糖等表现，严重时血糖可 >9 mmol/L，CRP（C 反应蛋白）一般不升高。

3. 脑脊液检查

脑脊液外观清亮，压力增高，白细胞增多（危重病例多核细胞可多于单核细胞），蛋白质正常或轻度增多，糖和氯化物正常。当急性期脑脊液病毒中和抗体的滴度与恢复期相比增高呈 4 倍或以上，或滴度 ≥1 : 256 时有诊断意义。Pyeron 等认为在排除心、肺原发疾病，无误吸，排除输液过快、输液过多等因素时，若发现呼吸频率进行性增快，氧合指数（ PaO_2/FiO_2 ）呈进行性下降时，临床虽没有神经源性肺水肿的典型表现，也应警惕神经源性肺水肿的发生。此外还有研究发现，高血糖、白细胞增高和急性松弛性瘫痪与神经源性肺水肿密切相关，但其机制尚不完全明确。

4. 病原学检查

包括病毒分离培养、RT-PCR 与荧光定量 PCR、血清学试验（中和试验、酶联免疫吸附试验以及补体结合试验）。用组织培养分离肠道病毒是目前诊断的金标准，包括 EV71 型、CoxA16 型在内的肠道病毒特异性核酸检测是手足口病病原确认的主要检测方法，因为其不仅具有快速、简便的优点，而且有很高的灵敏度和特异性，比细胞培养更敏感；作为肠道病毒感染的诊断方法之一，可以测定血清中肠道病毒中和抗体的滴度，通常用急性期血清与恢复期血清滴度进行比较，抗体滴度 4 倍或 4 倍以上增高证明病毒感染。在中和试验中，一般要用人肠道病毒参考毒株（即原型株，EV71 原型株为 BrCr 株，CVA16 原型株为 G-10 株）或流行株，有时同时（或单独）使用临床分离株会有助于得到更准确的检测结果。

5. 标本采集和保存

在手足口病的实验室诊断中，从疱疹液或脑脊液中分离病毒具有很高的诊断价值。用于采集咽拭子的无菌拭子要置于适量生理盐水的试管中，以防干燥。用于分子生物学检测的标本采集与病毒分离标本的采集方法一样。为了保证检测结果的准确性和有效性，应及时、规范留取标本，并尽快送检。不能立即检测的标本应冷冻保存。采用血清学诊断时，急性期血清应该在发病后尽早采集，恢复期血清在发病 2 周后采集。临床标本在运输和储存过程中要避免反复冻融。

6. 影像学检查

疾病早期患者胸部 X 线检查可无异常发现或仅有双肺纹理增粗模糊，中晚期出现双肺大片浸润影及单侧或双侧胸腔积液，进一步发展为双侧对称性非心源性肺水肿。随着病情进展，并发神经源性肺水肿时，患者肺部 CT 表现为弥漫而无规律的斑片状、团絮状或片状边界模糊的密度增高影。当累及神经系统时可表现相应部位的 MRI 改变，受累及部位多表现为 T_1WI（T_1 加权像）增强扫描显示强化，而 T_2WI 序列无明显强化信号。

六、诊断与鉴别诊断

手足口病的诊断包括临床诊断和实验室确诊，其临床诊断包括病史、症状、体征和常规实验室检查。

1. 诊断

（1）流行病学资料：①手足口病好发于每年 4~7 月；②常见于学龄前儿童，婴幼儿多见；③常在婴幼儿集聚的场所发生，发病前患者有直接或间接接触史。

（2）临床表现：临床典型病例表现为口痛、厌食、低热或不发热，口腔、手、足皮肤斑丘疹及疱疹样损害，脐周黏膜也可出现类似表现，疱疹周围有炎性红晕，疱内液体较少，皮疹不痛、不痒、不结痂、不结疤。在同一患者，手、足、口腔病损不一定全部出现，可仅表现为皮疹或疱疹性咽峡炎。病程经过较短，多在 1 周左右痊愈。

手足口病或疱疹性咽峡炎表现加上下列并发症 1 项以上者为重症病例，多为 EV71 肠道病毒所致。主要有以下并发症。

1）脑炎：有意识障碍，如嗜睡、昏迷，严重病例可表现为频繁抽搐、昏迷、脑水肿及脑疝，脑干脑炎者可因呼吸、心搏骤停，迅速死亡。

2）无菌性脑膜炎：有头痛、脑膜刺激征阳性，脑脊液有核细胞 $> 10 \times 10^6 / L$ 及细菌培养阴性。

3）迟缓性瘫痪：急性发作，1 个或多个肢体的一群或多群骨骼肌麻痹或瘫痪。

4）肺水肿或肺出血：有呼吸困难、气急、心动过速，咳粉红色泡沫痰，胸部 X 线摄片可见进行性肺实变、肺充血。常为神经源性肺水肿。

5）心肌炎：心律失常、心肌收缩力下降、心脏增大、心肌损伤指标增高。

（3）病原学诊断：临床诊断病例符合下列条件之一，即为实验室确诊病例。

1）病毒分离：自咽拭子或咽喉洗液、粪便或肛拭子、脑脊液、疱疹液或血清以及脑、肺、脾、淋巴结等组织标本中分离到肠道病毒。

2）血清学检测：患者血清中特异性 IgM 抗体阳性，或急性期与恢复期血清 IgG 抗体有 4 倍以上的升高。

3）核酸检测：自患者咽拭子或咽喉洗液、粪便或肛拭子、脑脊液、疱疹液或血清以及脑、肺、脾、淋巴结等组织标本中检测到病毒核酸。

2. 鉴别诊断

（1）普通病例：需要与其他儿童发疹性疾病鉴别，如疱疹性荨麻疹、水痘、不典型麻疹、幼儿急疹以及风疹等鉴别。流行病学特点、皮疹形态及部位、出疹时间以及有无淋巴结肿大等可资鉴别，以皮疹形态及部位最为重要。

（2）重症病例：①与其他中枢神经系统感染鉴别，其他病毒所致中枢神经系统感染的表现可与重症手足口病相似，皮疹不典型者，应该尽快留取标本进行肠道病毒，尤其是EV71的病毒学检查，结合病原学或血清学检查作出诊断，同时参照手足口病重症病例的处置流程进行诊治、处理；以迟缓性麻痹为主要症状者应该与脊髓灰质炎鉴别；②重症手足口病可发生神经源性肺水肿，应与重症肺炎鉴别，前者咳嗽症状相对较轻，病情变化迅速，早期呼吸浅促，晚期呼吸困难，可出现白色、粉红色或血性泡沫痰，胸片为肺水肿表现；③以循环障碍为主要表现者应与暴发性心肌炎、感染性休克等鉴别。

重症病例早期识别见"临床表现"部分。重症病例常表现为高热、惊厥、昏迷、迟缓性麻痹及心肺衰竭，可无手足口病的典型表现，需与中毒型菌痢、乙型脑炎、化脓性脑膜炎、结核性脑膜炎、Reye综合征、急性呼吸窘迫综合征等疾病鉴别。

（3）散发或不典型病例的鉴别：本病在大规模流行时，诊断常不困难，散在发生或不典型时，须与下列疾病鉴别。①口蹄疫，由口蹄疫病毒引起，属于人畜共患病原体；主要侵犯牛、羊、猪等偶蹄类动物，也可累及人类，但是所引起的人类疾病症状较轻，预后较好；一般发生于畜牧区，主要通过接触病畜，经皮肤黏膜感染，成人牧民多见，四季均有；人口蹄疫的特征是口、咽、掌等部位出现大而清亮的水疱，疱疹易溃破，继发感染成脓疱，然后结痂、脱落，手足口病的手足疱疹不易溃破。一般情况下只有先出现兽疫，才有可能使人患病，常散在发生。②疱疹性口炎，由单纯疱疹病毒感染引起，多发生于3岁以下，四季均可发病，以散发为主。典型临床表现为口腔黏膜任何部位可见数目较多、成簇、针头大小、壁薄透明的小水疱，常累及齿龈，一般无皮疹，常伴颏下或颌下淋巴结肿痛。③水痘，由疱疹病毒引起，多发于5~9岁，冬春季发病。典型表现为皮疹向心性分布，多见于躯干和头部，四肢较少；同时可见斑疹、丘疹、疱疹及痂疹等（"四代同堂现象"）多形性皮疹；皮疹痒，皮薄易破。④脓疱疮，多发生于夏秋季节，儿童多见。其传染性强，常在托儿所、幼儿园中引起流行；皮疹好发部位为颜面部、颈、四肢等暴露部位；形态初起时为红斑、丘疹或水疱，迅速变成脓疱，疱壁薄易破，瘙痒；重症患者可伴有高热、淋巴结肿大或引起败血症；实验室检查显示白细胞总数及中性粒细胞增高，脓液细菌培养为金黄色葡萄球菌或溶血性链球菌阳性。

七、并发症和后遗症

手足口病患者并发症主要根据病毒累及不同脏器表现不一，常见的并发症包括呼吸系统、循环系统和神经系统。三系统并发症的表现详见"临床表现"部分。其中神经系统受累程度可分为3种神经综合征：无菌性脑膜炎、急性肌肉麻痹、脑干脑炎，其中以脑干脑炎最多见。脑干脑炎又分为3级：Ⅰ级表现为肌震颤、无力或两者均有；Ⅱ级表现为肌震颤及脑神经受累，导致20%的儿童留下后遗症；Ⅲ级迅速出现心肺功能衰竭，80%的儿童死亡，成活者都留下严重后遗症。

八、预后

患儿手足疱疹为自限性，一般发病 3~4 天后会自然消退，口腔溃疡发病后数周逐渐愈合，不会留下后遗症。病后可获得对同型病毒手足口病的免疫力，但非终身。危重病例大部分经积极抢救后心肺脑功能恢复正常，完全治愈，但少部分可能会留下后遗症，尤其是神经系统严重受累患者，还有部分患儿因心肺功能衰竭、重症脑炎、肺出血或出现其他并发症而死亡。

九、治疗

1. 一般治疗

（1）注意消毒隔离，避免交叉感染：首先应将患儿与健康儿隔离。轻症患儿应留在家中，直到体温正常、皮疹消退及水疱结痂。一般需隔离 2 周。符合留观指征患者，应立即将其转至县级以上医疗机构。符合住院指征患者，应立即将其转至指定医疗机构。患儿用过的玩具、餐具或其他用品应彻底消毒。一般常用含氯的消毒液浸泡及煮沸消毒，不宜蒸煮或浸泡的物品可置于日光下暴晒。患儿的粪便需经含氯的消毒剂消毒 2 小时后倾倒。

（2）休息及饮食：适当休息，患儿 1 周内应卧床休息，多饮温开水。患儿因发热、口腔疱疹，胃口较差，不愿进食，故饮食宜清淡、可口、易消化、含丰富维生素，口腔有糜烂时可以吃一些流质食物。食物温度不宜过高，食用过热的食物可以刺激破溃处引起疼痛，不利于溃疡愈合，禁食冰冷、辛辣、咸等刺激性食物。

（3）口咽部疱疹治疗：应保持口腔清洁，预防细菌继发感染。每次餐后应用温水漱口，口腔有糜烂时可涂金霉素、鱼肝油，以减轻疼痛，促使糜烂早日愈合。取西瓜霜、冰硼散、珠黄散等，选用一种吹敷口腔患处，每天 2~3 次。

（4）手足皮肤疱疹治疗：患儿衣服、被褥要清洁，衣着应宽大、柔软，经常更换。床铺应平整干燥。同时注意看护患者，剪短患儿指甲，必要时包裹患儿双手，防止抓破皮疹而感染。冰硼散、金黄散、青黛散等，选用一种用蒸馏水稀释溶化后用消毒棉签蘸取涂患处，每天 3~4 次。臀部有皮疹的婴儿，应随时清理患儿的大小便，保持臀部清洁干燥。疱疹破裂者，局部可涂擦 1% 甲紫或抗生素软膏。

2. 对症治疗

（1）发热：小儿手足口病一般为低热或中度发热，无须特殊处理，可让患儿多饮水，如体温超过 38.5 ℃，可使用解热镇痛药。高热者给予头部冷敷和温水擦浴等物理降温。

（2）有咳嗽、咳痰：给予镇咳、祛痰药。

（3）出现胃肠道症状：如呕吐、腹泻，常伴有水、电解质的丢失，注意补液，纠正水电解质失衡和酸碱平衡紊乱。

（4）预防与保护：注意对心、肝、肺、脑重要脏器的保护。

3. 抗病毒药物治疗

手足口病有自愈倾向，且愈后不留痕迹，预后较好，治疗主要以对症治疗为主。临床上目前缺乏特异、高效的抗病毒药物，可酌情选用以下抗病毒药治疗。

（1）利巴韦林：广谱抗病毒药，小儿每日按体重 10~15 mg/kg，分 4 次服用，疗程 5~7 天。静脉滴注：小儿每日按体重 10~15 mg/kg，分 2 次给药，每次静滴 20 分钟以上，疗程为 3~7 天。

（2）IFN-α：Aryya 等曾试用 IFN-α 治疗，早期应用可逆转病毒对神经系统的损伤。

（3）普拉康纳利：普拉康纳利主要通过与病毒的蛋白衣壳结合而干扰病毒对宿主细胞的吸附和脱壳，能对 90% 以上的肠道病毒血清型起作用。临床显示有减轻症状、缩短病程等效果。不良反应轻微，主要为恶心及腹痛，多可以耐受。该药是一种有应用前景的候选药，在美国已进入 Ⅲ 期临床试验。

4. 重症病例的治疗

除上述治疗外，应根据重症病例脏器受累情况采取相应的对症治疗。

（1）神经系统受累治疗。①控制颅内高压，限制入量，给予甘露醇 0.5~1.0 g/（kg·次），每 4~8 小时 1 次，20~30 分钟静脉滴注，根据病情调整给药间隔时间及剂量，必要时加用呋塞米（速尿）。②静脉注射免疫球蛋白，总量 2 g/kg，分 2~5 天给予。③酌情应用糖皮质激素治疗，参考剂量：甲泼尼龙每日 1~2 mg/kg；氢化可的松每日 3~5 mg/kg；地塞米松每日 0.2~0.5 mg/kg，病情稳定后，尽早减量或停用。个别病例进展快、病情凶险，可考虑加大剂量，如在 2~3 天内给予甲泼尼龙每日 10~20 mg/kg（单次最大剂量 ≤1 g）或地塞米松每日 0.5~1.0 mg/kg。④其他对症治疗如降温、镇静、止惊，必要时可应用促进脑细胞恢复的药物，如单唾液酸四己糖神经节苷脂 20 mg/d，静滴。并严密观察病情变化。

（2）呼吸、循环衰竭的治疗。①保持呼吸道通畅，吸氧。②确保 2 条静脉通道通畅，监测呼吸、心率、血压和血氧饱和度。呼吸功能障碍时，及时气管插管，使用正压机械通气，建议呼吸机初调参数：吸入氧浓度 80%~100%，PIP（吸气峰压）20~30 cmH$_2$O，PEEP（呼气末正压）4~8 cmH$_2$O，频率 20~40 次/分，潮气量 6~8 mL/kg，根据血气分析、X 线胸片结果随时调整呼吸机参数。③在维持血压稳定的情况下，限制液体入量（有条件者根据中心静脉压测定调整液量）。④头肩抬高 15°~30°，保持中立位；留置胃管、导尿管。⑤药物应用，根据血压、循环的变化可选用米力农、多巴胺、多巴酚丁胺等药物；酌情应用利尿药物治疗。⑥保护重要脏器功能，维持内环境的稳定。⑦监测血糖变化，严重高血糖时可应用胰岛素。⑧抑制胃酸分泌，可应用西咪替丁、奥美拉唑等。⑨有效抗生素防治继发肺部细菌感染。

十、预防

手足口病传播途径多，婴幼儿和儿童普遍易感。做好儿童个人、家庭和托幼机构的卫生是预防本病感染的关键。同时，根据儿童生活环境中是否有手足口病发生，以及与手足口病发病患儿接触的密切程度，采取不同的预防措施。

无手足口病发生的区域个人预防包括勤洗手、喝开水、吃熟食；儿童避免到人群聚集、空气流通差的公共场所；注意孩子营养的合理搭配，让孩子休息好，适当晒晒太阳，增强自身的免疫力。家庭和托幼机构等环境要求居室保持良好的通风；儿童的衣被物品要勤洗晒；对公共玩具、餐具等物品进行清洗消毒。学校老师和家长平时要多注意观察孩子身体状况的变化，一旦发现孩子有发热、出疹等表现，应尽早带孩子到医院就诊，并积极配合医生的治疗。

（孙晓晗）

第五节　流行性腮腺炎

流行性腮腺炎是由腮腺炎病毒引起的急性传染性全身性病毒血症。临床主要表现为发热，腮腺肿大、疼痛。

一、病因

（1）病原是腮腺炎病毒，属副黏病毒科，只有一个血清型。

（2）患者及隐性感染者为传染源，传播途径是直接接触和经呼吸道飞沫传播，易感人群是未曾患过该病的任何人，以 5~9 岁多见。

（3）病毒在呼吸道黏膜上皮细胞中增生，然后进入血液循环至腮腺及中枢系统引起腮腺炎及脑膜炎；病毒在此进一步繁殖则第二次侵入血液循环，侵犯其他未受累的器官。

（4）腮腺导管的壁细胞肿胀，导管周围及腺体壁淋巴细胞浸润，间质水肿等，造成导管阻塞、扩张和淀粉酶潴留；睾丸、胰腺也可出现淋巴细胞浸润和水肿；脑和脑膜有神经细胞变性、坏死、炎性浸润和脱髓鞘改变。

二、诊断与鉴别诊断

1. 病史

一年四季均可发病，以晚冬及早春多见。患儿多为学龄前儿童及学龄儿童，多数有流行性腮腺炎接触史，同班、同校等群居儿童多在短时间内先后发病。

2. 临床表现

（1）腮腺肿大是首发体征，一般持续 7~10 日，可双侧同时肿大，可先从一侧再到另一侧，同时有颌下腺肿大，也可单一颌下腺肿大而腮腺不肿大；腮腺肿大以耳垂为中心，向周围扩大，边界不清，有触痛及弹性感，表面皮肤不红。张口、咀嚼特别是吃酸性食物时，腮痛加重。

（2）在腮腺肿大前后或同时常伴中度发热，同时伴头痛、肌痛。

（3）腮腺管口红肿，咽及软腭可有肿胀，可有喉水肿发生；压迫淋巴管时，上胸部可有水肿。

（4）可并发脑炎、脑膜炎、睾丸炎、卵巢炎、胰腺炎、心肌炎及肾炎等。

3. 辅助检查

（1）腮腺肿大，同时血清及尿淀粉酶可增高。

（2）用补体结合试验或 ELISA 法可检测两种抗体，S 抗体在早期可检出；V 抗体在病后 1 个月可检出。如临床难以诊断，S/V 比值增高，或恢复期 V 抗体滴度升高 4 倍，而 S 抗体滴度改变不大则可确诊。

（3）唾液、尿液、脑脊液、血中可以分离出腮腺炎病毒。

据发热、腮腺肿大及年龄特点即应高度怀疑本病；有流行病史、临床表现，即可以临床诊断；难以诊断者可行 V/S 抗体检查或病毒分离确诊。

4. 鉴别诊断

（1）化脓性腮腺炎：多为单侧腮腺肿大，挤压腮腺时腮腺管口有脓液流出，外周血白细胞及中性粒细胞明显增高。

（2）其他病毒性腮腺炎：如流感病毒、肠道病毒中的柯萨奇 A 病毒等均可引起腮腺炎，可根据病毒分离和血清学检查进行鉴别。

三、治疗

目前尚无针对腮腺炎病毒有效的药，主要是对症治疗。休息，适当补充营养及水分，不给酸性食品；发热、头痛予以解热镇痛药；并发睾丸炎时，用睾丸托支持或局部冷敷；并发脑膜炎时，按病毒性脑炎处理。

四、预防

1. 被动免疫

可给腮腺炎高价免疫球蛋白、丙种球蛋白，二者免疫效果不肯定。

2. 主动免疫

儿童在生后 14 个月常规接种减毒腮腺炎活疫苗或麻疹、风疹、腮腺炎三联疫苗。

3. 隔离及检疫

发病患儿隔离至腮腺肿胀完全消退，有接触史的易感患儿应检疫 3 周。

（孙晓晗）

第六节　流行性乙型脑炎

流行性乙型脑炎（简称乙脑），是由蚊虫叮咬人后使乙脑病毒进入人体血液循环，进而透过血脑屏障进入中枢神经系统，在神经细胞内生长繁殖，从而导致脑微循环障碍、脑组织缺氧、水肿及坏死的一种急性传染病。临床上主要表现为高热、头痛、意识障碍，严重者可出现中枢性呼吸衰竭等多器官衰竭。

一、病因

（1）病原是乙脑病毒，属黄病毒科。

（2）传染源是感染乙脑病毒的人和动物；带乙脑病毒的蚊虫叮咬人为传播途径；人对乙脑病毒普遍易感。

（3）乙脑病毒进入人体，先在单核—巨噬细胞系统繁殖，随后进入血流，引起病毒血症，病毒再透过血脑屏障进入中枢神经系统，引起脑炎。

（4）病变可累及脑和脊髓，引起神经细胞变性坏死，严重时形成软化灶；脑实质中有淋巴细胞等浸润和角质细胞弥漫性增生；脑膜血管扩张、充血、渗出，形成脑水肿；血管内皮肿胀、坏死，血栓形成，脑局部瘀血或出血。

二、诊断与鉴别诊断

1. 病史

多发生于每年 7 ~ 9 月，气温达 25 ℃以上、雨量较多、蚊虫密度高的季节，庭院中多饲养家畜家禽，特别是猪，患儿多有被蚊虫叮咬史。

2. 临床表现

（1）潜伏期：一般为 11～21 日，初期 3～5 日，表现为发热、头痛、呕吐等消化道及呼吸道症状，唯嗜睡是典型症状并出现较早。

（2）极期：5～7 日，出现高热，昏睡甚者昏迷、惊厥，典型的脑膜刺激征，肌腱反射、腹壁反射、提睾反射减弱或消失是与化脓性脑膜炎鉴别的特殊体征。出现脑水肿、脑疝时可有呼吸节律异常、瞳孔改变、肌张力增强，并可出现循环衰竭及其他器官衰竭的相应症征（症状及体征）。

（3）恢复期：极期症状消失，主要表现为淡漠、痴呆、失语、多汗、低热、瘫痪、震颤，及精神活动、自主神经功能、锥体外系、运动神经、颅神经功能异常等。

（4）临床依病情轻重、急缓，病程长短，后遗症有无等分为 4 型，即轻型、普通型、重型、极重型。

3. 辅助检查

（1）外周血白细胞 $>10 \times 10^9/L$，以中性粒细胞为主。

（2）脑脊液外观多数透明，细胞数（50×10^6 ～ 500×10^6）/L，早期以中性粒细胞为主，蛋白、糖正常或轻度增高，氯化物正常。

（3）血清乙脑病毒特异性 IgM 抗体阳性具有早期特异性诊断价值；用免疫荧光法测定乙脑病毒抗原阳性有助于诊断。

根据流行病学资料，上述临床表现应高度怀疑本病。脑脊液检查符合乙脑脑脊液特点，可作出临床诊断；确诊还应有血清乙脑病毒特异性 IgM 抗体阳性检查结果，特别是对轻型患者，确诊必须要有此种血清学检查结果。

4. 鉴别诊断

（1）化脓性脑膜炎：该病有高热、头痛、抽搐、意识障碍等症状，但嗜睡不如乙脑明显，脑脊液外观浑浊，白细胞明显增高，$1\,000 \times 10^6/L$ 以上，而且以中性粒细胞为主；蛋白升高，葡萄糖、氯化物均降低，培养有细菌生长。

（2）结核性脑膜炎：该病起病缓慢，大多有结核中毒症状，脑脊液外观浑浊，白细胞增高，（50×10^6）/L ～（500×10^6）/L，而且以淋巴细胞为主；蛋白升高，葡萄糖、氯化物均降低，培养有结核菌生长。

（3）中毒性痢疾：该病发病季节与乙脑相同，临床常出现高热、惊厥、昏迷等症状，但多无脑膜刺激征，脑脊液大多正常，大便常规检查常有脓细胞及红细胞。

三、治疗

本病一定要控制高热、惊厥、呼吸衰竭三大表现。

1. 一般治疗

保持安静，避免刺激，室温维持在 26～28 ℃，体温控制在 38.5 ℃以下；昏迷患儿保持侧卧位，以防呕吐、窒息；反复拍背吸痰，保持呼吸道畅通，常规吸氧；勤翻身，防压疮；不能进食又不能静脉输液供给高营养者，常规给予鼻饲牛奶等其他流质饮食，以维持热量平衡。

2. 对症治疗

（1）抗感染：乙脑患者病情危重，免疫功能受抑制，应常规予以抗生素预防及控制坠积性肺炎等细菌感染，选择种类因感染类型而定。预防用药，可选用氨苄西林或头孢唑啉等药物。目前尚无针对乙脑病毒的特效药物，但仍应酌情选用利巴韦林、干扰素、转移因子、清开灵、板蓝根、双黄连等对病毒有抑制作用的药物。

（2）抗高热：高热是诱发惊厥、脑水肿、呼吸衰竭的关键因素。除应用一般退热药外，用空调、冰帽、冰袋、冷盐水灌肠等物理降温十分重要。同时配合亚冬眠疗法：予以复方氯丙嗪 1~2 mg 肌内注射，6~8 小时 1 次，以维持体温在 38.5 ℃ 以下。

（3）抗惊厥：惊厥是导致患儿死亡或病情加重的第二关键因素，因此一定要控制，无惊厥者用亚冬眠药可以预防，无须再给药；在亚冬眠治疗中，若再发生惊厥，可选用苯巴比妥钠每次 5~10 mg/kg，肌内注射或静脉滴注，或苯巴比妥钠与复方氯丙嗪每 6~8 小时交替给药；10% 的水合氯醛每次 0.5~1 mL/kg，最多不大于 10 mL 灌肠；地西泮每次 0.1~0.5 mg/kg 静脉滴注或缓慢静脉推注，必要时 20~30 分钟后可重复 1 次。

（4）治疗脑水肿：首选 20% 甘露醇每次 1~2 g/kg，于半小时内快速滴注，严重者特别是有脑疝发生时，1~2 小时后可重复 1 次，一般每 4~6 小时 1 次，病情稳定后逐渐减量，后延长时间，直至停药，可合用呋塞米每次 1~2 mg/kg 肌内注射或静脉滴注。也可选用 25% 山梨醇每次 1~2 g/kg。但若并发低钠性脑水肿，则慎用或不用上述药物，而应以补充钠盐为主。

（5）控制中枢性呼吸衰竭：除保持呼吸道畅通、吸氧、纠正酸中毒、解除脑水肿外，可投入呼吸兴奋剂洛贝林、尼可刹米、纳洛酮、氢溴酸东莨菪碱等。氢溴酸东莨菪碱注射液直接静脉注射：剂量每次 0.02~0.04 mg/kg，20~30 分钟 1 次，可连用 6~10 次，然后逐渐减量及延长间隔时间，直至停药。重者可行气管切开，行人工机械通气。

（6）改善微循环：川芎嗪注射液每日 8~10 mg/kg，复方丹参注射液每日 0.1~0.3 mL/kg，均分 2 次静脉滴注，有改善微循环、治疗及防止脑梗死的作用。

（7）加强及保护脑细胞代谢：三磷腺苷 20 mg，辅酶 A 50 单位，细胞色素 C 15~30 mg，加入 10% 葡萄糖注射液中静脉滴注。

（8）支持疗法：重型患儿及极重型昏迷患儿，一定勤查血气及电解质以及尿素氮、血糖等，以维持水、电解质、热量平衡，有条件的输血浆或鲜血 1~2 次，以增强免疫力及抗病能力，多次静脉滴注或肌内注射入体丙种球蛋白有利于疾病的早期康复，对减轻病情及并发症有明显疗效。

四、预防

（1）患儿及可疑患儿均应隔离到体温正常为止，对接触患儿者无须检疫。

（2）流行季节前行疫苗接种，乙脑灭活疫苗初次接种 1~15 岁每次 0.5 mL，16 岁以上每次 1 mL；间隔 7~10 日全程注射 2 次。2、3、7、13 岁时各加强 1 次注射。

（3）消灭越冬蚊，流行季节做好防蚊、驱蚊工作。

（孙晓晗）

第四章

呼吸系统疾病

第一节 急性上呼吸道感染

急性上呼吸道感染即普通感冒，是指喉部以上呼吸道的鼻和咽部的急性感染，国际上通称急性鼻咽炎，俗称伤风或感冒，是小儿时期最常见的疾病，有一定的传染性，主要是鼻咽部黏膜炎的局部症状及全身感染症状。婴幼儿患感冒后，往往全身症状重而局部症状轻，炎症易向邻近器官扩散而引起中耳炎、肺炎等并发症，故需及早诊治。

一、病因

1. 常见病原体

各种病毒和细菌均可引起急性上呼吸道感染，但 90% 以上为病毒，主要有鼻病毒、呼吸道合胞病毒（RSV）、流感病毒（FluV）、副流感病毒（para FluV）、腺病毒（ADV）等。病毒感染后易继发溶血性链球菌、肺炎链球菌、流感杆菌等细菌感染。近年来肺炎支原体（MP）感染也不少见。

2. 诱因

过敏体质、先天性免疫缺陷或后天性免疫功能低下及受凉、过度疲劳、居室拥挤、大气污染、直接或间接吸入烟雾、呼吸道黏膜局部防御能力降低时容易发病。婴幼儿时期由于上呼吸道的解剖和免疫特点而易患本病。营养不良性疾病，如维生素 D 缺乏性佝偻病，亚临床维生素 A、锌或铁缺乏症等，或护理不当，气候改变和环境不良等易发生反复上呼吸道感染或使病程迁延。

二、临床表现

由于年龄大小、体质强弱及病变部位不同，病情的缓急、轻重程度也不同。一般年长儿症状较轻，婴幼儿重症较多。轻者只有鼻部症状，如流涕、鼻塞、喷嚏等，也可有流泪、轻咳、咽部不适，可在 3~4 天内自然痊愈。如炎症涉及鼻咽部，常有发热（持续 3~7 天），咽部肿痛，扁桃体、颌下或颈部淋巴结肿大，恶心、呕吐、腹泻等。重者可突然高热，体温达 39~40 ℃或以上，发冷、头痛，全身乏力，精神不振，食欲减退，睡眠不安，咳嗽频繁，咽部红肿或有疱疹及溃疡。有的患儿扁桃体肿大，出现滤泡和脓性渗出，咽痛和全身症状均加重，鼻咽分泌物由稀薄变黏稠。热重者可出现惊厥等。临床上可见以下两种特殊类型。

①疱疹性咽峡炎。病原体为柯萨奇 A 组病毒。好发于夏秋季。起病急骤，临床表现为高热、咽痛、流涎、厌食、呕吐等。体检可发现咽部充血，在咽腭弓、软腭、腭垂的黏膜上可见数个至十数个 2～4 mm 大小的灰白色疱疹，周围有红晕，1～2 天后破溃形成小溃疡。疱疹也可发生于口腔的其他部位。病程为 1 周左右。②结合膜热。以发热、咽炎、结膜炎为特征。病原体为腺病毒 3、7 型。好发于春夏季，散发或发生小流行。临床表现为高热、咽痛、流泪、眼部刺痛，有时伴消化道症状。体检发现咽部充血，可见白色点块状分泌物，周边无红晕，易于剥离。一侧或双侧滤泡性眼结膜炎，可伴球结合膜出血，颈及耳后淋巴结增大。病程 1～2 周。

三、诊断与鉴别诊断

病毒感染者白细胞计数正常或减少，中性粒细胞减少，淋巴细胞计数相对增多。病毒分离和血清学检查可明确病因，近年来免疫荧光、免疫酶学及分子生物学技术可做出早期诊断。细菌感染者白细胞总数、中性粒细胞增多，C 反应蛋白（CRP）阳性。在使用抗菌药物前行咽拭子培养可发现致病菌。链球菌引起者于 2～3 周后抗"O"试验（ASO）效价可增高。

根据临床表现一般不难诊断，但应尽量判明是病毒性或细菌性，以便指导治疗。常需与以下疾病鉴别。

1. 流行性感冒

由 FluV、para FluV 引起。有明显的流行病史，局部症状较轻，全身症状较重。常有高热、头痛、四肢肌肉酸痛等，病程较长，并发症较多。

2. 急性传染病早期

感冒常为各种传染病的前驱表现，如麻疹、流脑、百日咳、猩红热等。应结合流行病史、临床表现及实验室资料等综合分析，并观察病情演变加以鉴别。

3. 消化道疾病

婴幼儿感冒往往有呕吐、腹痛、腹泻等消化系统症状，易误诊为胃肠道疾病，必须慎重鉴别。伴腹痛者应注意与急性阑尾炎鉴别。后者腹痛常先于发热，腹痛部位以右下腹为主，呈持续性，有固定压痛点、反跳痛及腹肌紧张，腰大肌试验阳性等，白细胞及中性粒细胞增多。

4. 过敏性鼻炎

常表现为打喷嚏、流清涕，但不发热，咽常痒而不痛，鼻黏膜苍白水肿，鼻腔分泌物涂片示嗜酸性粒细胞增多。

四、治疗

1. 一般治疗

病毒性上感，应告诉患者该病的自限性和治疗的目的，防止交叉感染及并发症。注意休息，给予有营养而易消化的食物，多饮水和补充大量维生素 C，保持室内空气新鲜和适当的温度与湿度等。

2. 抗感染治疗

（1）抗病毒药物：大多数上呼吸道感染由病毒引起，可试用利巴韦林（病毒唑）10～15 mg/（kg·d），口服或静脉滴注；或 20 mg 含服，每 2 小时 1 次，3～5 天为一疗程。也可试用双嘧达莫5 mg/（kg·d），分2~3次口服，3天为一疗程，或用麻甘颗粒、金振口服液、清热解毒软胶囊、黄栀花口服液或正柴胡饮等治疗。

（2）抗生素：细菌性上感或病毒性上感继发细菌感染者可选用抗生素治疗。小婴儿、持续高热、中毒症状明显者指征可以放宽。常选用青霉素类，第1、第2代头孢，复方甲基异噁唑及大环内酯类抗生素等。咽拭子培养阳性结果有助于指导抗菌治疗。若证实为链球菌感染，或既往有风湿热、肾炎病史者，青霉素疗程应为10~14天。

3. 对症治疗

（1）退热：体温38℃以内，一般可不处理。高热或有热惊厥史者应积极降温。可以乙醇擦浴，头部冷敷，冷水灌肠，推拿按摩。高热时可口服泰诺、托恩、巴米尔或以赖氨酸阿司匹林等注射、安乃近滴鼻、小儿解热栓肛门塞入，均有良好的降温作用。一般不常规用激素类药物治疗。

（2）镇静止痉：发生高热惊厥者可予以镇静、止惊等处理；烦躁时苯巴比妥每次2~3 mg/kg，口服，或异丙嗪每次0.5~1 mg/kg，口服或肌内注射；抽搐时可用10%水合氯醛每次40~60 mg/kg灌肠，或苯巴比妥钠每次5~8 mg/kg，肌内注射。

（3）缓解鼻塞：轻者不必处理，影响哺乳时，可于授乳前用稀释后0.5%麻黄碱1~2滴滴鼻。

（4）止咳化痰：可用小儿伤风止咳糖浆、复方甘草合剂、金振口服液、消积止咳口服液、肺热咳喘口服液、强力枇杷露、百部止咳糖浆、止咳桃花散、蛇胆川贝液、急支糖浆、鲜竹沥、枇杷露等口服；咽痛可含服银黄含片、含碘喉片等。

（5）中药辨证治疗：辨证施治，疗效可靠。风寒感冒：多见于较大儿童的感冒初期。症见恶寒、发热、无汗、鼻流清涕、全身疼痛、咳嗽有痰，舌质淡红、舌苔薄白，脉浮紧等。宜辛温解表。用藿香9 g，菊花9 g，苏梗6 g，荆芥穗6 g，连翘9 g，生石膏15 g，水煎服，或用小青龙汤、清热解毒口服液、麻甘颗粒等。风热感冒：多见于婴幼儿，发热重，出汗而热不退、鼻塞、流黄涕、面红、咽肿、咳嗽有痰，舌苔薄白或黄白，脉浮数或滑数。宜辛凉解表、清热解毒。表热重者用双花9 g，连翘9 g，薄荷6 g，板蓝根9 g，牛蒡子9 g，生石膏15 g；里热重者用金银花9 g，连翘9 g，菊花9 g，青黛3 g，地骨皮9 g，白薇9 g，生地9 g，板蓝根9 g，生石膏15 g。水煎后分2~3次口服，服药困难者可鼻饲，也可直肠灌注，每日3次，每次30~40 mL。轻症可用银翘散、复方犀羚解毒片、维C银翘片、桑菊感冒片、板蓝根冲剂、金振口服液、肺热咳喘口服液、清热解毒口服液等中成药。

五、预防

（1）加强体育锻炼，多做户外活动，保持室内空气新鲜，增强身体抵抗力，防止病原体入侵。

（2）根据气候适当增减衣服，加强护理，合理喂养，积极治疗佝偻病和营养不良。

（3）感冒流行时不带孩子去公共场所。托儿所或家中可用食醋5~10 mL/m³加水1~2倍，加热熏蒸至全部气化，每日1次，连续5~7天。

（4）药物预防。感冒流行期或接触感冒患者后可用利巴韦林滴鼻或（和）口服大青叶合剂、返魂草、犀羚解毒片等预防。平时应用免疫调节剂提高机体抗病能力。

（李光华）

第二节 急性感染性喉炎

一、概述

急性感染性喉炎为喉部黏膜的急性弥漫性炎症。可发生于任何季节，以冬春季为多。常见于婴幼儿，多为急性上呼吸道病毒或细菌感染的一部分，或为麻疹、猩红热及肺炎等的前驱症或并发症。多为病毒感染，细菌感染常为继发感染。多见于6个月至4岁小儿。由于小儿喉腔狭小，软骨支架柔软，会厌软骨窄而卷曲，黏膜血管丰富，黏膜下组织疏松等解剖特点，所以炎症时局部易充血水肿，易引起不同程度的喉梗阻；部分患儿因神经敏感，可因喉炎刺激出现喉痉挛。严重喉梗阻如处理不当，可造成窒息死亡，故医生及家长必须对小儿喉炎引起重视。

二、诊断与鉴别诊断

（一）病史要点

注意询问有无发热，咳嗽是否有犬吠样声音，有无声音嘶哑，有无吸气性喉鸣、呼吸困难及青紫等，有无异物吸入，有无佝偻病史，有无反复咳喘病史，有无支气管异物史，有无先天性喉喘鸣（喉软骨软化病）。询问生长发育情况，是否接种过白喉疫苗，父母有无急慢性传染病史，有无过敏性疾病家族史。

（二）查体要点

检查咽喉部是否有明显充血，有无白膜覆盖。注意呼吸情况，有无吸气性呼吸困难、三凹征、鼻翼扇动、发绀，有无心率加快。肺部听诊可闻及吸气性喉鸣声，但重度梗阻时呼吸音几乎消失。检查有无先天性喉喘鸣的表现，先天性喉喘鸣的患儿吸气时喉软骨下陷，导致吸气性呼吸困难及喉鸣声，感染时症状加重，可伴有颅骨软化等佝偻病的表现。

（三）辅助检查

1. 常规检查

血常规显示白细胞计数正常或偏低，C反应蛋白正常。细菌感染者血白细胞升高，中性粒细胞比例升高，C反应蛋白升高。咽拭子或喉气管吸出物做细菌培养可阳性。

2. 其他检查

间接喉镜检查可见声带肿胀，声门下黏膜呈梭形肿胀。

（四）诊断标准

（1）发热、声嘶、犬吠样咳嗽，重者可致失音和吸气时喉鸣。体检可见咽喉部充血，严重者有面色苍白、发绀、烦躁不安或嗜睡、鼻翼翕动、心率加快、三凹征，呈吸气性呼吸困难，咳出喉部分泌物后可稍见缓解。

（2）排除白喉、喉痉挛、急性喉气管支气管炎、支气管异物等所致的喉梗阻。

（3）间接喉镜下可见声带肿胀，声门下黏膜呈梭形肿胀。

（4）细菌感染者咽拭子或喉气管吸出物做细菌培养可阳性。

具有上述第（1）、第（2）项可临床诊断为急性感染性喉炎，如同时具有第（3）项可确诊，如同时具有第（4）项可做病原学诊断。

（5）喉梗阻分度诊断标准如下。

1）Ⅰ度：患者安静时无症状及体征，仅于活动后才出现吸气性喉鸣及呼吸困难，肺呼吸音清晰，心率无改变。三凹征可不明显。

2）Ⅱ度：患儿在安静时出现喉鸣及吸气性呼吸困难，肺部听诊可闻喉传导音或管状呼吸音，心率较快，120～140 次/分。三凹征明显。

3）Ⅲ度：除Ⅱ度喉梗阻症状外，患儿因缺氧而出现阵发性烦躁不安、口周和指端发绀或苍白、双眼圆睁、惊恐万状、头面出汗。肺部听诊呼吸音明显降低或听不到，心音较钝，心率加快，140～160 次/分，三凹征显著。血气分析有低氧血症、二氧化碳潴留。

4）Ⅳ度：经过对呼吸困难的挣扎后，患儿极度衰弱，呈昏睡状或进入昏迷。由于无力呼吸，表现呼吸浅促、暂时安静，三凹征反而不明显，面色苍白或青灰，肺部听诊呼吸音几乎消失，仅有气管传导音。心音微弱、心率或快或慢或不规律。血气分析有低氧血症、二氧化碳潴留。

（五）诊断步骤

诊断步骤：犬吠样咳嗽等临床症状→询问病史，有无发热、声音嘶哑、异物吸入、哮喘史→体格检查，吸气性三凹征，发绀等症状→辅助检查，血常规、C 反应蛋白、喉镜→确诊急性喉炎。

（六）鉴别诊断

根据病史、体征排除白喉、喉痉挛、急性喉气管支气管炎、支气管异物等所致的喉梗阻。

三、治疗

（一）经典治疗

1. 一般治疗

保持安静及呼吸道通畅，轻者进半流质或流质饮食，严重者可暂停饮食。缺氧者吸氧。保证足量液体和营养，注意水电解质平衡，保护心功能，避免发生急性心力衰竭。

2. 药物治疗

（1）对症治疗：每2～4 小时做1 次雾化吸入，雾化液中加入1% 麻黄碱10 mL、庆大霉素4 万 U、地塞米松2～5 mg、盐酸氨溴素15 mg。也可雾化吸入布地奈德2～4 mg、肾上腺素4 mg。痰液黏稠者可服用或静脉滴注化痰药物如沐舒坦。高热者予以降温。烦躁不安者宜用镇静剂如苯巴比妥、水合氯醛、地西泮、异丙嗪等。异丙嗪不仅有镇静作用，还有减轻喉头水肿的作用，氯丙嗪则使喉肌松弛，加重呼吸困难，不宜使用。

（2）控制感染：对起病急，病情进展快，难以判断是病毒感染或细菌感染者，一般给予全身抗生素治疗，如青霉素类、头孢菌素类、大环内酯类抗生素等。

（3）使用糖皮质激素：宜与抗生素联合使用。Ⅰ度喉梗阻可口服泼尼松，每次1～2 mg/kg，每4～6 小时1 次，呼吸困难缓解即可停药。超过Ⅱ度喉梗阻用地塞米松，起初每次2～5 mg，静脉推注，继之按每日1 mg/kg 静脉滴注，2～3 日后症状缓解即停用。也可用氢化可的松，每次5～10 mg/kg 静脉滴注。

3. 手术治疗

对经上述处理仍有严重缺氧征象，有超过Ⅲ度喉梗阻者，应及时做气管切开术。

（二）治疗步骤

治疗步骤：保证呼吸道畅通→吸氧→激素吸入或静脉使用抗感染→气管切开。

四、预后评价

多数患儿预后良好，病情严重、抢救不及时者，可造成窒息死亡。

五、最新进展与展望

近年来，随着儿科气管插管机械通气技术的成熟，气管插管机械通气也逐渐成为治疗该病的一个手段。儿科气管术前准备简单，便于急诊室或病房操作，操作时间短，创伤小，不留瘢痕。

（李光华）

第三节　支气管哮喘

支气管哮喘（简称哮喘）是一种常见的全球性小儿呼吸道变态反应性疾病，近年来对其病因、发病机制、病理改变及防治等方面的研究，都取得了较大进展，尤其全球哮喘防治创议（GINA）的制定和推广，使哮喘防治进一步规范化，并已见显著成效。但哮喘发病率仍呈上升趋势，全球已有3亿人患哮喘，死亡率徘徊不降，给儿童健康和社会造成严重危害和负担，成为全球威胁人类健康最常见的慢性肺部疾患之一，已引起社会各界关注。

哮喘是一种以嗜酸性粒细胞、肥大细胞等多种炎症细胞和细胞因子、炎性介质共同参与形成的气道慢性变应性炎症，对易感者，此类炎症使之对各种刺激物具有高度反应性，并可引起气道平滑肌功能障碍，从而出现广泛的不同程度的气流受限。临床表现为反复发作性喘息、呼吸困难、咳嗽、胸闷等，有的以咳嗽为主要或唯一表现，这些症状常在夜间或晨起发生或加剧，可经治疗缓解或自行缓解。

由于地区和年龄的不同及调查方法和诊断标准的差异，世界各地哮喘患病率相差甚大，如新几内亚高原几乎无哮喘，而特里斯坦—达库尼亚岛上的居民则高达50%。从总体患病率来看，发达国家（如欧、美、澳等）患病率高于发展中国家（如中国、印度等）。一般为0.1%~14%。据美国心肺血液研究所报道，1987年哮喘的人群患病率较1980年上升了29%，该时期以哮喘为第一诊断的病死率增加了31%。国内20世纪90年代初期全国27省市0~14岁儿童哮喘患病率情况抽样调查结果显示，患病率为0.11%~2.03%，平均1.0%。10年后累计患病率达1.96%（0.5%~3.33%），增加约1倍。山东省调查不同地理环境中984 131名城乡人群，儿童患病率为0.80%，明显高于成人（0.49%），均为农村高于城市，丘陵地区>内陆平原>沿海地区，并绘出了山东省哮喘病地图。性别方面，儿童期男>女，成人则相反。年龄患病率3岁以内最高，随年龄增长逐渐降低。首次起病在3岁之内者达75.69%。呼吸道感染是首次发病和复发的第一位原因。

一、病因

哮喘的病因复杂，发病机制迄今未全阐明，不同病因引起哮喘的机制不尽一致，现介绍如下。

（一）内因

哮喘患者多属过敏性体质（旧称泥膏样或渗出性素质），即特应性体质，存在气道高反应性，其特点是：体态肥胖，易患湿疹、过敏性皮炎和药物、食物过敏，婴儿期 IgA 较低，易患呼吸道感染或顽固性腹泻。血清 IgE 升高，嗜酸性粒细胞等有较多 IgE 受体。机体免疫功能，尤其是细胞免疫功能障碍，Ts 细胞减少，Th 细胞增多，尤其 Th_2 类细胞因子亢进。抗体水平失衡。微量元素失调，主要是 Zn 降低，使免疫功能下降。A 型血哮喘患儿明显多于其他型血，是由于其气道含较多 ABH 血型物质，易发生 I 型变态反应。此外哮喘患儿内分泌失调，雌二醇升高，皮质醇、黄体酮水平下降。有较高的阳性家族过敏史和过敏原皮试阳性率，迷走神经功能亢进，β_2 受体反应性下降，数量减少，β/α 比例紊乱等，这些内因是可以遗传的，其遗传因素在第 6 对染色体的 HLA 附近。近年研究发现尚与其他多种染色体有关。这是发生哮喘的先决条件。有人对 985 例哮喘儿童进行家系调查发现，64.68% 的患儿有湿疹等变应性疾病史；42.15% 有哮喘家族史，而且亲代愈近，患病率愈高，有家族聚集现象，属于多基因遗传病，遗传度 80%。此外早期喘息与肺发育较小、肺功能差等有关。

（二）外因

外因是哮喘发生的必备条件。

1. 变应原

变态反应学说认为，哮喘是由 IgE 介导的 I 型变态反应性疾病。变应原作用于机体后，使机体致敏，并产生 IgE，当再次接触相应抗原后，便与肥大细胞上的 IgE 结合，通过"桥联作用"，Ca^{2+} 流入细胞内，激活细胞内的酶，溶酶体膜溶解，使其脱颗粒，释放出组胺等过敏介质，发生哮喘。引起哮喘的变应原种类繁多，大体可分为吸入性、食物性和药物性 3 类，如屋尘、螨、花粉、真菌、垫料、羽毛等吸入性变应原和奶、鱼、肉、蛋、瓜果、蔬菜等食物性过敏原及阿司匹林、青霉素类等药物，此外二氧化硫、敌敌畏、油漆、烟雾、环氧树脂等也可诱发哮喘。近年房屋装修，甲醛、油漆等有害物质致空气污染，已成为哮喘发生的又一常见原因。饮食结构的变化、工业污染、汽车废气及生态环境的变化等与哮喘患病率增加也有关系。

2. 呼吸道感染

是哮喘的又一重要原因，其发病机制复杂，病原体本身就是一种变应原，并且因为气道黏膜损伤，免疫功能低下，气道反复感染，形成恶性循环，导致气道反应性增高。有学者对 2 534 例哮喘的调查，91.91% 的首次病因和 74.29% 的复发诱因是感染，尤其是呼吸道病毒感染。近年研究业已证明 RSV 毛细支气管炎患儿，鼻咽部 RSV-IgE 和组胺水平及嗜碱性粒细胞脱颗粒阳性率均增高，其他如腺病毒、人乳头瘤病毒（HPV）、麻疹病毒、副流感病毒、百日咳杆菌、肺炎支原体、衣原体、曲菌等感染均可引起哮喘，鼻窦炎与哮喘关系也非常密切。

3. 其他

运动，约 90% 的哮喘患儿由运动而激发，这可能是气道冷却或纤毛周围呈现暂时性高渗状态，促使炎症细胞产生并释放过敏性介质所致。大哭、大笑等剧烈情绪波动，精神过度紧张（如考试）或创伤及冷空气刺激、气候骤变、气压降低等，以及咸、甜饮食均可诱发哮喘。胃—食管反流是夜间哮喘发作的主要原因之一。

二、临床表现

哮喘临床表现轻重悬殊。夜间或晨起发作较多或加重。轻者仅咳嗽、喷嚏、流涕，年长儿可诉胸闷。重者则喘息，严重呼气性呼吸困难（婴幼儿呼气相延长可不明显）和哮鸣音。有的只有顽固性咳嗽，久治不愈。并发感染时可有发热，肺部水泡音（但咳黄痰不一定都是细菌感染）。喘息程度与气道梗阻程度并不平行，当严重气道狭窄时，因气流量减少，喘鸣及呼吸音反而减弱，此乃危笃征兆，有时易被误诊为减轻。哮喘可分为急性发作期、慢性持续期（指虽无急性发作，但在较长时间内总是不同频度和程度地反复出现喘息、咳嗽、胸闷等症状的状态）和缓解期（即症状及体征消失，肺功能正常并维持 4 周以上）。

1. 典型哮喘

可分为 3 期。第一期为发作性刺激性干咳，颇似异物所致的咳嗽，但气道内已有黏液分泌物，可闻少量哮鸣音；第二期可见咳出白色胶状黏痰（也可略稀带泡沫），患儿烦躁不安，面色苍白，大汗淋漓，可有发绀，气喘加重，呼气延长，哮鸣音多，可掩盖心音，远处可闻，三凹征（＋）。婴儿喜伏于家长肩头，儿童多喜端坐，胸廓膨满，叩诊过清音，膈肌下降，心浊音界不清；第三期呼吸困难更严重，呼吸运动弱，有奇脉，肝大、水肿，终致急性呼吸衰竭或窒息，甚至猝死，但绝大多数患儿上述 3 期表现是可逆的。

2. 病情严重程度分级

国内根据病情严重程度将哮喘分为 4 级。①轻症：仅有哮鸣音且呼吸困难轻，每月发作 <1 次，摒除变应原或其他激发因素后，喘息可被一般支气管扩张剂控制，不影响正常生活。②中症：呼吸困难较重，一月发作 1 次左右；或轻度发作，但次数较频（几乎每天发作），排除变应原及其他激发因素后，用一般支气管扩张剂喘息部分缓解，活动受限，有时需用激素改善症状。③重症：呼吸困难严重，每月发作 1 次以上，或反复频繁的中度呼吸困难，排除变应原和其他激发因素后，哮喘无明显改善，一般支气管扩张剂无效，严重影响正常生活，需经常住院或使用激素控制症状。④危急：哮鸣音明显减少或消失，血压降低，奇脉，意识模糊，精神错乱，体力明显耗竭，有呼吸性酸中毒并代谢性酸中毒，心电图示电轴右偏或 P 波高尖，需要进行急救治疗。此外，无论发作次数多少，凡依赖激素改善症状者，均为中重度，每日需泼尼松 10 mg 以上的激素依赖者或发作时有意识障碍者均为重症。

三、诊断与鉴别诊断

（一）诊断

详尽的病史及典型症状不难诊断。轻症及不典型病例，可借助辅助检查确诊。

1. 病史采集

（1）询问是否有过典型哮喘表现，并除外其他喘息性疾患；问明首次发病的年龄、病情、持续时间、每次复发的诱因和居住环境是否阴暗、潮湿、空气污浊及生活习惯；家中是否养猫、狗、鸟等；发病先兆、起病缓急、持续时间、有无受凉、发热等上感表现；常用治疗措施及缓解方法。

（2）特应症病史及Ⅰ、Ⅱ级亲属中过敏史，如湿疹、皮炎、过敏性鼻炎、咽炎、结膜炎，药物、食物过敏，反复呼吸道感染及慢性腹泻史；家族中有无上述疾病史和哮喘、气管炎史等。

（3）发病诱因：何时、何种环境下发病，寻找环境中的可疑变应原；与运动、情绪、劳累、冷空气、烟尘、敌敌畏、油漆、食物及上感等的关系等。

2. 实验室及辅助检查

（1）血液：外源性哮喘血嗜酸性粒细胞数升高，常 $>0.3 \times 10^9/L$，嗜碱性粒细胞 $>0.033 \times 10^9/L$，嗜碱性粒细胞脱颗粒试验阳性，并发感染时可见中性粒细胞数升高。血电解质一般无异常。

（2）痰液及鼻分泌物：多呈白色泡沫状稀黏痰或胶冻状痰，嗜酸性粒细胞明显增多，并发感染时痰变成黄色或绿色，以中性粒细胞为主，大量嗜酸性粒细胞可使痰变成棕黄色。显微镜下可见库什曼螺旋体和夏科—雷登晶体。

（3）X线胸片检查：少数可正常，多有肺纹理粗乱，肺门阴影紊乱、模糊，发作期可有肺不张、肺气肿，右心肥大等表现，合并感染时可有点片状阴影。

（4）肺功能：缓解期以小气道病变常见，发作期可见阻塞性通气功能障碍。肺活量降低，残气量增加等。峰流速仪测定呼气峰值流量（PEF）简单易行，实用价值大，可估计病情，判定疗效，自我监测，诊断轻型和不典型哮喘。正常或轻症的 PEF 应大于预计值或本人最佳值的 80%，24 小时变异率 $<20\%$；其 PEF 为预计值的 60%～80%，变异率 20%～30% 为中症；PEF 和 FEV_1 有高度相关性，可代替后者。

（5）血气分析：对估计气道梗阻程度及病情、指导治疗均有重大意义。轻度哮喘：血气正常，每分通气量稍增加（Ⅰ级），或 $PaCO_2$ 轻度下降，血 pH 轻度升高，每分通气量增加（Ⅱ级）；中度哮喘（Ⅲ级）：V/Q 比例失调，PaO_2 下降，$PaCO_2$ 仍略低；严重哮喘（Ⅳ级）：PaO_2 进一步下降，$PaCO_2$ "正常或略升高"，提示气道阻塞严重，易误诊为病情好转；晚期哮喘（Ⅴ级）：出现Ⅱ型呼吸衰竭的血气表现和酸中毒。pH <7.25 表示病情危笃，预后不良。

（6）支气管激发或扩张试验或运动激发试验测定。

（7）变应原测定。

（8）免疫功能检查示总 IgE 升高或特异性 IgE 升高。

（9）其他：还可根据条件及病情测嗜酸细胞阳离子蛋白（ECP）等炎性介质及 CKs、IL-4、IL-5、β_2 受体功能、内分泌功能、血清前列腺素水平、微量元素及 cAMP/cGMP 等。

3. 诊断标准

（1）儿童哮喘：①反复发作喘息、气促、胸闷或咳嗽，多与接触变应原、冷空气、物理或化学刺激、呼吸道感染、运动及进食甜咸食物等有关；②发作时双肺闻及弥漫或散在哮鸣音，呼气多延长；③支气管扩张剂有显著疗效；④除外其他引起喘息、胸闷和咳嗽的疾病。

需要说明以下问题。①喘息是婴幼儿期的一个常见症状，但并非婴幼儿喘息都是哮喘。有特应质（如湿疹、过敏性鼻炎等）及家族过敏史阳性的高危喘息儿童，气道已出现变应性炎症，其喘息常持续至整个儿童期，甚至延续至成年后。但是无高危因素者其喘息多与急性呼吸道感染（ARI）有关，且多在学龄前期消失。②不能确诊的可行哮喘药物的试验性治疗，这是最可靠的方法。可用运动激发试验，如阳性，支持哮喘诊断；对于无其他健康方面问题的儿童出现夜间反复咳嗽或患儿感冒"反复发展到肺"或持续10天以上或按哮喘药物治疗有效者应考虑哮喘的诊断，而不用其他术语，这种可能的"过度"治疗远比反复或长期应用抗生素效果要好；更要注意病史和X线排除其他原因引起的喘息，如异物、先天畸形、冠心病（CHD）、囊性纤维性变、先天免疫缺陷、反复牛奶吸入等。

（2）咳嗽变异性哮喘：即没有喘鸣的哮喘。①咳嗽持续或反复发作 >1 个月，常于夜间或清晨发作，运动、遇冷空气或特殊气味后加重，痰少；临床无感染征象或经较长期抗感染治疗无效。②平喘药可使咳嗽缓解。③有个人或家族过敏史或变应原试验阳性。④气道有高反应性（激发试验阳性）。⑤排除其他引起慢性咳嗽的疾病。

（二）鉴别诊断

1. 毛细支气管炎

毛细支气管炎又称为喘憋性肺炎，是喘息常见病因，可散发或大流行，多见于1岁以内尤其2～6个月小儿，系RSV等病毒引起的首次哮喘发作，中毒症状和喘憋重，易并发心力衰竭、呼吸衰竭等，对支气管扩张剂反应差，可资鉴别。但在特应质、病理改变及临床表现方面与哮喘相似，且有30%以上发展为哮喘。有研究长期随访RSV毛细支气管炎，约70%发展为喘支，25%～50%转变为哮喘，其高危因素为：较强的过敏体质和家族过敏史，血清IgE升高，变应原皮试阳性，细胞免疫功能低下和反复呼吸道感染等。

2. 喘息性支气管炎

国外多认为喘息性支气管炎属于哮喘范围。其特点是：多见于1～4岁儿童，是有喘息表现的气道感染，有发热等表现，抗感染治疗有效，病情较轻，无明显呼吸困难，预后良好，多于4～5岁后发作减少，症状减轻而愈。因此与过敏性哮喘有显著区别。但在临床症状、气道高反应性、特应性及病理变化等多方面与哮喘，尤其感染性哮喘有共同之处，且有40%以上的患儿移行为哮喘。新近有人指出：3岁以内小儿感染后喘息，排除其他原因引起者后，就是哮喘，是同一疾病在不同年龄阶段的表现形式。

3. 心源性哮喘

小儿较少见。常有心脏病史，除哮鸣音外，双肺大量水泡音，咳出泡沫样血痰，有心脏病体征，平喘药效果差，吗啡、哌替啶治疗有效。心电图、心脏彩色多普勒超声检查有的发现心脏异常。当鉴别困难时可试用氨茶碱治疗，禁用肾上腺素和吗啡等。

4. 支气管狭窄或软化

多为先天性，常于出生后出现症状，持续存在，每于感冒后加重，喘鸣为双相性。CT、气道造影或纤维支气管镜检查有助于诊断。

5. 异物吸入

好发于幼儿或学龄前儿童，无反复喘息史，有吸入史；呛咳重，也可无，有持续或阵发性哮喘样呼吸困难，随体位而变化，以吸气困难和吸气性喘鸣为主。多为右侧，可听到拍击音，X线可见纵隔摆动或肺气肿、肺不张等，若阴性可行纤维支气管镜检查确诊。

6. 先天性喉喘鸣

为喉软骨软化所致。生后7～14天出现症状，哭闹或呼吸道感染时加重，俯卧或抱起时可减轻或消失，随年龄增大而减轻，一般 2 岁左右消失。

7. 其他

凡由支气管内阻塞或气管外压迫致气道狭窄者，均可引起喘鸣，如支气管淋巴结核、支气管内膜结核、胃食管反流、囊性纤维性变、肺嗜酸性粒细胞浸润症、嗜酸性粒细胞性支气管炎、原发性纤毛运动障碍综合征、支气管肺曲菌病、肉芽肿性肺疾病、气管食管瘘、原发免疫缺陷病、纵隔或肺内肿瘤、肿大淋巴结、血管环等。可通过病史、X 线、CT 等检查予以鉴别。

四、治疗

1. 治疗目的

缓解症状，改善生活质量，保证儿童正常身心发育，防止并发症，避免治疗后的不良反应。

2. 治疗原则

去除诱（病）因，控制急性发作，预防复发，防止并发症和药物不良反应以及早诊断和规范治疗等。

3. 治疗目标

（1）尽可能控制哮喘症状（包括夜间症状）。

（2）使哮喘发作次数减少，甚至不发作。

（3）维持肺功能正常或接近正常。

（4）β_2 受体激动剂用量减至最少，乃至不用。

（5）药物不良反应减至最少，甚至没有。

（6）能参加正常活动，包括体育锻炼。

（7）预防发展为不可逆气道阻塞。

（8）预防哮喘引起的死亡。

因此哮喘治疗必须坚持"长期、持续、规范和个体化"原则。

（一）急性发作期的治疗

主要是抗感染治疗和控制症状。

1. 治疗目标

（1）尽快缓解气道阻塞。

（2）纠正低氧血症。

（3）合适的通气量。

（4）恢复肺功能，达到完全缓解。

（5）预防进一步恶化和再次发作。

（6）防止并发症。

（7）制订长期系统的治疗方案，达到长期控制。

2. 治疗措施

（1）一般措施。①保持气道通畅，湿化气道，吸氧使 SaO_2 达 92% 以上，纠正低氧血症。②补液。糖皮质激素和 β_2 受体激动剂均可致使低钾，不能进食可致酸中毒、脱水等，是哮喘发作不缓解的重要原因，必须及时补充和纠正。

（2）迅速缓解气道痉挛。①首选氧或压缩空气驱动的雾化吸入，0.5% 万托林每次 0.5 ~ 1 mL/kg（特布他林每次 300 μg/kg），每次最高量可达 5 mg 和 10 mg。加生理盐水至 3 mL，初 30 分钟至 1 小时 1 次，病情改善后改为每 6 小时 1 次。无此条件的可用定量气雾剂加储雾罐代替，每次 2 喷，每日 3 ~ 4 次。也可用呼吸机的雾化装置。无储雾罐时可用一次性纸杯代替。②当病情危重，呼吸浅慢，甚至昏迷，呼吸心跳微弱或骤停时或雾化吸入足量 β_2 受体激动剂 + 抗胆碱能药物 + 全身用皮质激素未控制喘息时，可静滴沙丁胺醇 [0.1 ~ 0.2 μg/（kg·min）]，或用异丙肾上腺素静脉滴注代替。③全身用激素。应用指征是中重度哮喘发作，对吸入 β_2 激动剂反应欠佳；长期吸入激素患者病情恶化或有因哮喘发作致呼吸衰竭或为口服激素者，应及时、足量、短期使用，一般 3 ~ 4 天，不超过 7 天，至病情稳定后以吸入激素维持。④中重度哮喘。用 β_2 激动剂 + 0.025% 的异丙托品（每次 <4 岁 0.5 mL，≥4 岁 1.0 mL），每 4 ~ 6 小时 1 次。⑤氨茶碱，3 ~ 4 mg/kg，≥每次 250 mg，加入 10% 葡萄糖注射液中缓慢静脉注射（≤20 分钟），以 0.5 ~ 1 mg/（kg·h）的速度维持，每天 ≥24 mg/kg，也可将总量分 4 次，每 6 小时 1 次，静脉注射，应注意既往用药史，最好检测血药浓度，以策安全。⑥还可用 $MgSO_4$、维生素 K_1、雾化吸入呋塞米、利多卡因、普鲁卡因、硝普钠等治疗。

（3）人工通气。

（4）其他。①抗感染药仅在有感染证据时用。②及时发现和治疗呼吸衰竭、心力衰竭等并发症。③慎用或禁用镇静剂。④抗组胺药及祛痰药无确切疗效。

（5）中医中药：可配合中医辨证论治，如射干麻黄汤、麻地定喘汤等加减或用蛤蚧定喘汤、桂龙咳喘宁等。

（二）慢性持续期的治疗

按 GINA 治疗方案进行。哮喘的治疗应以患者的病情严重程度为基础，根据其控制水平类别选择适当的治疗方案。哮喘药物的选择既要考虑药物的疗效及其安全性，也要考虑患者的实际状况，如经济收入和当地的医疗资源等。要为每个初诊患者制定哮喘防治计划，定期随访、监测，改善患者的依从性，并根据患者病情变化及时修订治疗方案。哮喘患者长期治疗方案分为 5 级。对以往未经规范治疗的初诊哮喘患者可选择第 2 级治疗方案，哮喘患者症状明显，应直接选择第 3 级治疗方案。从第 2 级到第 5 级的治疗方案中都有不同的哮喘控制药物可供选择。而在每一级中都应按需使用缓解药物，以迅速缓解哮喘症状。如果使用含有福莫特罗和布地奈德单一吸入装置进行联合治疗时，可作为控制和缓解药物应用。

如果使用该分级治疗方案不能够使哮喘得到控制，治疗方案应该升级直至达到哮喘控制为止。当哮喘控制并维持至少 3 个月后，治疗方案可考虑降级。建议减量方案：单独使用中至高剂量吸入激素的患者，将吸入激素剂量减少 50%；单独使用低剂量激素的患者，可改为每日 1 次用药；联合吸入激素和 LABA 的患者，将吸入激素剂量减少约 50%，仍继续使用 LABA 联合治疗。当达到低剂量联合治疗时，可选择改为每日 1 次联合用药或停用 LABA，单用吸入激素治疗。若患者使用最低剂量控制药物达到哮喘控制 1 年，并且哮喘症状不再发作，可考虑停用药物治疗。上述减量方案尚待进一步验证。通常情况下，患者在初诊后 2 ~ 4 周回访，以后每 1 ~ 3 个月随访 1 次。出现哮喘发作时应及时就诊，哮喘发作后 2 周至 1 个月内进行回访。

对于我国贫困地区或低经济收入的哮喘患者，视其病情严重度不同，长期控制哮喘的药物推荐使用：吸入低剂量激素；口服缓释茶碱；吸入激素联合口服缓释茶碱；口服激素和缓释茶碱。这些治疗方案的疗效与安全性需要进一步临床研究，尤其要监测长期口服激素可能引起的全身不良反应。

1. 升级

如按某级治疗中遇变应原或呼吸道感染等原因，病情加重或恶化，经积极治疗病因，仍不见减轻时，应立即升级至相应级别治疗。

2. 降级

如按某级治疗后病情减轻达到轻的一级时要经至少3个月维持并评估后（一般4~6个月），再降为轻一级的治疗。

（三）缓解期的防治（预防发作）

1. 避免接触变应原和刺激因素

对空气和食物中的变应原和刺激因素，一旦明确应尽力避免接触，如对屋尘过敏时可认真清理环境，避开有尘土的环境，忌食某些过敏的食物。对螨过敏者除注意卫生清扫外，可用杀螨剂、防螨床罩或核糖霉素喷洒居室。阿司匹林等药物过敏者可用其他药物代替。对猫、狗、鸟等宠物或花草、家具过敏的，可将其移开或异地治疗。

2. 保护性措施

患儿应生活有规律，避免过劳、精神紧张和剧烈活动，进行三浴锻炼，尤其是耐寒锻炼，积极防治呼吸道感染，游泳、哮喘体操、跳绳、散步等运动有利于增强体质和哮喘的康复，但运动量以不引起咳、喘为限，循序渐进，持之以恒。

3. 提高机体免疫力

根据免疫功能检查结果选用增强细胞、体液和非特异性免疫功能的药物，如普利莫（即万适宁）、斯奇康、乌体林斯、气管炎菌苗片、静注用丙种球蛋白、转移因子、胸腺素、核酪、多抗甲素、复合蛋白锌等锌剂、胎盘脂多糖及玉屏风颗粒、黄芪颗粒、还尔金、儿康宁、固本咳喘片、组胺球蛋白（也称抗过敏球蛋白）等。

4. 减敏疗法

（1）特异减敏疗法：旧称脱敏疗法，通过小剂量抗原反复注射而使机体对变应原的敏感性降低。需先进行皮试，根据阳性抗原种类及强度确定减敏液起始浓度。该疗法疗效肯定，但影响因素较多，且疗效长、痛苦大，有时难以坚持到底。目前已有进口皮试抗原和脱敏液，安全、有效，可应用，但价格较贵。新近还从国外引进百康生物共振变应原检测治疗仪，对哮喘等过敏性疾病有良好疗效。

（2）非特异减敏疗法：所用方法不针对某些具体抗原，但起到抗炎和改善过敏体质作用，常用的如细胞膜稳定剂色甘酸钠、尼多酸钠、曲尼斯特及抗组胺药氯雷他定（开瑞坦）、西替利嗪（仙特明）、阿伐斯汀（新敏乐），以及酮替芬、赛庚啶、特非那定等。氨甲蝶呤、雷公藤总苷、环孢素A对防治哮喘也有较好效果，但因不良反应大，不常规应用。最重要和最常用的药物当属肾上腺皮质激素。主要是吸入给药。

五、预后

多数患儿经正规合理治疗可完全控制，像健康儿童一样生活。大部分婴幼儿哮喘随年龄增长逐渐减轻，至4~5岁后不再发作，其他患儿在青春期前后随着内分泌的剧烈变化，呈现一种易愈倾向，尤以男孩为著，故至成人期，两性差异不大或女多于男，因此总的预后是好的，但仍有部分患儿治疗无效或死亡。国内 10 年住院儿童哮喘病死率为 0.13%~0.44%。山东省儿童哮喘死亡率为 0.33/10 万。治疗失败的原因为：①医生及家长对哮喘的严重性估计不足，缺乏有效的监测措施；②肾上腺皮质激素用量不足或应用过晚；③治疗不当，如滥用 β₂ 受体激动剂等。因此死亡中的多数是可避免的。总之不积极治疗、等待自愈和悲观失望、放弃治疗的想法都是不可取的。

（李光华）

第四节　细菌性肺炎

一、肺炎链球菌肺炎

肺炎链球菌常引起以肺大叶或肺节段为单位的炎症，但在年幼儿童，由于免疫功能尚不成熟，病菌沿支气管播散形成以小气道周围实变为特征的病变（支气管肺炎）。

年长儿童肺炎链球菌肺炎的临床表现与成人相似。可先有短暂轻微的上呼吸道感染症状，继而寒战、高热，伴烦躁或嗜睡，干咳、气急、发绀及鼻翼扇动，锁骨上、肋间隙及肋弓下凹陷等。可伴有铁锈色痰。早期常缺乏体征，多在 2~3 天后出现肺实变体征。重症患儿可并发感染性休克、中毒脑病、脑水肿甚至脑疝。

婴儿肺炎链球菌肺炎的临床表现多变。常先有鼻塞、厌食等先驱症状，数天后突然发热，烦躁不安，呼吸困难、发绀，伴气急、心动过速、三凹征等。体格检查常无特征性，实变区域可表现叩诊浊音、管性呼吸音，有时可闻及啰音。肺部体征在整个病程中变化较少，但恢复期湿啰音增多。右上叶累及时可出现颈强直。

外周血白细胞计数常增高，达 $15 \times 10^9/L \sim 40 \times 10^9/L$，以中性粒细胞为主。多数患儿鼻咽部分泌物中可培养出肺炎链球菌，但其致病意义无法肯定。如能在抗生素应用前进行血培养或胸腔积液培养，具有一定的诊断意义。X 线改变与临床过程不一定平行，实变病灶出现较肺部体征早，但在临床缓解后数周仍未完全消散。年幼儿童实变病灶并不常见。可有胸膜反应伴渗出。

肺炎链球菌肺炎患儿 10%~30% 存在菌血症，但由于抗生素的早期应用，国内血培养阳性率甚低。测定患儿血清、尿液或唾液中的肺炎链球菌抗原可协助诊断，但也有研究者认为此法无法区别肺炎链球菌的感染和定植。最近有报道通过测定血清 Pneumolysin 抗体，或含有针对肺炎链球菌种特异荚膜多糖、型特异荚膜多糖复合物、蛋白抗原 Pneumolysin 抗体的循环免疫复合物进行诊断，但在婴儿，其敏感性尚嫌不足。也可通过聚合酶链反应检测胸腔积液或血中的肺炎链球菌 DNA 协助诊断。

肺炎链球菌肺炎的临床表现无法与其他病原体引起的肺炎相鉴别。此外，年长儿右下叶肺炎常由于刺激横膈引起腹痛，需与急性阑尾炎鉴别。

肺炎链球菌耐药性问题已引起普遍关注。在一些国家及我国台湾地区耐青霉素菌株已高达 50%~80%。我国内陆各地区肺炎链球菌耐药情况有较大差异，2000 年的监测资料表明，北京为 14%，上海 35.7%，而广州高达 60%。对青霉素敏感株仍可选用青霉素 G 10 万 U/（kg·d）治疗，但青霉素低度耐药株（最低抑菌浓度为 2.0~4.0 μg/mL）应加大青霉素剂量至

（10万～30万）U/（kg·d），以上治疗无效、病情危重或高度耐药者（最低抑菌浓度 > 4.0 μg/mL）应选用第三代头孢霉素，如头孢噻肟、头孢曲松或万古霉素。

二、流感嗜血杆菌肺炎

流感嗜血杆菌（Hi）肺炎常见于 5 岁以下婴儿和年幼儿童。应用特异性免疫血清可将 Hi 分为 a～f 6 型，其中以 b 型（Hib）致病力最强。由于 Hib 疫苗的接种，20 世纪 90 年代以后美国等发达国家 Hib 所致肺炎下降了 95%。近年来也有较多非 b 型 Hi 感染的报道。

本病临床表现无特异性，但起病多较缓慢，病程可长达数周之久。幼婴常伴有菌血症，易出现脓胸、心包炎等化脓性并发症。外周血白细胞计数常中度升高。多数患儿 X 线表现为大叶性或节段性病灶，肺下叶多受累。幼婴常伴胸膜受累。本病诊断有赖于从血、胸腔积液或肺穿刺液中分离到病菌。由于 Hi 在正常人群的咽部有一定的携带率，托幼机构中更高，因而呼吸道标本诊断价值不大。

治疗时必须注意 Hi 的耐药问题。目前分离的 Hi 主要耐药机制是产生 β-内酰胺酶，美国、我国香港等地 Hi 菌株产酶率已高达 30% 以上。国内各地关于氨苄西林耐药率和产酶率的报道差异较大。如对病菌不产酶，可使用氨苄西林，如不能明确其是否产酶，首选头孢噻肟、头孢曲松等。如最初反应良好，可改为口服，疗程为 10～14 天。在大环内酯类中，阿奇霉素、克拉霉素对 Hi 有较好的敏感性。

三、葡萄球菌肺炎

葡萄球菌肺炎多发生于新生儿和婴儿。Goel 等报道的 100 例患儿中，1 岁以内占 78%，平均患病年龄为 5 个月。金黄色葡萄球（金葡菌）和表皮葡萄球菌均可致病，但以前者致病性最强。由于金葡菌可产生多种毒素和酶，具有高度组织破坏性和化脓趋势，因而金葡菌肺炎以广泛出血性坏死、多发性小脓肿形成为特点。

临床上以起病急、发展快、变化大、化脓性并发症多为特征。一开始可有 1～2 天的上呼吸道感染症状，或皮肤疖肿史，病情迅速恶化，出现高热、咳嗽、呻吟、喘憋、气急、发绀，肺部体征出现较早。易出现脓胸、脓气胸、肺大疱等并发症。外周血白细胞计数常明显升高，以中性粒细胞为主。可伴轻至中度贫血。胸片改变特点：发展快、变化多、吸收慢。肺部病灶可在数小时内发展成为多发性小脓肿或肺大疱，并出现脓胸、脓气胸等并发症。X 线改变吸收缓慢，可持续 2 个月或更久。

1 岁以下尤其是 3 月龄以内的小婴儿，如肺炎病情发展迅速，伴肺大疱、脓胸或肺脓肿形成者应高度怀疑本病。在抗生素使用前必须进行痰、鼻咽拭子、浆膜腔液、血液或肺穿刺物的培养。痰或胸腔积液涂片染色可发现中性粒细胞和革兰阳性球菌呈葡萄串链状排列。血清中磷壁酸抗体测定可作为病原学诊断的补充。

合适的抗生素治疗和脓液引流是治疗的关键。在获取培养标本后应立即给予敏感的杀菌药物，并足量、联合、静脉用药。疗程不少于 4～6 周，有并发症者适当延长。宜首选耐青霉素酶窄谱青霉素类，如苯唑西林等，可联合头孢霉素类使用。如为耐甲氧西林金葡菌（MRSA）引起，应选用万古霉素治疗。

四、链球菌肺炎

A 组链球菌（GAS）主要引起咽炎等上呼吸道感染，但在出疹性疾病、流感病毒感染等情况下可发生链球菌肺炎，多发生于 3～5 岁的儿童。B 组链球菌（GBS）则是新生儿肺炎的主要病原。

GAS 所致肺炎与肺炎链球菌肺炎的症状及体征相似。常起病突然，以高热、寒战、呼吸困难为特点，也可表现为隐袭起病，过程轻微，表现咳嗽、低热等。

外周血白细胞计数常升高，血抗 O 抗体滴度升高有助于诊断。确定诊断有赖于从胸腔积液、血或肺穿刺物中分离出链球菌。

首选青霉素 G 治疗，临床改善后改为口服，疗程 2～3 周。

五、其他革兰阴性杆菌肺炎

常见的革兰阴性杆菌包括大肠埃希菌、肺炎克雷伯杆菌、铜绿假单胞菌等。主要见于新生儿和小婴儿，常有以下诱因：①广谱抗生素的大量应用或联合应用；②医源性因素如气管插管、血管插管、人工呼吸机等的应用；③先天性或获得性免疫功能缺陷，如营养不良、白血病、恶性淋巴瘤、长期使用皮质激素或免疫抑制剂等。因而本病多为院内感染。

本病临床过程难以与其他细菌性肺炎鉴别。原有肺炎经适当治疗好转后又见恶化，或原发病迁延不愈，应怀疑此类肺部感染。诊断主要依靠气管吸出物、血或胸腔积液培养结果。

多数革兰阴性杆菌耐药率较高，一旦诊断此类感染，宜首选第三代头孢霉素或复合 β-内酰胺类（含 β-内酰胺酶抑制剂）。如致病菌株产生超广谱 β-内酰胺酶（ESBL），应选用头孢霉素类、复合 β-内酰胺类，严重者选用碳青霉烯类抗生素如亚胺培南。

六、沙门菌肺炎

由伤寒、副伤寒、鼠伤寒或其他非伤寒沙门菌引起，发生于沙门菌感染的病程中，较为少见。多发于幼小婴儿。

可表现为大叶性肺炎或支气管肺炎症状。较为特殊的表现为痰常呈血性或带血丝。在沙门菌感染的病程中，如发生呼吸道症状如咳嗽、气急，即使无肺部体征，也应进行摄片。如有肺炎改变应考虑为沙门菌肺炎。

在美国，约 20% 沙门菌株对氨苄西林耐药。如病情严重，耐药情况不明，宜首选第三代头孢霉素，如头孢曲松、头孢噻肟等，如为敏感株感染则可用氨苄西林，或 SMZ-TMP 治疗。

七、百日咳肺炎

百日咳肺炎由百日咳杆菌引起，多为间质性肺炎，也可因继发细菌感染而引起支气管肺炎。患儿在百日咳病程中突然发热、气急，呼吸增快与体温不成比例，严重者可出现呼吸困难、发绀。肺部可闻及细湿啰音，或出现实变体征。剧烈咳嗽有时可造成肺泡破裂引起气胸、纵隔气肿或皮下气肿。

有原发病者出现肺炎症状较易诊断。继发细菌感染者应送检痰培养及血培养。

治疗首选红霉素，10～14 天为一疗程，必要时加用氨苄西林或利福平等。有报道用阿奇霉素 10 mg/（kg·d）5 天或克拉霉素 10 mg/（kg·d）7 天取得了良好疗效。百日咳高价免疫球蛋白正处于研究阶段，常规免疫球蛋白不推荐使用。

八、军团菌肺炎

军团菌病可暴发流行，散发病例则以机会感染或院内感染为主。多见于中老年人，但年幼儿也可发生。

军团菌肺炎是一种严重的多系统损害性疾病，主要表现为发热和呼吸道症状。外周血白细胞计数常明显升高，伴核左移。但由于其临床表现错综复杂，缺乏特异性，与其他肺炎难以区别。确诊必须依靠特殊的化验检查，如应用特殊培养基从呼吸道标本或血、胸腔积液中分离出病菌；应用免疫荧光或免疫酶法测定上述标本中的军团菌抗原或血清标本中的特异抗体。β-内酰胺类抗生素治疗无效有助于本病的诊断。

首选大环内酯类，如红霉素及阿奇霉素、克拉霉素、罗红霉素等，疗程为 2~3 周。可加用利福平。喹诺酮类和氨基糖苷类虽有较好的抗菌活性，但儿童期尤其是年幼儿童禁用。

九、厌氧菌肺炎

厌氧菌肺炎主要为吸入性肺炎，多发生于小婴儿，或昏迷患者。起病大多缓慢，表现为发热、咳嗽、进行性呼吸困难、胸痛，咳恶臭痰是本病的特征。也可有寒战、消瘦、贫血、黄疸等。本病表现为坏死性肺炎，常发生肺脓肿和脓胸、脓气胸。当患儿咳恶臭痰，X 线检查有肺炎或肺脓肿或脓胸表现时应考虑到本病可能。化验检查常有外周血白细胞计数和中性粒细胞比例的升高。确诊需做气管吸出物厌氧菌培养。

抗生素可选用青霉素 G、克林霉素、甲硝唑等。应加强支持治疗。脓胸者需及时开放引流。

十、L 型菌肺炎

L 型菌肺炎是临床上难治性呼吸道感染的病原体之一。患儿常有肺炎不能解释的迁延发热，或原发病已愈，找不到继续发热的原因。病情多不重，β-内酰胺类抗生素治疗无效。外周血白细胞计数大多正常。X 线改变无特异性，多呈间质性肺炎改变。普通培养阴性，L 型高渗培养基上培养阳性可确诊。治疗应采用兼治原型和 L 型菌的抗生素，如氨苄西林或头孢霉素类加大环内酯类。一般需治疗至体温正常后 10~14 天，培养阴性为止。

十一、肺脓肿

肺脓肿又称为肺化脓症，由多种病原菌引起。常继发于细菌性肺炎，也可为吸入性或血源性感染。由于抗生素的广泛应用，目前已较少见。

起病急剧，有畏寒、高热，伴阵咳，咳出大量脓痰，病程长者可反复咯血、贫血、消瘦等。外周血白细胞计数和中性粒细胞升高，结合 X 线后前位及侧位胸片，诊断多不困难。痰培养、血培养可明确病原。

怀疑金葡菌者宜首选苯唑西林或万古霉素；厌氧菌感染给予青霉素 G、克林霉素、哌拉西林钠、甲硝唑等。最好根据细菌培养和药物敏感试验结果选用。疗程要足，一般需 1~2 个月。

（史文丽）

第五节 病毒性肺炎

一、呼吸道合胞病毒性肺炎

呼吸道合胞病毒（RSV）是婴儿下呼吸道感染的主要病原，其感染尤其易发生于 2~4 月龄的小婴儿。一般以冬季多见，持续 4~5 个月。据观察，冬春季节 RSV 感染占 3 岁以下婴幼儿肺炎的 35% 左右。RSV 毛细支气管炎的发病机制尚不明确，但有证据表明，免疫损伤可能参与了其发病过程。

初期上呼吸道感染症状突出，如鼻塞、流涕，继而咳嗽、低热、喘鸣。随病情进展，出现呼吸困难、鼻翼扇动、呼气延长、呼吸时呻吟和三凹征等。易并发急性心力衰竭。年龄小于 2 个月的患儿，低体温、高碳酸血症者易发生呼吸暂停。初期听诊呼吸音减弱，以哮鸣音为主，而后可闻及细湿啰音。X 线检查见肺纹理增粗或点片状阴影，部分见肺不张或以肺气肿为主要表现。外周血白细胞计数和分类一般无异常。鼻咽部脱落细胞病毒免疫荧光或免疫酶检查，均可在数小时内获得结果。急性期可有 RSV 特异 IgM 升高。年龄小、喘憋出现早是本病的特点，但确诊要靠血清学和病毒学检查。

二、腺病毒性肺炎

腺病毒性肺炎以腺病毒 3 型和 7 型为主。多发生于 6 个月至 2 岁的婴幼儿。近年来发病率已明显降低，病情减轻。起病大多急骤，先有上呼吸道感染症状。随后出现持续高热，咳嗽出现早，呈单声咳、频咳或阵咳，继而出现呼吸困难。肺部体征出现迟，多在高热 3~4 天后出现湿啰音。早期可出现中毒症状和多系统受累表现，如肝、脾肿大，嗜睡或烦躁不安，甚至中毒性脑病。外周血白细胞计数大多轻度减少。X 线改变以肺实变阴影及病灶融合为特点，其范围不受肺叶的限制。约 1/6 的病例可有胸膜炎，病灶吸收较慢，一般要 1 个月或更久。

根据上述临床表现，结合 X 线检查特点，诊断不难。根据血清学和病毒学检查结果可确诊。

三、流感病毒性肺炎

流感病毒性肺炎大多骤起高热，伴明显咳嗽、呼吸困难，肺部可闻及细湿啰音。多数患儿有呕吐、腹泻，严重者可出现胃肠道出血、腹胀甚至神经系统症状。X 线检查肺部可有斑片状或大片状阴影。

流行性感冒流行期间，有呼吸道症状和体征；非流行期间持续高热、抗生素治疗无效的肺炎均应考虑到本病可能。确诊有赖于血清学和病毒学检查。

四、副流感病毒性肺炎

副流感病毒性肺炎易感对象为 3 个月至 1 岁的婴儿，其发病率仅次于 RSV。多有 3~5 天的中等程度发热或高热及呼吸困难、哮吼样咳嗽、三凹征、肺部干湿啰音等，但多数患儿表现较轻，一般无中毒症状，病程较短。X 线检查肺野可有小片状阴影。临床上无法与其他病毒性肺炎相区别，根据血清学和病毒学检查结果确定诊断。

五、巨细胞病毒性肺炎

巨细胞病毒（CMV）感染各年龄组均可发生，但巨细胞病毒性肺炎以小婴儿居多。因属全身性感染，呼吸道症状常被掩盖。临床上常以呼吸、消化和神经系统症状为主。可有发热、气急、咳喘、腹泻、拒奶、烦躁等，伴肝、脾肿大，重者及新生儿患者可有黄疸、细小出血性皮疹、溶血性贫血等表现。肺部 X 线改变以间质性和小叶性病变为主。可通过测定呼吸道标本中的 CMV、血清中的 CMV 抗原或特异 IgM 确诊。

六、麻疹病毒性肺炎

在麻疹过程中多数患儿存在不同程度的肺炎改变，可由麻疹病毒本身引起，常表现为间质性肺炎。在麻疹极期病情很快加重，出现频繁咳嗽、高热、肺部细湿啰音等。在出疹及体温下降后消退。如继发细菌感染，多表现为支气管肺炎。常见致病菌为肺炎链球菌、金黄色葡萄球菌、流感嗜血杆菌等，易并发脓胸或脓气胸。

麻疹发病初期和出疹前出现的肺炎多为麻疹病毒引起，以后则多为继发感染引起的细菌性肺炎。有报道，麻疹相关肺炎中混合感染者占 53%。麻疹流行期间，麻疹易感儿具有肺炎的症状和体征，不管有无皮疹，均应考虑到本病可能。确诊有赖于病毒分离、免疫荧光或免疫酶检测、双份血清抗体测定等方法。

七、腮腺炎病毒性肺炎

腮腺炎病毒性肺炎常因其呼吸道症状不明显，易为腮腺肿大及其并发症所掩盖，以及极少进行 X 线肺部检查而漏诊。临床表现大多较轻，一般无呼吸困难和发绀。肺部呈局限性呼吸音粗糙，少数可闻及水泡音。外周血白细胞计数多不升高。X 线表现肺野斑片状或大片状阴影，或呈毛玻璃样改变。根据典型腮腺炎表现，加上述 X 线改变，可考虑本病。

八、EB 病毒性肺炎

3~5 岁为 EB 病毒感染高峰年龄。EB 病毒感染后可累及全身各系统。在呼吸系统可表现为反复间质性肺炎、持续性咽峡炎等。除一般肺炎的症状和体征外，可有时隐时现的咳嗽和反复发热，常伴有肝、脾和淋巴结肿大。胸部 X 线检查以间质性病变为主。急性期外周血白细胞计数常明显增高，以淋巴细胞为主，并出现异常淋巴细胞。确诊常需依赖特异性抗体测定。

九、水痘病毒性肺炎

水痘病毒性肺炎由水痘—带状疱疹病毒引起，为全身性疾病，可发生支气管炎和间质性肺炎。年龄越小越易发生肺炎。多在水痘发生 1 周内，表现咳嗽，肺部有湿啰音，X 线检查呈现双肺野结节性浸润阴影。水痘患儿如出现呼吸道症状和体征，应考虑本病。部分年幼婴儿，水痘肺炎可出现在皮疹之前，极易误诊和漏诊。因而有明确水痘接触史者，如发生肺炎，也应考虑本病，并予以隔离。

十、肠道病毒性下呼吸道感染

主要由柯萨奇病毒B组和埃可病毒引起。多见于夏秋季，呼吸道症状一般较轻，但婴幼儿肠道病毒感染大多较重，年龄愈小，病情愈重。常并发其他系统的症状，如腹泻、疱疹性咽炎、皮疹等。

十一、轮状病毒性下呼吸道感染

多见于秋冬季寒冷季节，好发于婴幼儿，其呼吸道症状体征常较轻。在轮状病毒感染流行期间，如患儿具有典型秋季腹泻特点，同时有呼吸道症状和体征，应考虑到本病可能。

十二、病毒性肺炎的药物治疗

目前尚缺乏理想的抗病毒药物。对呼吸道病毒治疗功效较肯定的仅限于流感病毒神经氨酸酶抑制剂和 M_2 蛋白抑制剂（金刚烷胺、金刚乙胺）及雾化吸入利巴韦林。

1. 利巴韦林

为广谱抗病毒剂，已广泛用于各类病毒性感染。早期应用雾化吸入或静脉给药，有一定疗效，但对于重症病毒性肺炎单独使用作用尚不可靠。10～15 mg/（kg·d），必要时 30～40 mg/（kg·d），分 2 次静脉滴注，也可肌内注射，或 0.1% 溶液喷雾吸入，国外主要通过雾化吸入治疗严重 RSV 感染。

2. 金刚烷胺或金刚乙胺

可用于流感病毒 A 感染的防治。后者活性比前者强，呼吸道药物浓度也较高。但由于神经系统不良反应、对 B 型流感病毒无效及耐药株的出现，限制了其在临床的应用。

3. 神经氨酸酶抑制剂

是一类新型的抗流感病毒药物。目前已用于临床的神经氨酸酶抑制剂包括扎那米韦、奥司他韦（达菲），可选择性抑制 A 型和 B 型流感病毒的神经氨酸酶活性，从而改变病毒正常的凝集和释放功能，减轻受感染的程度，缩短病程。前者只能吸入给药，因而婴幼儿患者常无法使用。奥司他韦则口服给药，儿童每次 2 mg/kg，每天 2 次。

4. 免疫球蛋白

近年来有报道 RSV 免疫球蛋白静脉使用可显著减轻病情、缩短住院时间，取得较好疗效。

5. 干扰素

可使受感染细胞转化为抗病毒状态，不断生成具有高度抗病毒活性的蛋白质，从而发挥抗病毒作用。可肌内注射、静脉注射或静脉滴注，也可滴鼻或喷雾吸入。

6. 阿昔洛韦（无环鸟苷）

主要适用于单纯疱疹病毒、水痘—带状疱疹病毒及 CMV 感染者。一般情况下每次 5 mg/kg，静脉滴注，每天 3 次，疗程 7 天。

7. 更昔洛韦（丙氟鸟苷）

是抑制 CMV 作用较强的药物。诱导期 10 mg/（kg·d），每天 2 次，连用 14～21 天，静脉滴注；维持量 5～7.5 mg/（kg·d），每天 1 次，每周 5～7 次，静脉滴注，或每次 5～10 mg/kg，每天 2 次，口服。

8. 其他

白细胞介素 2（IL-2）、胸腺素、阿糖腺苷、双嘧达莫、聚肌胞、泰瑞宁和丙基乙磺酸及中药制剂。

（史文丽）

第六节　支原体肺炎

支原体肺炎由肺炎支原体（MP）引起。多见于儿童和青少年，但近年来发现婴幼儿患者并非少见。全年均可发病，以秋、冬季多见。北京首都儿科研究所报道，MP 肺炎占住院儿童肺炎的 19.2%～21.9%。北美和欧洲的研究表明，MP 占肺炎的 15.0%～34.3%，并随年龄增长而增多。

一、病因

该病病原体为 MP，它是介于细菌和病毒之间的一种微生物，能在细胞外独立生活，具有 RNA 和 DNA，但没有细胞壁。

二、临床表现

支原体肺炎潜伏期一般为 2～3 周。一般起病较缓慢，但也有急性起病者。患儿常有发热、畏寒、头痛、咽痛、咳嗽、全身不适、疲乏、食欲缺乏、恶心、呕吐、腹泻等症状，但鼻部卡他症状少见。体温多数在 39 ℃左右，热型不定。咳嗽多较严重，初为干咳，很快转为顽固性剧咳，有时表现为百日咳样咳嗽，咳少量黏痰，偶见痰中带血丝或血块。婴幼儿可表现为憋气，年长儿可感胸闷、胸痛。年长患儿肺部常无阳性体征，这是本病的特点之一。少数病例呼吸音减弱，有干、湿啰音，这些体征常在 X 线改变之后出现。此外，可发生肺脓肿、胸膜炎、肺不张、支气管扩张症、弥漫性间质性肺纤维化等。本病尚可并发神经系统、血液系统、心血管系统、皮肤、肌肉和关节等肺外并发症，如脑膜脑炎、神经根神经炎、心肌炎、心包炎、肾炎、血小板减少、溶血性贫血、噬血细胞综合征及皮疹，尤其是 Stevens-Johnson 综合征。多发生在呼吸道症状出现后 10 天左右。

三、实验室及辅助检查

X 线胸部摄片多表现为单侧病变，大多数侵犯肺下叶，以右下叶为多，常呈淡薄片状或云雾状浸润，从肺门延伸至肺野，呈支气管肺炎的改变。少数呈均匀的实变阴影，类似大叶性肺炎。有时两肺野可见弥漫性网状或结节样浸润阴影，呈间质性肺炎的改变。大部分患儿有肺门淋巴结肿大或肺门阴影增宽。有时伴胸腔积液。肺部 X 线变化较快也是其特点之一。

外周血白细胞计数大多正常，但也有白细胞减少或偏高者。红细胞沉降率轻中度增快。抗"O"抗体滴度正常。部分患儿血清转氨酶、乳酸脱氢酶、碱性磷酸酶增高。早期患儿可用 PCR 法检测痰液等分泌物中 MP-DNA，也可从痰、鼻分泌物、咽拭子中分离培养出 MP。血清抗体可通过补体结合试验、间接血细胞凝集试验、酶联免疫吸附试验、间接免疫荧光试验等方法测定，或通过检测抗原得到早期诊断。冷凝集试验 >1：32 可作为临床诊断的参考。

四、诊断与鉴别诊断

根据以下临床特征可初步诊断：①多发年龄 5 ~ 18 岁；②咳嗽突出而持久；③肺部体征少而 X 线改变出现早且严重；④用青霉素无效，红霉素治疗效果好；⑤外周血白细胞计数正常或升高；⑥血清冷凝集阳性。确诊必须靠呼吸道分泌物中检出 MP 及特异性抗体 IgM 检查阳性。早期诊断法有 ELISA 法、单克隆抗体法检测 MP 抗原、特异性抗体 IgM 及 PCR 法检测 DNA 等。

五、治疗

首选大环内酯类抗生素如红霉素，疗程一般较长，不少于 2 周，停药过早易于复发。近年来研究表明新合成的大环内酯类抗生素阿奇霉素、克拉霉素等具有与红霉素同等的抗菌活性，而且耐受性较好。

对难治性患儿应关注并发症如胸腔积液、阻塞性甚至坏死性肺炎的可能，及时进行胸腔穿刺或胸腔闭锁引流，必要时进行纤维支气管镜下支气管灌洗治疗。近年来有人认为重症 MP 肺炎的发病可能与人体免疫反应有关，因此，对急性期病情较重，或肺部病变迁延而出现肺不张、肺间质纤维化、支气管扩张者，或有肺外并发症者，可应用肾上腺皮质激素口服或静脉用药，一般疗程为 3 ~ 5 天。

（史文丽）

第五章

循环系统疾病

第一节 房间隔缺损

一、概述

房间隔缺损（ASD）在成人先天性心脏病中居于首位，在儿科中占所有先天性心脏病的6%～10%，女性发病率多于男性，约为2：1。可以单独存在，也可合并其他畸形如肺静脉异常连接、肺动脉瓣狭窄及二尖瓣裂缺等。房间隔缺损有原发孔型和继发孔型，以继发孔型多见。继发孔型房间隔缺损可分为4个类型。

1. 卵圆孔型或中央型缺损

为临床上最常见的类型，占75%。缺损呈椭圆形，长2～4 cm，位于冠状窦的后上方，周围有良好的边缘，缺损距离传导系统较远，容易缝合。个别病例的缺损呈筛孔形。

2. 下腔静脉型缺损

占2%。缺损位于卵圆窝的后下方右心房与下腔静脉连接处，位置较低，下缘缺如。

3. 上腔静脉型缺损

位于卵圆窝的后上方，右心房与上腔静脉的交界处。缺损一般不大，为1.5～1.75 cm，其下缘为明显的新月形房间隔，上界缺如，常和上腔静脉连通，使上腔静脉血流至左、右两侧心房。这类病例几乎都伴有右上肺静脉异常回流。

4. 混合型

兼有上述两种以上的缺损，较少见。

房间隔缺损分流量除与缺损大小有关外，主要取决于左、右心室的相对顺应性和体肺循环的相对阻力。右室壁薄，顺应性比左室好，充盈阻力小，因此舒张期及收缩早期在房间隔缺损部位均有左向右分流。新生儿及婴儿早期，由于左、右两侧心室充盈压相似，通过房间隔缺损的分流量受到限制；随着体循环阻力增加，肺阻力和右心室压力的降低，心房水平左向右的分流增加，引起右心房、右心室和肺动脉扩大，左心房、左心室和主动脉则较小。大型房间隔缺损心房水平存在大量左向右分流，右心房同时接受腔静脉回流血和左心房分流血，导致右心室容量负荷过重，肺循环血流量可为体循环的2～4倍；肺循环血流量增加可导致肺小动脉发生痉挛，内膜和中层逐渐增生、增厚，管腔变窄，使肺动脉压力增高。当右心压力增高超过肺血管容量限度时，右心房内的部分血液可逆流入左心房，形成右向左分流，临床上发生青紫现象。

二、诊断与鉴别诊断

（一）病史要点

症状出现的早晚及轻重与房间隔缺损大小和分流量有关。缺损小、分流量小者，可长期没有症状，常在入幼儿园或上学体检时始被发现。一般到了成年期后，大多在 21～40 岁开始出现症状。缺损大、分流量大者，症状出现较早，易患呼吸道感染；因体循环血量不足影响生长发育，患儿体格瘦小、乏力、多汗，活动后气急，并因肺循环充血而易患支气管炎、肺炎。当哭闹、患肺炎或心力衰竭时，右心房压力可以超过左心房，出现暂时性右向左分流呈现青紫。在成人可继发肺动脉高压，发生持续发绀和右心衰竭。

（二）查体要点

房间隔缺损属左向右分流的先天性心脏病，肺血增多，小儿易患呼吸道感染，生长发育因体循环血流量减少而缓慢。杂音在胸骨左缘最响。缺损小、分流量少者，症状可不明显。小型房间隔缺损患儿生长发育多正常；大型缺损者生长发育可受限，婴幼儿可出现体重不增、气急等，年长儿身材多瘦小。

心脏检查：右心室扩大，心前区较饱满，扪诊可有抬举性搏动，叩诊心浊音界扩大。随着年龄的增长，可使邻近的胸骨和左侧肋骨轮廓显示膨隆饱满，特别在左胸第 2、第 3 肋间因肺动脉扩张而更加明显。听诊肺动脉瓣区收缩期喷射性柔和杂音和肺动脉第二心音固定分裂，对诊断有重要意义。收缩期杂音通常在婴幼儿期较轻或无，年龄越大越明显。杂音的响度多为 Ⅱ～Ⅲ 级，在左胸第 2、第 3 肋间靠近胸骨边缘处为最响亮，一般不伴有震颤。收缩期杂音的产生并非血流通过缺损所产生，而是由于大量的血液经过肺动脉，引起肺动脉瓣口相对狭窄所引起。肺动脉第二心音（P_2）的分裂，是右心室大量血液进入肺动脉使肺动脉瓣关闭迟所形成。分流量大者，大量血液经三尖瓣口进入右心室，可在三尖瓣听诊区闻及相对狭窄产生的舒张期隆隆样杂音。肺动脉高压形成后，肺动脉瓣区收缩期杂音可减轻，但第二心音更加响亮，第二心音分裂变窄或消失。晚期病例发生右心衰竭时，可有颈静脉怒张、肝肿大等体征。

（三）辅助检查

1. 常规检查

（1）胸部 X 线检查：①心脏扩大，右前斜位 X 线片显示右心房和右心室扩大；②肺动脉段突出，肺门阴影粗大，肺野充血，在透视下有时可见肺门舞蹈征；③主动脉结缩小。

（2）心电图检查：大部分病例可有心电轴右偏、右心室肥大和（或）不完全性右束支传导阻滞，为 rsR′ 型，P-R 间期可延长，为室上嵴肥厚和右心室扩大所致。伴有肺动脉高压者可有右心室劳损。少数可有 P 波高尖。如有电轴左偏，提示原发孔型房间隔缺损。

2. 其他检查

心导管检查：大多数单纯房间隔缺损经超声心动图检查后可明确诊断，而不必进行心导管检查。但对可疑诊断房间隔缺损或考虑伴有严重肺动脉高压时，需要进行心导管检查。采用右心导管造影检查。行导管检查时，需要注意心导管的行程有无异常，心导管由右心房直接插入左心房时，即可明确诊断；同时还要测定各部位的压力和收集各部位的血液，检查其氧含量，从而推算有无分流存在及分流量多少、肺循环压力和阻力的情况，并估计缺损的大小。

（四）诊断标准

房间隔缺损的诊断一般不难。根据临床症状、心脏杂音、X 线胸片和心电图检查，往往可以得出初步结论。超声心动图检查一般可明确诊断。部分患者需行心导管检查明确诊断，了解合并畸形。

（五）鉴别诊断

1. 原发孔型房间隔缺损

原发孔型房间隔缺损症状出现较早且较严重。心电图除右束支传导阻滞外，因房室结向后下移和右心房扩大，常有 I 度房室传导阻滞，P-R 间期延长超过 0.20 秒，电轴左偏，常为 0° ~ −120°。超声心动图检查除了右心房、右心室和肺动脉内径增宽，室间隔与左心室后壁呈同向运动以及三尖瓣活动幅度增大外，尚可见二尖瓣波形异常，二尖瓣根部与缺损之间的残端较短，缺损与心房后壁之间的残端则较长。

2. 房间隔缺损伴肺动脉瓣狭窄

房间隔缺损时肺动脉瓣口相对狭窄，产生收缩期杂音，应注意与肺动脉瓣狭窄鉴别，前者肺动脉瓣第二心音增强、分裂，后者则减弱；如果房间隔缺损伴有肺动脉瓣狭窄，则收缩期杂音更加响亮而粗糙，并常能扪及收缩期震颤，但肺动脉第二心音反而减弱，甚至消失。超声心动图对鉴别诊断有重要价值。

3. 肺静脉异常连接

均有房间隔缺损存在，多于新生儿期或生后 1 个月左右出现症状，表现为呼吸急促、喂养困难，且常合并心力衰竭，患儿多于 3 ~ 4 个月死亡。有肺静脉梗阻者，生后不久即有青紫。超声心动图显示肺静脉部分或完全不与左房连接，而直接或借道体静脉间接回流入右心房。

（六）诊断注意点

由于继发孔型房间隔缺损者早期多无症状，因此对心脏听诊有肺动脉第二心音分裂者和心电图检查有不完全右束支传导阻滞者，应考虑进一步行超声心动图检查。临床症状重、年龄小、有青紫者应注意有无肺静脉异常连接的存在。

三、治疗

单纯性房间隔缺损有明显症状或无症状但肺循环血流量为体循环血流量的 1 倍以上者，均应在 2 ~ 6 岁实施手术或介入治疗。婴幼儿症状明显并有心力衰竭者可早期手术治疗。手术或介入治疗疗效是肯定的。

四、预后

多数患者经治疗后，症状消失，肺动脉瓣区收缩期杂音明显减轻或消失，胸部 X 线片和心电图明显改善。患者日常活动多能恢复正常。

一般说来，继发孔型房间隔缺损预后较其他先天性心脏病为佳，其自然病程大致为：幼年或少年期活动多如常，青年期渐有活动后气急，至中年有呼吸困难、心房扑动、心房颤动和心力衰竭。平均寿命约为 35 岁。部分患者 1 岁以内有自然关闭可能。

（于　琼）

第二节　室间隔缺损

一、概述

室间隔缺损（VSD）是小儿先天性心脏病常见的类型之一，占先天性心脏病的 20% ~ 57%。可单独存在，也可与其他心脏畸形并存，如法洛四联症、大动脉转位、完全性房室隔缺损、三尖瓣闭锁和主动脉弓离断等。本节内容仅叙述单纯性室间隔缺损。

室间隔各部分的胚胎发育来源不同。在胚胎发育第 4 周时，心管即有房、室之分。第 5 ~ 7 周时，在房间隔形成的同时，心室底部出现原始室间隔肌部，部分地将左、右心室分开，所留未分隔部分称为室间孔；第 7 周末伸长的圆锥间隔、背侧的心内膜垫以及原始室间隔肌部发育相互融合将室间孔关闭，形成室间隔的膜部，此时，左、右心室完全隔开。若各部位室间隔在胚胎期发育不全或融合不好则出现相应部位的室间隔缺损。

室间隔缺损的分类方法较多，迄今尚无统一。临床多依据室间隔缺损的部位、大小及其与邻近重要组织结构如传导束、三尖瓣和主动脉瓣的关系等分类，这对手术或介入治疗等有很好的指导意义。

1. 膜周部室间隔缺损

最多见，占 VSD 的 60% ~ 70%。缺损常超过膜部室间隔范围，延及邻近圆锥间隔和小梁部间隔之间。缺损的产生原因既有交界融合不全，又有该部间隔本身的缺损，根据缺损延伸部位可分为以下 3 型。

（1）膜周流入道型：膜部缺损向流入道部室间隔延伸，缺损的后缘为二尖瓣与三尖瓣连接部；前下缘为肌部室间隔嵴；上缘为圆锥间隔。

（2）膜周小梁部型：膜部缺损向心尖方向小梁部室间隔延伸，缺损的后缘为二尖瓣与三尖瓣连接部；下缘为流入道室间隔；前缘为小梁部室间隔；上缘为圆锥部室间隔。

（3）膜周流出道型：膜部室间隔缺损向流出道室间隔延伸。缺损的后缘为二尖瓣与三尖瓣连接部；前缘上部为圆锥部室间隔；前缘下部为小梁部室间隔。

2. 肌部室间隔缺损

缺损的边缘均为室间隔的肌肉，膜部室间隔完整。占 VSD 的 15% ~ 25%。依据与邻近结构的关系分为以下 3 型。

（1）肌小梁部型缺损。可在小梁部室间隔的任何部位，单个或多个，也可合并膜周型缺损。

（2）肌部流入道型缺损。位于流入道部室间隔肌部。

（3）肌部流出道型缺损。位于流出道室间隔肌部，有部分肌肉与肺动脉分隔。

3. 双动脉瓣下型室间隔缺损

缺损位于流出道，缺损的上缘为主动脉瓣环与肺动脉瓣环连接处，无肌肉组织。此类缺损的发生主要是由于漏斗部间隔各部融合不全所致，故缺损均位于融合线上。面积较大的主动脉瓣下缺损，可产生主动脉右冠瓣叶脱垂，造成主动脉关闭不全。该型占 VSD 的 3% ~

6%，但东方人发生率较高。

血流动力学改变主要取决于缺损的分流量、右室的顺应性及肺循环阻力的改变。分流量的多少与缺损大小有关：小型缺损左向右分流量小，肺循环和体循环的血流比值小于1.5：1；中等型缺损左向右分流量大，肺循环和体循环的血流比值约为（2：1）～（3：1）；大型缺损左向右分流量大，肺循环和体循环的血流比值大于或等于（3：1）～（5：1）。分流产生继发的血流动力学改变：由于右心室壁薄，呈圆形，其顺应性较左心室大，为低压容量腔，对容量负荷（前负荷）增加的耐受性好，但对压力负荷（后负荷）增加的耐受性差；左心室壁厚，为圆锥形，其顺应性远较右心室差，为高压腔，对压力负荷耐受性好，但对容量负荷的耐受性很差。因此，室间隔缺损左向右分流首先导致左心室扩大，只有在肺动脉压力（右心室后负荷）增高后才出现右心室肥大。

小型缺损者，因分流量小，所引起的肺血管继发性改变不明显。大型缺损分流量大，肺血流量远较体循环为多，早期肺血管痉挛，阻力增加，肺动脉压可升高至体循环水平；久之，肺动脉管壁的肌层逐渐肥厚，内膜纤维化，管腔变窄导致梗阻性肺动脉高压，出现双向分流，甚至右向左分流，临床出现发绀，称为艾森门格综合征。大型缺损者，可能2～3岁就出现严重肺动脉高压。

10%左右的婴幼儿可由于大量左向右分流发生充血性心力衰竭；部分患儿由于血流冲击致心内膜受损，细菌等病原微生物滞留在受损处而产生感染性心内膜炎。膜部缺损边缘的心内膜可发生继发性纤维化，压迫邻近传导束，产生完全性或不完全性传导阻滞。

二、诊断与鉴别诊断

（一）病史要点

小型缺损分流量较少，一般无明显症状；缺损较大、分流量较多者，可有生长发育迟缓、活动耐力差、气急，反复出现呼吸道感染，10%的患者出现充血性心力衰竭。如果病情发展出现肺动脉阻力增高使分流量减小，肺部感染等发生次数减少，但气急、心悸、活动受限更为明显，并可出现发绀；这些患者往往在新生儿后期和婴儿期即可出现症状，如喂养困难，进乳时气急、苍白、多汗，体重不增，反复呼吸道感染，出生后半年内常出现充血性心力衰竭。

（二）查体要点

小型缺损患儿生长发育多正常；大型缺损患儿生长发育落后。出现动力型肺动脉高压时，哭闹后口唇发绀，严重肺动脉高压安静时即有明显发绀。分流量较大的肺动脉高压，扩大的右心室将胸骨推向前方致胸廓呈鸡胸样。杂音通常于出生后1周内发现，少数于出生2～3周时才出现。通常在胸骨左缘第3、第4肋间闻及全收缩期Ⅲ～Ⅳ级杂音，可向心前区传导，也可在左肩胛与脊柱间闻及。高位室间隔缺损杂音最响部位在胸骨左缘第2、第3肋间。此外，尚可在心尖部听到相对性二尖瓣狭窄所致的舒张期隆隆样杂音。有肺动脉高压者收缩期杂音减轻或者消失，肺动脉瓣区可听到第二心音亢进、分裂。

（三）辅助检查

1. 常规检查

（1）X线检查：缺损小者，心脏和大血管的形态正常；缺损中等、分流量大者，左心室示轻度到显著扩大，主动脉结小，肺动脉段突出，肺血纹理增粗；缺损较大、分流量大者，则肺动脉段明显扩张，肺充血明显，可见肺门舞蹈征，左、右心室均扩大，左房也可增大。艾森门格综合征患者，原来扩大的心影缩小，而肺动脉段显著扩张，肺门血管影也随之扩大，但周围肺血管纹理减少。

（2）心电图检查：小型缺损者，心电图多正常，可有左侧心前导联 R 波电压增高、T 波高耸，表示左心室的负荷轻度增加；右心室有轻度负荷增加时，则 V_1 呈 rSR' 型。缺损较大、肺血管阻力升高者，右侧心前导联显示高 R 波；当左、右心室峰压相等时，右侧心前导联 R 波的上升支有切迹，S 波可加深，同时 P 波增宽、有切迹，表示左心房肥大。艾森门格综合征患者，心电图以右心室肥大和劳损为主，右侧心前导联 R 波高大、有切迹，左侧心前导联没有过度负荷，相反 R 波低于正常，Q 波消失，而 S 波很深。

（3）超声心动图检查：二维超声可见室间隔回声中断，左心室扩大，室间隔和左心室后壁运动幅度增大，二尖瓣开放幅度和舒张关闭斜率增大等。二维彩色多普勒可显示分流及分流量的大小，估测肺动脉压力等。

2. 其他检查

心导管检查：心导管检查适用于重度肺动脉高压、主动脉瓣脱垂、继发型漏斗部狭窄等。一般按肺动脉压与体动脉压的比值判断肺动脉压升高程度：小于 40% 为轻度；40%～70% 为中度，超过 70% 为重度。根据肺动脉压和心排指数换算出肺血管的阻力，肺小动脉压正常小于 16（kPa·s）/L，肺血管总阻力小于 24（kPa·s）/L。肺循环血流量的多少，能反映出分流量的大小和肺、体循环阻力的差异，比值大于 2.0 者为高分流量，1.3～2.0 为中等分流量，小于 1.3 为低分流量。血氧含量测定右心室高于右心房。一般不需要心血管造影，当有重度肺动脉高压需与合并动脉导管未闭鉴别，需要明确有无多个室间隔缺损，或需要了解主动脉瓣脱垂情况时可以进行选择性造影检查。

（四）诊断标准

根据病史、心脏杂音、X 线胸片和心电图检查，再结合超声心电图检查一般可明确室间隔缺损诊断。少数病例需要心导管检查和心血管造影加以明确。

（五）鉴别诊断

1. 肺动脉狭窄

小型室间隔缺损位于室上嵴和肺动脉瓣之间或肺动脉瓣下者，杂音容易与肺动脉狭窄混淆，但后者肺动脉瓣区第二心音减弱。X 线胸片显示肺血减少。

2. 继发孔房间隔缺损

收缩期吹风样杂音较柔软，部位在胸骨左缘第 2 肋间，多半无震颤。心电图示不完全右束支传导阻滞或右心室肥大，而无左心室肥大，可与高位室间隔缺损鉴别。

3. 动脉导管未闭

高位室间隔缺损合并主动脉瓣脱垂和关闭不全者，易与典型动脉导管未闭混淆。前者杂音为双期，后者为连续性；前者 X 线胸片主动脉结不明显，后者增大。另外，动脉导管未闭伴有肺动脉高压时，仅有收缩期震颤和杂音者，与高位室间隔缺损鉴别较为困难。前者杂音位置较高，X 线胸片示主动脉结显著。较可靠的鉴别方法是超声心动图检查或逆行主动脉造影。

4. 其他

室间隔缺损伴重度肺动脉高压时，应与其他发绀型先天性心脏病，如法洛四联症、大动脉转位伴有室间隔缺损等先天性畸形相鉴别。超声心动图检查一般可以鉴别，必要时行心导管检查和心血管造影检查。

（六）诊断注意点

大型室间隔缺损在新生儿及婴儿期就容易出现充血性心力衰竭，同时伴有肺部感染，此时杂音很轻或听不到，容易漏诊。故对新生儿及婴儿经抗感染治疗肺部湿啰音吸收不佳者，应考虑室间隔缺损的可能，行超声心动图检查以明确诊断。

三、治疗

1. 内科治疗

主要是对室间隔缺损并发症的防治和手术前的准备。对大型室间隔缺损伴分流量大、反复肺部感染和心力衰竭者，积极控制肺部感染的同时，用洋地黄类药物、利尿剂及扩血管药物改善心功能。对有龋齿、扁桃体炎等的患者应清除可能诱发心内膜炎的一切因素，对病情严重者，创造条件进行手术治疗。

2. 手术治疗

小型缺损而无症状或缺损有自然闭合倾向，症状逐渐减轻者，暂不手术，进行观察。缺损小到中等大小，症状轻，无肺动脉高压，而肺循环与体循环血流比值在 2 ∶ 1 左右，随访中心脏杂音、心电图和 X 线胸片变化不大者，可等到学龄前施行手术；如在观察期间，肺动脉压升高，心脏杂音变短，心尖区舒张期杂音变低或消失者，应提早手术。大型缺损的新生儿或婴幼儿，分流量大，有反复呼吸道感染，严重充血性心力衰竭，药物不易控制者，应创造条件进行手术。室上嵴型室间隔缺损，主张早期治疗。肌部缺损单发者随着生长发育和肌束肥厚，有可能自行愈合，一般不主张手术。预后与手术年龄、有无肺动脉高压和肺血管阻力，病期早晚、围术期处理等有关。在术前就有严重肺动脉高压，而在术后持续不降甚至加重者，常在术后 3~10 年死亡。年龄越小，肺血管阻力越低，则预后越好。

四、预后

大型室间隔缺损者，在出生后 2~3 周内可因肺循环血量增加，肺充血加重，导致急性左心衰竭、肺瘀血水肿而死亡。也有出生后肺血管阻力就严重升高而丧失手术机会者。部分存活至年长期，肺血管阻力严重升高，右向左分流，形成艾森门格综合征而失去手术机会。对于缺损较小患儿，随着年龄的增长和心脏的发育，缺损相对变小，再加上缺损边缘部分为瓣膜所覆盖或纤维化，左向右分流逐渐减少，终身无症状或症状不明显。此外有 40% 左右的膜周部或肌部室间隔缺损可能自行闭合，6 岁以上闭合的机会较少。

（于 琼）

第三节　动脉导管未闭

一、概述

动脉导管未闭（PDA）为小儿先天性心脏病常见类型之一，占先天性心脏病的15%。女性较男性多见，男女发病比约为1：2，约10%伴有其他心脏畸形如室间隔缺损、房间隔缺损、二尖瓣关闭不全、肺动脉狭窄、肺动脉闭锁、法洛四联症、主动脉瓣狭窄、主动脉弓离断等。早产儿发生动脉导管未闭较多见，体重低于1 200 g者发病率可高达80%，高原地区发生率相对较平原地区高30倍。

胎儿动脉导管从第6鳃弓背部发育而来，构成胎儿血循环主动脉、肺动脉间的生理性通道。胎儿期肺泡全部萎陷，不含空气，且无呼吸活动，因而肺血管阻力很大，故右心室排出的静脉血，大多不能进入肺循环进行氧合。由于肺动脉压力高于主动脉，因此，进入肺动脉的大部分血液经动脉导管流入主动脉再经脐动脉而达胎盘，在胎盘内与母体血液进行代谢交换，然后纳入脐静脉回流入胎儿血循环。出生后，动脉导管的闭合分为两期：第一期为功能闭合期，婴儿出生啼哭后肺泡膨胀，肺血管阻力随之下降，肺动脉血流直接进入肺脏，建立正常的肺循环，血氧含量升高，结果促使导管平滑肌环形收缩，管壁黏性物质凝固，内膜突入管腔，导管发生功能上闭合，一般在出生后10~15小时内完成，但在7~8天内有潜在性再开放的可能。第二期为解剖性闭合期。动脉导管管腔内膜垫弥漫性纤维增生，最后管腔完全封闭，形成纤维化导管韧带，8周内约88%的婴儿完成解剖性闭合。

前列腺素是动脉导管启闭的重要因素。研究发现动脉导管平滑肌对前列腺素的敏感性随孕期的增加而降低，足月儿在出生后对前列腺素的反应即消失。另外，胎儿时期动脉导管的血氧分压低，成熟胎儿出生后呼吸建立，氧分压升高，则促使导管收缩。随胎龄增高，对血氧增高的动脉导管收缩程度增加，引起动脉导管收缩所要求的血氧分压降低。前列腺素在胎盘内合成，在肺内失活。因此，出生后前列腺素浓度迅速下降促使导管关闭。这种变化在未成熟婴儿则显著不同，与早产儿动脉导管开放有关。

动脉导管通常位于降主动脉近端距左锁骨下动脉起始部2~10 mm处，靠近肺总动脉分叉或左肺动脉起始处，其上缘与降主动脉连接成锐角（<45°）。导管的长度一般为5~10 mm，直径则由数毫米至1~2 cm。其主动脉端开口往往大于肺动脉端开口，形状各异，大致可分为5型。①管状：外形如圆管或圆柱，最为常见；②漏斗状：导管的主动脉侧往往粗大，而肺动脉侧则较狭细，因而呈漏斗状，也较多见；③窗状：管腔较粗大但缺乏长度，酷似主肺动脉吻合口，较少见；④哑铃状：导管中段细，主、肺动脉两侧扩大，外形像哑铃，很少见；⑤动脉瘤状：导管本身呈瘤状膨大，壁薄而脆，张力高，容易破裂，极为少见。

动脉导管血流分流量的多少取决于导管的粗细、肺血管阻力的大小以及主、肺动脉压力阶差。导管越粗，动脉压力阶差越大则分流量越大；反之则分流量越小。出生后肺循环阻力和肺动脉压力下降，而主动脉压力无论收缩期还是舒张期均高于肺动脉，故血流方向由压力高的主动脉流向压力较低的肺动脉。由于肺动脉同时接受来自右心和动脉导管分流来的血液，因而肺血流量增加，从肺静脉回流入左心房和左心室的血流也相应增多，容量负荷增大，使左心房、左心室扩大。肺动脉压力正常时，动脉导管分流不增加右心室负荷。导管粗大、分流量大者，肺循环血量增加后将使肺血管阻力增大，右心排血的阻力也随之增大，右心室压力负荷加重，也可导致右心室肥大增厚。当肺动脉压升高至降主动脉压力，则分流仅发生在收缩期。若肺动脉压升高超过主动脉压时，左向右分流遂消失，产生逆向分流，临床上表现出差异性发绀：下半身青紫，左上肢轻度青紫，右上肢正常。分流量大者，左心房血量大量增加，流经二尖瓣口的血量过多可产生相对性二尖瓣功能性狭窄。

二、诊断与鉴别诊断

（一）病史要点

动脉导管未闭的症状取决于导管的粗细、分流量的大小、肺血管阻力的高低、患者年龄以及合并的心内畸形。导管细小者，临床可无症状，直至20多岁剧烈活动后才出现气急、心悸等心功能失代偿症状。导管粗大者，患儿症状往往在出生后2~3个月肺血管阻力下降后才出现，可产生左心衰竭。发育欠佳，身材瘦小，在劳累后易感到疲乏、心悸。早产儿由于肺小动脉平滑肌较少，血管阻力较早下降，故于生后第1周即可有症状，往往出现气促、心动过速和呼吸困难等，于哺乳时更为明显，且易患上呼吸道感染、肺炎等。有明显肺动脉高压者，出现头晕、气促、咯血，差异性发绀。若并发感染性心内膜炎，则有发热、食欲不振、出汗等全身症状。心内膜炎在儿童期很少发生，而以青年期多见。

（二）查体要点

动脉导管细小者患儿生长发育多正常；粗大者，生长发育可受限。

心脏检查：分流量大的患者，左侧胸廓隆起，心尖搏动增强。胸骨左缘第2、第3肋间扪及局限性震颤，同时可闻及响亮的连续性机器样杂音，杂音向左锁骨下、左颈部和背部传导。舒张期杂音成分的响度随着肺动脉压的升高而递减，严重肺动脉高压时仅留有收缩期杂音，伴随震颤而见减弱，甚至消失。此外，分流量大者，在心尖区尚可听到相对性二尖瓣狭窄产生的柔和舒张期杂音。肺动脉高压者肺动脉瓣区第二心音亢进，但常被机器样杂音所掩盖。肺动脉高压使肺动脉扩张引起关闭不全者，尚可在胸骨左缘上方听到肺动脉瓣反流的叹息样杂音。婴幼儿期因肺动脉压力较高，主肺动脉压力差在舒张期不显著，往往仅有收缩期杂音；合并肺动脉高压和心力衰竭时，多仅有收缩期杂音。

分流量大者因舒张压下降，脉压增大，可出现周围血管征：脉搏洪大、颈动脉搏动增强、水冲脉、指甲床或皮肤内有毛细血管搏动现象，并可听到枪击音。

（三）辅助检查

1. 常规检查

（1）胸部X线检查：动脉导管细小者心影在正常范围。分流量大者，后前位胸片可示心脏阴影轻至中度扩大，左心缘向下、向左外侧延长，左房可轻度增大。主动脉结突出可呈漏斗状或逗号形。肺血增多，肺动脉段突出，肺门血管影增粗。肺动脉高压时，右心室有扩大征象。

（2）心电图检查：分流量不大者电轴可以正常或左偏，分流量大者则左心室高电压或左心室肥大，偶有左心房肥大。明显肺动脉高压者则示左、右心室肥大，严重者，仅有右心室肥大。

（3）超声心动图检查：二维超声心动图可以直接显示沟通主、肺动脉的未闭动脉导管，脉冲多普勒在动脉导管开口处也可探及到典型的连续性湍流频谱。叠加彩色多普勒可见红色流柱出自降主动脉，通过未闭动脉导管沿肺动脉外侧壁向前延伸；重度肺动脉高压超过主动脉压时，可见蓝色流柱自肺动脉经未闭导管进入降主动脉。

2. 其他检查

心导管检查：绝大多数动脉导管未闭经超声心动图检查后可明确诊断。但肺动脉高压、肺血管阻力增加或怀疑有其他合并畸形时仍有必要进行心导管检查。检查发现肺动脉血含氧量如高于右心室 $0.6\% \sim 1.0\%$ 以上者，有诊断意义，提示肺动脉有自左向右分流，且血氧含量差异越大，分流量越大。如右心导管由右室进入肺动脉继而进入降主动脉可明确诊断。逆行主动脉造影检查对复杂病例的诊断有重要价值。在主动脉根部注入造影剂可见主动脉与肺动脉同时显影，未闭动脉导管也显影。

（四）诊断标准

凡在胸骨左缘第2、第3肋间听到响亮的连续性机器样杂音伴局限性震颤，向左胸外侧、颈部或锁骨下传导，心电图示电轴左偏，左心室高电压或肥大，胸片示心影向左向下轻中度扩大，肺部充血，一般即可做出动脉导管未闭的初步诊断；彩色多普勒超声心动图检查加以证实。对可疑病例需行升主动脉造影和心导管检查。导管检查还可测定肺血管阻力判别动力性或梗阻性肺动脉高压，这对选择手术方案有决定性作用。

（五）鉴别诊断

有许多左向右分流心内畸形在胸骨左缘可听到同样的连续性机器样杂音或接近连续的双期心脏杂音，在建立动脉导管未闭诊断前必须予以鉴别。

1. 高位室间隔缺损合并主动脉瓣脱垂

动脉导管粗大合并心力衰竭或肺动脉高压时，患者可仅有收缩期杂音。而高位室间隔缺损收缩期杂音在胸骨左缘第2、第3肋间处最响。若高位室间隔缺损伴有主动脉瓣脱垂，致主动脉瓣关闭不全，在胸骨左缘第2、第3肋间还可听到双期杂音，舒张期为泼水样，不向上传导，但有时与连续性杂音相仿，难以区分。彩色多普勒超声心动图可进一步明确诊断，必要时可施行逆行主动脉和左心室造影，前者可示升主动脉造影剂反流入左心室，后者则示左心室造影剂通过室间隔缺损分流入右心室和肺动脉。据此不难做出鉴别诊断。

2. 主动脉窦瘤破裂

主动脉窦瘤破裂杂音性质为连续性，但部位和传导方向稍有差异；破入右心室者偏下偏外，向心尖传导；破入右心房者偏向右侧传导。主动脉窦瘤破裂时有突发的休克样症状。彩色多普勒超声心动图显示主动脉窦畸形以及其向室腔和肺动脉或房腔分流即可判明。再加上逆行性升主动脉造影更可确立诊断。

3. 冠状动脉瘘

可听到与动脉导管未闭相同的连续性杂音伴震颤，但部位较低，且偏向内侧。彩色多普勒超声心动图能显示动脉瘘口位置及其沟通的房室腔。逆行性升主动脉造影更能显示扩大的冠状动脉主支或分支的走向和瘘。

4. 主—肺动脉隔缺损

常与动脉导管未闭同时存在，且有相同的连续性杂音和周围血管特征，但杂音部位偏低偏内侧。超声心动图检查可发现其分流部位在升主动脉根部。逆行性升主动脉造影可进一步证实。

5. 冠状动脉开口异位

冠状动脉起源于肺动脉是比较罕见的先天性心脏病。其心脏杂音也为连续性，但较轻且较表浅。多普勒超声心动图检查有助于鉴别诊断。逆行性升主动脉造影连续摄片显示冠状动脉异常开口和走向以及迂回曲张的侧支循环，可明确诊断。

6. 静脉杂音

颈静脉回锁骨下静脉的流向急转，可产生连续性的嗡嗡声，但头颈的转动、体位和呼吸均可有影响，压迫颈静脉和平卧可使杂音消失。

（六）诊断注意点

临床从杂音性质考虑有动脉导管未闭时，要进一步行超声心动图检查有无其他合并畸形。如有肺动脉狭窄和闭锁，其肺循环和体循环完全要依靠动脉导管供血。在此情况下，动脉导管成了患儿的生命线，不但不可切断，即使吸氧也要慎重考虑。此外合并法洛四联症、主动脉狭窄、主动脉弓离断等，这一通道在功能上起着宛如肺血少的先天性心脏病采用体—肺分流术的效果。动脉导管未闭者，临床如有较长时间发热，要警惕感染性心内膜炎的可能。床上听诊心脏杂音很轻或消失，静止状态下血氧饱和度低于90%，右心导管检查肺血管阻力大于10wood单位，则不宜手术。

早产儿动脉导管未闭：纠正贫血，增加血液携氧能力，同时采用非甾体类抗炎药物吲哚美辛抑制环氧合酶阻止前列腺素合成，以抵消其扩张动脉导管的作用，促使导管收缩闭合；虽然可能再开放，70%以上的动脉导管最终可闭合。目前，在用药的时机、剂量和疗程等方面尚无统一的意见。出生当天不必给药，因有自行关闭的可能。如体重不足1 000 g，出生后72小时即有症状者，应立即进行治疗。吲哚美辛最好在出生后10天内给药。一般首次剂量为0.2 mg/kg，静脉滴注或口服均可，隔24小时再给药一次，共3次，也可减少剂量，每天0.1 mg/kg，为期7天。一次投药，即可能使导管闭合，但可能再开放，需再度服药。超过8天则需加大剂量至0.25～0.3 mg/kg，共3剂，疗效也较差。总的有效率在70%以上。如使用吲哚美辛治疗48～72小时心力衰竭不控制，则需行结扎手术。吲哚美辛的不良反应有肾功能不全、低钠血症、血小板功能不全、胃肠道出血、左心室舒张功能受损以致肺水肿等。

三、预后

早产儿动脉导管未闭者，常同时伴有呼吸窘迫综合征、坏死性小肠结肠炎、颅内出血、肾功能不全等，动脉导管的存在可进一步加重病情，故往往发生左心衰竭，内科治疗很难奏效，死亡率甚高。足月儿动脉导管未闭，如分流量大，未经治疗第一年有30%死于左心衰竭。过了婴儿期，心功能获得代偿，死亡率剧减。能存活至成人者有可能发生充血性心力衰竭、肺动脉高压，严重者可有艾森门格综合征。年长儿分流量不大可无症状，但未治疗的患者也有40%在45岁前死亡。

（刘　琳）

第四节 肺动脉狭窄

一、概述

肺动脉狭窄（PS）指右心室漏斗部、肺动脉瓣或肺动脉总干及其分支等处的狭窄，它可单独存在或作为其他心脏畸形的组成部分，如法洛四联症等。其发病率约占先天性心脏病的 8%～10%，以肺动脉瓣狭窄最为常见，约占 90%，其次为漏斗部狭窄，肺动脉干及其分支狭窄则很少见。本病男女发病比约为 3∶2。

不同部位肺动脉狭窄其胚胎发育障碍原因不一，在胚胎发育第 6～9 周，动脉干开始分隔成为主动脉与肺动脉，在肺动脉腔内膜开始形成 3 个瓣膜的原始结节，并向腔内生长，继而吸收变薄形成 3 个肺动脉瓣，如瓣膜发育过程发生障碍，可导致 3 个瓣叶交界融合，形成肺动脉瓣狭窄。在肺动脉瓣发育的同时，心球的圆锥部被吸收成为右心室流出道（即漏斗部），如发育障碍形成流出道环状肌肉肥厚或肥大肌束横跨室壁与间隔，即形成右心室流出道漏斗型狭窄。另外，胚胎发育过程中，第 6 对鳃弓发育成为左、右肺动脉，其远端与肺小动脉相连接，近端与肺动脉主干相连，如发育障碍即形成脉动脉分支或肺动脉狭窄。

肺动脉瓣狭窄：3 个瓣叶交界融合成圆顶状增厚的隔膜，瓣孔呈鱼嘴状，可位于中心或偏向一侧，小者瓣孔仅 2～3 mm，一般瓣孔为 5～12 mm。大多数 3 个瓣叶互相融合，少数为双瓣叶融合，瓣缘常增厚，有疣状小结节，偶可形成钙化斑，肺动脉瓣环可有不同程度的狭窄。右心室因血流向肺动脉流出受阻，可产生继发性右心室流出道肥厚、右室扩大及三尖瓣相对性关闭不全。肺动脉总干可呈现狭窄后梭形扩张，常可延伸至左肺动脉，肺动脉主干明显大于主动脉。

漏斗部狭窄：呈纤维性、肌性和纤维肌性改变，有两种类型，第一类为环状狭窄，梗阻纤维肌束位于右心室主腔与漏斗部近侧结合处，形成环状狭窄，把右心室分隔成为大小不一的两个腔，其上方壁薄稍为膨大的漏斗部称为第三心室，下方为肌肉肥厚的右心室。第二类为管状狭窄，主要表现为右心室流出道壁层弥漫性肥厚，形成一个较长的狭窄通道，常伴有肺动脉瓣环和肺动脉总干发育不良，故无肺动脉狭窄后扩张。

二、诊断与鉴别诊断

（一）病史要点

肺动脉狭窄程度越重，症状也越重。轻度肺动脉狭窄临床上无症状，患儿生长发育可正常，只在体检时被发现。轻至中度患者，随着年龄的增大症状逐渐显现，表现为活动耐力差、乏力、心悸、气急等。长期的右心室严重梗阻，导致右心衰竭，表现为颈静脉怒张、肝脏肿大和下肢浮肿等。重度狭窄者可有头晕或昏厥发作，可因合并房间隔缺损或卵圆孔未闭，出现口唇或末梢指（趾）端发绀和杵状指（趾）。重度或极重度肺动脉狭窄常在婴儿期出现明显症状，如不及时治疗常可在幼儿期死亡。

（二）查体要点

狭窄严重者发育落后。当心房内血流出现右向左分流时，患者出现发绀。心脏检查可见因右心室肥厚心前区隆起，胸骨左缘下方搏动较强，且在上缘可触及收缩期震颤。特征性杂音是在肺动脉瓣区胸骨左缘第2、第3肋间听到Ⅲ～Ⅳ级响亮粗糙的喷射性收缩期杂音，向左颈部或左锁骨下区传导。极重度狭窄杂音反而减轻。肺动脉瓣区第二心音常减弱、分裂。杂音部位与狭窄类型有关：瓣膜型以第二肋间最响；漏斗部狭窄的杂音与震颤部位一般在左第3或第4肋间处，强度较轻，肺动脉瓣区第二心音可能不减轻，有时呈现分裂。重度肺动脉狭窄患者，三尖瓣区因三尖瓣相对性关闭不全，在该处可听到吹风样收缩期杂音。

（三）辅助检查

1. 常规检查

（1）胸部X线检查：轻度肺动脉狭窄胸部X线检查可无异常表现；中重度狭窄病例则显示心影轻度或中度扩大，以右室和右房肥大为主，心尖因右室肥大呈球形向上抬起。肺门血管阴影减少，肺野血管细小，尤以肺野外围1/3区域为甚，故肺野清晰。肺动脉瓣狭窄者可见狭窄后肺动脉及左肺动脉扩张，扩大的肺动脉段呈圆隆状向外突出。而漏斗部狭窄患者该段则呈平坦甚至凹陷。

（2）心电图检查：心电图改变视狭窄程度而异。轻度肺动脉狭窄患者心电图在正常范围；中度狭窄以上则示电轴右偏、右心室肥大伴劳损，T波倒置，ST段压低；重度狭窄者可出现心房肥大的高尖P波。

（3）超声心动图检查：二维超声心动图结合连续波多普勒技术可以评估梗阻的部位及严重程度。右心房、右心室内径可增宽，右心室前游离壁及室间隔增厚，肺动脉瓣增厚，瓣叶开放受限制，瓣叶呈圆顶形突起，瓣口狭小。严重者可见肺动脉瓣于收缩期提前开放，漏斗部狭窄还可见右心室流出道狭小。尚能测量肺动脉及其左右分支内径，根据肺动脉血流速度估测跨瓣压差，三尖瓣反流压差估测右心室压力。

2. 其他检查

心导管检查及选择性右心室造影：大多数患儿经临床检查及超声心动图可明确诊断，只有少数情况下需行右心导管检查和心血管造影。心导管检查根据右心室收缩压和跨肺动脉瓣压力阶差进行分级。正常右心室收缩压为2.0～4.0 kPa（15～30 mmHg），舒张压为0～0.7 kPa（0～5 mmHg），肺动脉收缩压与右心室收缩压相一致。如存在跨瓣压力差，阶差为1.33～3.99 kPa（10～30 mmHg）示轻度狭窄；压力阶差为3.99～7.89 kPa（30～60 mmHg）为中度狭窄；压力阶差大于7.89 kPa（60 mmHg）以上为重度狭窄，由此确切评估狭窄程度。此外，右心导管从肺动脉拉出至右心室过程中，进行连续记录压力，根据压力曲线图形变化和有无出现第三种类型曲线，可判断肺动脉狭窄是单纯肺动脉瓣狭窄或漏斗部狭窄或二者兼有的混合型狭窄。右心室造影于心室内注入造影剂，在肺动脉瓣部位造影剂排出受阻，瓣膜融合呈圆顶状突入肺动脉腔内，造影剂经狭小的瓣口喷射入肺动脉后呈扇状散开，漏斗部狭窄则可在右心室流出道呈现狭长的造影剂影像，据此判断有无漏斗部狭窄，观察肺动脉干及其分支的变化，并发现合并畸形等。

（四）诊断标准

根据心脏杂音、心电图、X线胸片以及超声心动图检查，一般不难对肺动脉狭窄作出诊断。但对无症状的轻中度肺动脉瓣狭窄需与轻度主动脉瓣狭窄、房间隔缺损等心脏杂音进行鉴别。

（五）鉴别诊断

1. 室间隔缺损

肺血量增多而不像肺动脉狭窄肺血量减少，室间隔缺损的杂音占全收缩期。在心音图上呈一贯形，肺动脉狭窄的杂音为喷射性，在心音图上呈菱形，心导管检查可协助鉴别。

2. 房间隔缺损

杂音相对柔和，P_2 增强且呈固定分裂，心电图表现右心室舒张期负荷增大，X 线胸片示肺血增多。

3. 原发性肺动脉扩张

X 线胸片提示肺血不减少，且超声心动图及心电图均无右心室增大表现。

三、治疗

治疗的目的是解除狭窄，包括内科介入治疗及手术治疗。目前，经皮球囊扩张肺动脉瓣成形术已逐渐替代了外科手术治疗，中重度狭窄者大多数首选介入经皮球囊扩张肺动脉瓣成形术，但当肺动脉瓣增厚或合并有其他心脏结构异常时宜采用外科手术治疗。有心力衰竭者需应用洋地黄和利尿剂等常规治疗，但如狭窄不解除，心力衰竭难以控制，遇此情况不必久等内科治疗发挥作用，而应采用经皮球囊扩张肺动脉瓣成形术或外科瓣膜切开手术治疗。

四、预后

肺动脉瓣狭窄是一种进展性疾病。预后及进展速度与狭窄程度密切关联。轻度肺动脉瓣狭窄很少出现症状，病情进展慢，寿命可延续至青壮年。新生儿重度肺动脉瓣狭窄可表现为进行性加重的低氧血症、酸中毒和心力衰竭。约 15% 在出生后 1 个月内死亡。肺动脉瓣轻度狭窄者，需定期随访和预防心内膜炎发生。

（刘　琳）

第六章

消化系统疾病

第一节　小儿厌食症

厌食，是指小儿长期见食不贪，食欲减退或缺乏，甚至拒食，医学上称为"小儿厌食症"。调查资料表明，城镇中60%的学龄前儿童有不同程度的厌食。随着独生子女的增多，小儿厌食症有增无减。究其原因，与饮食习惯和饮食方式有密切的关系。同时，与缺少某些微量元素也有一定的关系。

一、诊断

（一）病史

喂养不当，有嗜食高蛋白、高糖饮食史。

（二）症状及体征

（1）不思纳食，食之无味，甚或拒食，大便正常或干结。食量明显少于同年龄正常儿童。

（2）病程持续2个月以上。

（3）体重不增或下降，毛发稀黄、干枯。

（4）并发症。严重者可并发中度以上贫血、营养不良、维生素D缺乏病、智力发育障碍，机体抗病能力降低而反复感染。

（5）排除其他外部感染、内伤的慢性疾病。

（三）辅助检查

D-木糖吸收排泄率降低；尿淀粉酶降低；血、头发的锌、铜、铁等多种微量元素含量低。

二、治疗

（一）一般治疗

改变不规律的生活，尽可能改善或酌情改换生活环境。

（二）消化酶制剂

多酶片，每次0.3~0.6g，每天3次，饭后服。多酶片含淀粉酶、胰酶、胃蛋白酶，可促进糖类的消化。

（三）锌制剂

1. 葡萄糖酸锌

儿童服用量为，3 岁以下 5～10 mg，4～6 岁 10～15 mg，6 岁以上 15～20 mg。以上均为锌的剂量，1 天只需服 1 次，也可以将一日量分 2～3 次服用。口服液：每瓶 10 mL，含锌 10 mg；冲剂，每袋 10 g，含葡萄糖酸锌 70 mg，相当于含锌 10 mg。

2. 甘草锌

儿童服用量按锌元素计算，每天每千克体重 0.5～1.5 mg，相当于 80 mg 规格片剂的 1/8～1/3。一般常用量为（80 mg 片剂）1～2 片。

（四）维生素

复合 B 族维生素，每次 1 片，每天 2～3 次，饭后服用。

（曹童童）

第二节　功能性消化不良

功能性消化不良（FD）是指有持续存在或反复发作的上腹痛、腹胀、早饱、嗳气、厌食、胃灼热、反酸、恶心及呕吐等消化功能障碍症状，经各项检查排除器质性疾病的一组小儿消化内科最常见的临床综合征。功能性消化不良的患儿主诉各异，又缺乏肯定的特异病理生理基础，因此，对这一部分患者，曾有许多命名，主要有功能性消化不良、非溃疡性消化不良、特发性消化不良、原发性消化不良、胀气性消化不良以及上腹不适综合征等。目前国际上多采用前 3 种命名，而功能性消化不良尤为大多数学者所接受。

一、流行病学

FD 发病十分普遍，美国东北部郊区 507 名社区青少年调查发现，5%～10% 的受调查者具有典型的消化不良症状。西伯利亚青少年消化不良调查表明，女性患病率为 27%，男性为 16%。意大利北部校园儿童研究表明 3.5% 患儿存在溃疡样消化不良的表现，3.7% 存在动力障碍样消化不良，但本研究中未纳入 12 岁以上的青少年，所以患病率低。一项在儿科消化专科门诊进行的研究表明，4～9 岁功能性胃肠病患儿中，13.5% 被诊断为消化不良，10～18 岁的患儿有 10.2% 有消化不良。

在我国此病有逐年上升的趋势，以消化不良为主诉的成人患者约占普通内科门诊的 11%、占消化专科门诊的 53%。国内儿科患者中功能性消化不良的发病率尚无规范的统计。

二、病因与发病机制

FD 的病因不明，其发病机制也不清楚。目前认为是多种因素综合作用的结果。这些因素包括饮食和环境、胃酸分泌、幽门螺杆菌感染、消化道运动功能异常、心理因素以及一些其他胃肠功能紊乱性疾病，如胃食管反流性疾病（GERD）、吞气症及肠易激综合征等。

1. 饮食与环境因素

FD 患者的症状往往与饮食有关，许多患者常主诉一些含气饮料、咖啡、柠檬或其他水果以及油炸类食物会加重消化不良。虽然双盲法食物诱发试验对食物诱因的意义提出了质疑，但许多患儿仍在避免上述食物并平衡了膳食结构后感到症状有所减轻。

2. 胃酸

部分 FD 的患者会出现溃疡样症状，如饥饿痛，在进食后逐渐缓解，腹部有压痛，当给予制酸剂或抑酸药物症状可在短期内缓解。这些都提示这类患者的发病与胃酸有关。

然而绝大多数研究证实 FD 患者基础胃酸和最大胃酸分泌量没有增加，胃酸分泌与溃疡样症状无关，症状程度与最大胃酸分泌也无相关性。所以，胃酸在功能性消化不良发病中的作用仍需进一步研究。

3. 慢性胃炎与十二指肠炎

功能性消化不良患者中有 30%~50% 经组织学检查证实为胃窦胃炎，欧洲不少国家将慢性胃炎视为功能性消化不良，认为慢性胃炎可能通过神经及体液因素影响胃的运动功能，也有学者认为非糜烂性十二指肠炎也属于功能性消化不良。应当指出的是，功能性消化不良症状的轻重并不与胃黏膜炎症病变相互平行。

4. 幽门螺杆菌感染

幽门螺杆菌是一种革兰阴性细菌，一般定植于胃的黏液层表面。幽门螺杆菌感染与功能性消化不良关系的研究结果差异很大，有些研究认为幽门螺杆菌感染是 FD 的病理生理因素之一，因为在成人中，功能性消化不良患者的胃黏膜内常可发现幽门螺杆菌，检出率为 40%~70%。但大量的研究却表明：FD 患者的幽门螺杆菌感染率并不高于正常健康人，阳性幽门螺杆菌和阴性幽门螺杆菌患者的胃肠运动和胃排空功能无明显差异，且幽门螺杆菌阳性的 FD 患者经根除幽门螺杆菌治疗后其消化不良症状并不一定随之消失，进一步研究证实幽门螺杆菌特异性抗原与 FD 无相关性，甚至其特异血清型 CagA 与任何消化不良症状或任何原发性功能性上腹不适症状均无关系。目前国内学者的共识为幽门螺杆菌感染为慢性活动性胃炎的主要病因，有消化不良症状的幽门螺杆菌感染者可归属于 FD 范畴。

5. 胃肠运动功能障碍

许多研究都认为 FD 其实是胃肠道功能紊乱的一种。它与其他胃肠功能紊乱性疾病有着相似的发病机制。近年来随着对胃肠功能疾病在生理学（运动—感觉）、基础学（脑—肠作用）及精神社会学等方面的进一步了解，并基于其所表现的症状及解剖位置，罗马委员会制定了新的标准，即罗马Ⅲ标准。罗马Ⅲ标准不仅包括诊断标准，而且对胃肠功能紊乱的基础生理、病理、神经支配及胃肠激素、免疫系统做了详尽的叙述，同时在治疗方面也提出了指导性意见，因此罗马Ⅲ标准是目前世界各国用于功能性胃肠疾病诊断、治疗的一个共识文件。

该标准认为：胃肠道运动在消化期与消化间期有不同的形式和特点。消化间期运动的特点则是呈现周期性移行性综合运动。空腹状态下由胃至末端回肠存在一种周期性运动形式，称为消化间期移行性综合运动（MMC）。在正常餐后 4~6 小时，这种周期性、特征性的运动起于近端胃，并缓慢传导到整个小肠。每个 MMC 由 4 个连续时相组成：Ⅰ相为运动不活跃期；Ⅱ相的特征是间断性蠕动收缩；Ⅲ相时胃发生连续性蠕动收缩，每个慢波上伴有快速发生的动作电位（峰电位），收缩环中心闭合而幽门基础压力却不高，处于开放状态，故能清除胃内残留食物；Ⅳ相是Ⅲ相结束回到Ⅰ相的恢复期。与之相对应，在Ⅲ期还伴有胃酸分泌、胰腺和胆汁分泌。在消化间期，这种特征性运动有规则的重复出现，每一周期约 90 分钟。空腹状态下，十二指肠最大收缩频率为 12 次/分，从十二指肠开始 MMC 向远端移动速度为 5 ~ 10 cm/min，90 分钟后达末端回肠，其作用是清除肠腔内不被消化的颗粒。

消化期的运动形式比较复杂。进餐打乱了消化间期的活动，出现一种特殊的运动类型：胃窦—十二指肠协调收缩。胃底出现容受性舒张，远端胃出现不规则时相性收缩，持续数分钟后进入较稳定的运动模式，即 3 次/分的节律性蠕动性收缩，并与幽门括约肌的开放和十二指肠协调运动，推动食物进入十二指肠。此时小肠出现不规则、随机的收缩运动，并根据食物的大小和性质，使得这种运动模式维持 2.5 ~ 8 小时。此后当食物从小肠排空后，又恢复消化间期模式。

在长期的对 FD 患者的研究中发现：约 50% FD 患者存在餐后胃排空延迟，可以是液体或（和）固体排空障碍。小儿 FD 中有 61.53% 胃排空迟缓。这可能是胃运动异常的综合表现，胃近端张力减低、胃窦运动减弱以及胃电紊乱等都可以影响胃排空功能。胃内压力测定发现，25% 功能性消化不良胃窦运动功能减弱，尤其餐后明显低于健康人，甚至胃窦无收缩。儿童中，FD 患儿胃窦收缩幅度明显低于健康儿。胃容量—压力关系曲线和电子恒压器检查发现患者胃近端容纳舒张功能受损，胃顺应性降低，近端胃壁张力下降。

部分 FD 患者有小肠运动障碍，以近端小肠为主，胃窦—十二指肠测压发现胃窦—十二指肠运动不协调，主要是十二指肠运动紊乱，约有 1/3 的 FD 存在肠易激综合征。

6. 内脏感觉异常

许多功能性消化不良的患者对生理或轻微有害刺激的感受异常或过于敏感。一些患者对灌注酸和盐水的敏感性提高；一些患者即使在使用了 H_2 受体拮抗剂阻断酸分泌的情况下，静脉注射五肽胃泌素仍会发生疼痛。一些研究报道，球囊在近端胃膨胀时，功能性消化不良患者的疼痛往往会加重，他们疼痛发作时球囊膨胀的水平显著低于对照组。因此，内脏感觉的异常在功能性消化不良中可能起到了一定作用。但这种感觉异常的基础尚不清楚，初步研究证实功能性消化不良患者存在两种内脏传入功能障碍：一种是不被察觉的反射传入信号，另一种为感知信号。两种异常可单独存在，也可以同时出现于同一患者。当胃肠道机械感受器感受扩张刺激后，受试者会因扩张容量的逐渐增加而产生感知、不适及疼痛，从而获得不同状态的扩张容量，功能性消化不良患者感知阈明显低于正常人，表明患者感觉过敏。

7. 心理—社会因素

心理学因素是否与功能性消化不良的发病有关一直存在着争议。国内有学者曾对 186 名 FD 患者的年龄、性别、生活习惯以及文化程度等进行了解，并做了焦虑及抑郁程度的评定，结果发现 FD 患者以年龄偏大的女性多见，它的发生与焦虑及抑郁有较明显的关系。但目前尚无确切的证据表明功能性消化不良症状与精神异常或慢性应激有关。功能性消化不良患者重大生活应激事件的数量也不一定高于其他人群，但很可能这些患者对应激的感受程度要更高。所以作为医生，要了解患者的疾病就需了解患者的性格特征及生活习惯等，这可能对治疗非常重要。

8. 其他胃肠功能紊乱性疾病

（1）胃食管反流性疾病（GERD）：胃灼热和反流是胃食管反流的特异性症状，但是许多 GERD 患者并无此明显症状，有些患者主诉既有胃灼热又有消化不良。目前有许多学者已接受了以下看法：少数 GERD 患者并无食管炎，许多 GERD 患者具有复杂的消化不良病史，而不仅是单纯胃灼热与酸反流症状。用食管 24 小时 pH 监测研究发现：约有 20% 的功能性消化不良患者和反流性疾病有关。最近 Sandlu 等报道，20 例小儿厌食中，12 例（60%）有胃食管反流。因此，有充分的理由认为胃食管反流性疾病和某些功能性消化不良的病例有关。

（2）吞气症：许多患者常下意识地吞入过量的空气，导致腹胀、饱胀和嗳气，这种情况也常继发于应激或焦虑。对于此类患者，治疗中进行适当的行为调适往往非常有效。

（3）肠易激综合征（IBS）：功能性消化不良与其他胃肠道紊乱之间常有许多重叠。约有 1/3 的 IBS 患者有消化不良症状；功能性消化不良患者中有 IBS 症状的比例也近似。

三、临床表现与分型

功能性消化不良的临床症状主要包括上腹痛、腹胀、早饱、嗳气、厌食、胃灼热、反酸、恶心和呕吐。病程多在 2 年内，症状可反复发作，也可在相当一段时间内无症状。可以某一症状为主，也可有多个症状的叠加。多数难以明确引起或加重病情的诱因。

1989 年，美国芝加哥 FD 专题会议将功能性消化不良分为 5 个亚型：反流样消化不良、运动障碍样消化不良、溃疡样消化不良、吞气症及特发性消化不良。目前采用较多的是 4 型分类：①运动障碍样；②反流样；③溃疡样；④非特异型。

1. 运动障碍样消化不良

此型患者的表现以腹胀、早饱及嗳气为主。症状多在进食后加重。过饱时会出现腹痛、恶心，甚至呕吐。动力学检查 50%~60% 患者存在胃近端和远端收缩和舒张功能障碍。

2. 反流样消化不良

突出的表现是胸骨后痛，胃灼热，反流。内镜检查未发现食管炎，但 24 小时 pH 监测可发现部分患者有胃食管酸反流。对于无酸反流者出现此类症状，认为与食管对酸敏感性增加有关。

3. 溃疡样消化不良

主要表现与十二指肠溃疡特点相同，夜间痛，饥饿痛，进食或服抗酸剂能缓解，可伴有反酸，少数患者伴胃灼热，症状呈慢性周期性。内镜检查未发现溃疡和糜烂性炎症。

4. 非特异型消化不良

即消化不良表现不能归入上述类型者。常并发肠易激综合征。

但是，2006 年颁布的罗马Ⅲ标准对 FD 的诊断更加明确及细化：指经排除器质性疾病，反复发生上腹痛、烧灼感、餐后饱胀或早饱半年以上且近 3 个月有症状，成人根据主要症状的不同还将 FD 分为餐后不适综合征（PDS，表现为餐后饱胀或早饱）和腹痛综合征（EPS，表现为上腹痛或烧灼感）两个亚型。

四、诊断与鉴别诊断

（一）诊断

对于功能性消化不良的诊断，首先应排除器质性消化不良。除了仔细询问病史及进行全面体检外，应进行以下的器械及实验室检查：①血常规；②大便隐血试验；③上消化道内镜；④肝胆胰超声；⑤肝肾功能；⑥血糖；⑦甲状腺功能；⑧胸部 X 检查。其中①~④为第一线检查，⑤~⑧为可选择性检查，多数根据第一线检查即可基本确定功能性消化不良的诊断。此外，近年来开展的胃食管 24 小时 pH 监测、超声或放射性核素胃排空检查以及胃肠道压力测定等多种胃肠道动力检查手段，在 FD 的诊断与鉴别诊断上也起到了十分重要的作用。许多原因不明的腹痛、恶心及呕吐患者往往经胃肠道压力检查找到了病因，这些检查也逐渐开始应用于儿科患者。

（二）功能性消化不良通用的诊断标准

（1）有慢性上腹痛、腹胀、早饱、嗳气、反酸、胃灼热、恶心、呕吐、喂养困难等上消化道症状，持续至少 4 周。

（2）内镜检查未发现胃及十二指肠溃疡、糜烂和肿瘤等器质性病变，未发现食管炎，也无上述疾病史。

（3）实验室、B 超及 X 线检查排除肝、胆、胰疾病。

（4）无糖尿病、结缔组织病、肾脏疾病及精神病史。

（5）无腹部手术史。

（三）儿童功能性消化不良的罗马Ⅲ诊断标准

必须包括以下 3 项。

（1）持续或反复发作的上腹部（脐上）疼痛或不适。

（2）排便后不能缓解，或症状发作与排便频率或粪便性状的改变无关（即除外肠易激综合征）。

（3）无炎症性、解剖学、代谢性或肿瘤性疾病的证据可以解释患儿的症状。

诊断前至少 2 个月内，症状出现至少每周 1 次，符合上述标准。

（四）鉴别诊断

1. 胃食管反流

胃食管反流性疾病功能性消化不良中的反流亚型与其鉴别困难。胃食管反流性疾病具有典型或不典型的反流症状，内镜证实有不同程度的食管炎症改变，24 小时食管 pH 监测有酸反应，无内镜下食管炎表现的患者属于反流样消化不良或胃食管反流性疾病不易确定，但两者在治疗上是相同的。

2. 具有溃疡样症状的器质性消化不良

包括十二指肠溃疡、十二指肠炎、幽门管溃疡、幽门前区溃疡、糜烂性胃窦炎。在诊断功能性消化不良溃疡亚型前，必须进行内镜检查以排除以上器质性病变。

3. 胃轻瘫

许多全身性或消化道疾病均可引起胃排空功能的障碍，造成胃轻瘫。较常见的原因有糖尿病、尿毒症及结缔组织病。在诊断功能性消化不良运动障碍亚型时，应仔细排除其他原因所致的胃轻瘫。

4. 慢性难治性腹痛（CIPA）

CIPA 患者 70% 为女性，多有身体或心理创伤史。患者常主诉有长期腹痛（超过 6 个月），且腹痛弥漫，多伴有腹部以外的症状。大多数患者经过广泛的检查而结果均为阴性。这类患者多数有严重的潜在的心理疾患，包括抑郁、焦虑和躯体形态的紊乱。她们常坚持自己有严重的疾病并要求进一步检查。对这类患者应提供多种方式的心理、行为和药物联合治疗。

五、治疗

(一) 一般治疗

一般说来，治疗中最重要的是在医生和患者之间建立一种牢固的治疗关系。医生应通过详细询问病史和全面细致的体格检查取得患者的信赖。经过初步检查之后，应与患者讨论鉴别诊断，包括功能性消化不良的可能。应向患者推荐合理的诊断和检查步骤，并向患者解释他们所关心的问题。经过诊断性检查之后，应告诉患者功能性消化不良的诊断，同时向他们进行宣教、消除疑虑，抑制"过分检查"的趋势，将重点从寻找症状的原因转移到帮助患者克服这些症状。

医生应该探究患者的生活应激情况，包括患者与家庭、学校、人际关系及生活环境有关的事物。改变他们的生活环境是不太可能的，应指导患者减轻应激反应的措施，如体育锻炼和良好的饮食睡眠习惯。

还应了解患者近期的饮食或用药改变。要仔细了解可能使患者症状加重的食物和药物，并停止使用。

(二) 药物治疗

对于功能性消化不良，药物治疗的效果不太令人满意。目前为止没有任何一种特效的药物可以使症状完全缓解。而且，症状的改善也可能与自然病程中症状的时轻时重有关，或者是安慰剂的作用。所以治疗的重点应放在生活习惯的改变和采取积极的克服策略上，而非一味地依赖药物。在症状加重时，药物治疗可能会有帮助，但应尽量减少用量，只有在有明确益处时才可长期使用。

1. 抗酸剂和抑酸剂

（1）抗酸剂：在消化不良的治疗用药中，抗酸剂是应用最广泛的一种。在西方国家这是一种非处方药，部分患者服用抗酸剂后症状缓解，但也有报告抗酸剂与安慰剂在治疗功能性消化不良方面疗效相近。

抗酸剂（碳酸氢钠、氢氧化铝、氧化镁、三硅酸镁）在我国常用的有碳酸钙口服液、复方氢氧化铝片及胃达。这类药物对于缓解饥饿痛、反酸及胃灼热等症状有较明显效果。但药物作用时间短，须多次服用，而长期服用易引起不良反应。

（2）抑酸剂：抑酸剂主要指 H_2 受体拮抗剂和质子泵抑制剂。

H_2 受体拮抗剂治疗功能性消化不良的报道很多，药物的疗效在统计学上显著优于安慰剂，主要有西咪替丁、雷尼替丁及法莫替丁等。它们抑制胃酸的分泌，无论对溃疡亚型和反流亚型都有明显的效果。

质子泵抑制剂奥美拉唑，可抑制壁细胞 H^+-K^+-ATP 酶，抑制酸分泌作用强，持续时间长，适用于 H_2 受体拮抗剂治疗无效的患者。

2. 促动力药物

根据有对照组的临床验证，现已肯定甲氧氯普胺（胃复安）、多潘立酮（吗丁啉）及西沙比利对消除功能性消化不良诸症状确有疗效。儿科多潘立酮应用较多。

（1）甲氧氯普胺：有抗中枢和外周多巴胺作用，同时兴奋 5-HT_4 受体，促进内源性乙酰胆碱释放，增加胃窦—十二指肠协调运动，促进胃排空。儿童剂量每次 0.2 mg/kg，每日

3～4 次，餐前 15～20 分钟服用。因不良反应较多，故临床应用逐渐减少。

（2）多潘立酮：为外周多巴胺受体阻抗剂，可促进固体和液体胃排空，抑制胃容纳舒张，协调胃窦—十二指肠运动，松弛幽门，从而缓解消化不良症状。儿童剂量每次 0.3 mg/kg，每日 3～4 次，餐前 15～30 分钟服用。1 岁以下儿童由于血脑屏障功能发育尚未完全，故不宜服用。

（3）西沙比利：通过促进胃肠道肌层神经丛副交感神经节后纤维末梢乙酰胆碱的释放，增强食管下端括约肌张力，加强食管、胃、小肠和结肠的推进性运动。对胃的作用主要有增加胃窦收缩，改善胃窦—十二指肠协调运动。降低幽门时相性收缩频率，使胃电活动趋于正常，从而加速胃排空。儿童剂量每次 0.2 mg/kg，每日 3～4 次，餐前 15～30 分钟服用。临床研究发现该药能明显改善消化不良症状，但因心脏的不良反应，故应用受到限制。

（4）红霉素：虽为抗生素，也是胃动素激动剂，可增加胃近端和远端收缩活力，促进胃推进性蠕动，加速空腹和餐后胃排空，可用于 FD 小儿。

3. 胃黏膜保护剂

这类药物主要有硫糖铝、米索前列醇、恩前列素及蒙脱石散等。临床上这类药物的应用主要是由于功能性消化不良的发病可能与慢性胃炎有关，患者可能存在胃黏膜屏障功能的减弱。

4. 5-HT$_3$

受体拮抗剂和阿片类受体激动剂这两类药物促进胃排空的作用很弱，用于治疗功能性消化不良患者的原理是调节内脏感觉阈。但此类药在儿科尚无用药经验。

5. 抗焦虑药

国内有人使用小剂量多塞平和多潘立酮结合心理疏导治疗功能性消化不良患者，发现对上腹痛及嗳气等症状有明显的缓解作用，较之不使用多塞平的患者有明显提高。因此，在对 FD 的治疗中，利用药物对心理障碍进行治疗有一定的临床意义。

六、预防

并非所有的功能性消化不良患儿均需接受药物治疗。有些患儿根据医生诊断得知无病及检查结果正常后，可通过改变生活方式与调整食物种类来预防。如建立良好的生活习惯，避免心理紧张因素和刺激性食物，避免服用非甾体类抗炎药。对于无法停药者应同时应用胃黏膜保护剂或 H$_2$ 受体拮抗剂。

（曹童童）

第三节　急性坏死性肠炎

急性坏死性肠炎是以小肠为主的急性炎症，主要症状为腹痛、腹泻、便血、呕吐和毒血症等，严重者出现感染性休克。好发于 4～10 岁小儿，夏秋季多见，农村发病率高。

一、病因

目前尚不明确。有人认为与肠道产气荚膜杆菌及其所产生的肠毒素有关。同时胰蛋白酶能破坏肠毒素，而蛋白质营养不良，胰蛋白酶分泌减少；长期食用玉米、甘薯等含有丰富抑肽酶的食物，可使肠内胰蛋白酶活性降低，使小儿易于发病。这也可解释为什么本病在农村贫困地区发病率高。

二、病理

典型病理变化为坏死性炎症改变。从食管到结肠均受累，但多见于空肠和回肠。病变呈散在灶性或节段性，与正常肠段分界清楚。肠管多积气，黏膜表面有散在的坏死灶，脱落后形成浅表溃疡。镜下见充血、水肿、出血、坏死，小动脉壁纤维蛋白样坏死，血流停滞、血栓形成和炎症细胞浸润。病变恢复后不遗留慢性病变。

三、临床表现

（一）症状

起病急，常以腹痛开始，呈持续性钝痛，伴阵发性加剧。早期上腹部及脐周疼痛明显，晚期常涉及全腹。发病不久即开始腹泻，初为黄色稀便，少量黏液，以后呈黯红色糊状或赤豆汤样血水便，有特殊腥臭味。常伴恶心、呕吐，为胃内容物及黄绿色胆汁，甚至呈咖啡样物。多有不同程度的腹胀。发病早期即有不同程度的毒血症症状，如寒战、高热、疲倦、嗜睡、面色发灰、食欲不振等。部分患儿在起病 1～3 天内出现严重中毒症状，甚至休克。病程一般为 7～14 天。

（二）腹部体征

早期和轻症患者腹稍胀、柔软，轻压痛，但无固定压痛点，肠鸣音亢进，晚期肠鸣音减弱或消失。当病变累及浆膜或肠穿孔时，出现腹膜炎体征，腹肌紧张，压痛和反跳痛，肝浊音界消失。

四、辅助检查

（一）血常规

白细胞和中性粒细胞增多，有核左移，中毒颗粒，血小板减少。

（二）大便

镜检有大量红细胞和少量白细胞，隐血试验强阳性。涂片可见革兰阳性粗短杆菌。厌氧菌培养可见产气荚膜杆菌生长。

五、诊断

根据病史，临床表现，实验室及 X 线检查（局限性小肠扩张，直立位散在短小液平，肠壁增厚，肠间隙宽度 >5 mm 为诊断本病的主要征象。肠壁积气"双轨征"对新生儿坏死性肠炎的诊断十分重要），即可作出诊断。对不典型病例，应严密观察病情变化以明确诊断。

六、治疗

1. 禁食

为主要治疗措施。疑诊本病即应禁食。必要时可行胃肠减压。待腹胀缓解，无肉眼血便，大便隐血试验阴性方可逐渐恢复饮食。

2. 支持疗法

及时补充水和电解质。病程长应注意补充营养，如葡萄糖和复方氨基酸溶液及维生素等。便血多者，可予以输血。

3. 抗生素

选用甲硝唑、氨苄西林、头孢菌素类等药物静脉滴注。

4. 胰蛋白酶

每次 0.1 mg/kg，每天 3 次。以破坏产气荚膜杆菌的肠毒素。

5. 抗毒血清

产气荚膜杆菌抗毒血清静脉注射。

6. 对症治疗

腹痛剧烈而腹胀不明显可肌内注射山莨菪碱或针刺足三里、合谷、内关。腹胀严重应早做胃肠减压。出血量多，静脉注射维生素 C 或口服云南白药等。高热可用物理降温或解热药。

7. 手术治疗

如出现腹膜炎、休克加重、明显肠梗阻，疑有肠穿孔、肠坏死者应考虑手术。

（王艺璁）

第四节　急性胃炎

急性胃炎是由不同病因引起的胃黏膜急性炎症。病变严重者可累及黏膜下层与肌层，甚至深达浆膜层。临床上按病因及病理变化的不同，分为急性单纯性胃炎、急性糜烂性胃炎、急性腐蚀性胃炎及急性化脓性胃炎，临床上以急性单纯性胃炎最为常见，而由于抗生素广泛应用，急性化脓性胃炎已罕见。儿童中以单纯性与糜烂性胃炎多见。

一、病因

（一）微生物感染或细菌感染

进食污染微生物和细菌毒素的食物后引起的急性胃炎中，多见沙门菌属、嗜盐杆菌及某些病毒等。细菌毒素以金黄色葡萄球菌为多见，偶为肉毒杆菌毒素。近年发现幽门螺杆菌也是引起急性胃炎的一种病原菌。

（二）化学因素

1. 药物

水杨酸盐类药物如阿司匹林及吲哚美辛等。

2. 强酸及强碱

误食强酸（如硫酸、盐酸和硝酸）及强碱（如氢氧化钠和氢氧化钾）引起胃壁腐蚀性损伤。

3. 毒物

误食毒蕈、砷、灭虫药及杀鼠剂等化学毒物，均可刺激胃黏膜引起炎症。

（三）物理因素

进食过冷、过热的食品或粗糙食物均可损伤胃黏膜，引起炎症。

（四）应激状态

某些危重疾病如新生儿窒息、颅内出血、败血症、休克及大面积灼伤等使患儿处于严重的应激状态是导致急性糜烂性胃炎的主要原因。

二、发病机制

1. 外源性病因

可严重破坏胃黏液屏障，导致氢离子及胃蛋白酶的逆向弥散，引起胃黏膜的损伤而发生糜烂、出血。

2. 应激状态

使去甲肾上腺素和肾上腺素大量分泌，内脏血管收缩，胃血流量减少，缺血、缺氧进一步使黏膜上皮的线粒体功能降低，影响氧化磷酸化过程，使胃黏膜的糖原贮存减少。而胃黏膜缺血时，不能清除逆向弥散的氢离子；缺氧和去甲肾上腺素又使碳酸氢根离子分泌减少，前列腺素合成减少，削弱胃黏膜屏障功能，导致胃黏膜急性糜烂性炎症。

三、临床表现及分型

（一）急性单纯性胃炎

起病较急，多在进食污染食物数小时后或 24 小时内发病，症状轻重不一，表现上腹部不适、疼痛，甚至剧烈的腹部绞痛。厌食、恶心、呕吐，若伴有肠炎，可有腹泻。若为药物或刺激性食物所致，症状则较轻，局限于上腹部，体格检查有上腹部或脐周压痛，肠鸣音可亢进。

（二）急性糜烂性胃炎

多在机体处在严重疾病应激状态下诱发，起病急骤，常以呕血或黑便为突出症状，大量出血可引起晕厥或休克，伴重度贫血。

（三）急性腐蚀性胃炎

多有误服强酸、强碱史，除口腔黏膜糜烂、水肿外，中上腹剧痛、绞窄感、恶心、呕吐、呕血和黑便，并发胃功能紊乱，急性期过后可遗留贲门或幽门狭窄，出现呕吐等梗阻症状。

四、实验室检查

感染因素引起者其末梢血白细胞计数一般增高，中性粒细胞比例增大。腹泻者，大便常规检查有少量黏液及红、白细胞。

五、影像学检查

（一）内镜检查

胃黏膜明显充血、水肿，黏膜表面覆盖厚的黏稠炎性渗出物，糜烂性胃炎则在上述病变上见到点、圆、片、线状或不规则形糜烂，中心为红色新鲜出血或棕红色陈旧性出血，伴白苔或黄苔，常为多发，也可为单个。进行胃镜检查时应同时取胃黏膜做幽门螺杆菌检测。

（二）X 线检查

胃肠钡餐检查病变黏膜粗糙，局部压痛，但不能发现糜烂性病变，且不能用于急性或活动性出血患者。

六、诊断与鉴别诊断

急性胃炎无特征性临床表现，诊断主要依靠病史及内镜检查，以上腹痛为主要症状者应与下列疾病鉴别。

（一）急性胰腺炎

有突然发作的上腹部剧烈疼痛，放射至背部及腰部，血清淀粉酶升高，B 超或 CT 显示胰腺肿大，严重患者腹腔穿刺可抽出血性液体且淀粉酶增高。

（二）胆道蛔虫症

骤然发生上腹部剧烈绞痛，可放射至左、右肩部及背部，发作时辗转不安，剑突下偏右压痛明显，可伴呕吐，有时吐出蛔虫，B 超见胆总管内有虫体异物。

七、治疗

1. 单纯性胃炎

以对症治疗为主，去除病因，解痉止吐，口服黏膜保护剂，对细菌感染尤其伴有腹泻者可选用小檗碱、卡那霉素及氨苄西林等抗生素。有幽门螺杆菌者，则应做清除治疗。

2. 糜烂性胃炎

应控制出血，去除应激因素，可用 H_2 受体拮抗剂：西咪替丁 $20 \sim 40$ mg/（kg·d），法莫替丁 $0.4 \sim 0.8$ mg/（kg·d），或质子泵阻滞剂奥美拉唑 $0.6 \sim 0.8$ mg/（kg·d），以及应用止血药如巴曲酶注射、凝血酶口服等。

3. 腐蚀性胃炎

应根据腐蚀剂性质给予相应中和药物，如口服镁乳氢氧化铝、牛奶和鸡蛋清等治疗强酸剂腐蚀。

（王艺璁）

第五节　慢性胃炎

慢性胃炎是指各种原因持续反复作用于胃黏膜所引起的慢性炎症。慢性胃炎发病原因尚未明了，各种饮食、药物、微生物、毒素以及胆汁反流，均可能与慢性胃炎的发病有关。近年的研究认为幽门螺杆菌的胃内感染是引起慢性胃炎最重要的因素，其产生的机制与黏膜的破坏和保护因素之间失去平衡有关。

一、病因及发病机制

（一）幽门螺杆菌

自从 1983 年澳大利亚学者 Warren 和 Marshall 首次从慢性胃炎患者的胃黏液中分离出幽门螺杆菌以来，大量的研究表明，幽门螺杆菌与慢性胃炎密切相关；在儿童中原发性胃炎幽门螺杆菌感染率高达40%，慢性活动性胃炎高达90%以上，而正常胃黏膜几乎很难检出幽门螺杆菌。感染幽门螺杆菌后，胃部病理形态改变主要是胃窦黏膜小结节，小颗粒隆起，组织学显示淋巴细胞增多，淋巴滤泡形成，用药物将幽门螺杆菌清除后胃黏膜炎症明显改善。此外成人健康志愿者口服幽门螺杆菌证实可引发胃黏膜的慢性炎症，并出现上腹部痛、恶心及呕吐等症状；用幽门螺杆菌感染动物的动物模型也获得了成功，因此幽门螺杆菌是慢性胃炎的一个重要病因。

（二）化学性药物

小儿时期经常感冒和发热，反复使用非甾体类药物如阿司匹林和吲哚美辛等，使胃黏膜内源性保护物质前列腺素 E_2 减少，胃黏膜屏障功能降低，而致胃黏膜损伤。

（三）不合理的饮食习惯

食物过冷、过热、过酸、过辣、过咸，或经常暴饮暴食、饮食无规律等均可引起胃黏膜慢性炎症，食物中缺乏蛋白质及 B 族维生素也使慢性胃炎的易患性增加。

（四）细菌、病毒和（或）其毒素

鼻腔、口咽部的慢性感染性病灶，如扁桃体炎、鼻旁窦炎等细菌或其毒素吞入胃内，长期慢性刺激可引起慢性胃黏膜炎症。有报道40%的慢性扁桃体炎患者胃内有卡他性改变。急性胃炎之后胃黏膜损伤经久不愈，反复发作也可发展为慢性胃炎。

（五）十二指肠液反流

幽门括约肌功能失调时，使十二指肠液反流入胃增加。十二指肠液中含有胆汁、肠液和胰液。胆盐可减低胃黏膜屏障对氢离子的通透性，并使胃窦部 G 细胞释放胃泌素，增加胃酸分泌，氢离子通过损伤的黏膜屏障并弥散进入胃黏膜引起炎症变化、血管扩张及炎性渗出增多，使慢性胃炎持续存在。

二、临床表现

小儿慢性胃炎的症状无特异性，多数有不同程度的消化不良症状，临床表现的轻重与胃黏膜的病变程度并非一致，且病程迁延。主要表现是反复腹痛，无明显规律性，通常在进食后加重。疼痛部位不确切，多在脐周。幼儿腹痛可仅表现不安和正常进食行为改变，年长儿症状似成人，常诉上腹痛，其次有嗳气、早饱、恶心、上腹部不适及反酸。进食硬、冷、辛辣等食物或受凉、气温下降时可引发或加重症状。部分患儿可有食欲缺乏、乏力、消瘦及头晕，伴有胃糜烂者可出现黑便。体征多不明显，压痛部位可在中上腹或脐周，范围较广泛。

三、实验室检查

（一）胃酸测定

浅表性胃炎胃酸正常或偏低，萎缩性胃炎则明显降低，甚至缺酸。

（二）幽门螺杆菌检测

包括胃镜下取胃黏液直接涂片染色，组织切片染色找幽门螺杆菌，幽门螺杆菌培养，尿素酶检测。其次是非侵袭法利用细菌的生物特性，特别是幽门螺杆菌的尿素酶水解尿素的能力而形成的呼气试验（^{13}C-尿素呼气）检测幽门螺杆菌。血清学幽门螺杆菌 IgG 抗体的测定，因不能提供细菌当前是否存在的依据，故不能用于目前感染的诊断，主要用于筛选或流行病学调查。以上方法中，以尿素酶法最为简便、快速，常可一步完成。^{13}C-尿素呼气试验，因此法价格昂贵，临床普及受到限制。

（三）其他检查

在 A 型萎缩性胃炎（胃体胃炎）血清中可检出壁细胞抗体、胃泌素抗体和内因子抗体等。多数萎缩性胃炎的血、尿胃蛋白酶原分泌减少，而浅表性胃炎多属正常。恶性贫血时血清维生素 B_{12} 水平明显降低。

四、X 线钡餐检查

X 线钡餐检查对慢性胃炎的诊断多无帮助。依据国外资料，胃镜确诊为慢性胃炎者 X 线检查显示有胃黏膜炎症者仅 20% ~ 25%。虽然过去多数学者认为，胃紧张度的障碍、蠕动的改变及空腹胃内的胃液，可作为诊断胃炎的依据，但近年胃镜检查发现，这种现象系胃动力异常而并非胃炎所致。

五、胃镜检查

胃镜检查是慢性胃炎最主要的诊断方法，并可取黏膜活体组织做病理学检查。慢性胃炎在胃镜下表现为充血、水肿，反光增强，胃小凹明显，黏膜质脆易出血；黏液增多，微小结节形成，局限或大片状伴有新鲜或陈旧性出血点及糜烂。当胃黏膜有萎缩性改变时，黏膜失去正常的橘红色，色泽呈灰色，皱襞变细，黏膜变薄，黏膜下血管显露。病理组织学改变，上皮细胞变性，小凹上皮细胞增生，固有膜炎症细胞浸润，腺体萎缩，炎症细胞主要是淋巴细胞及浆细胞。

六、诊断与鉴别诊断

慢性胃炎无特殊性表现，单凭临床症状诊断较为困难，对反复腹痛与消化不良症状的患儿确诊主要依靠胃镜检查与病理组织活体检查。根据有无腺体萎缩诊断为慢性浅表性胃炎或慢性萎缩性胃炎。根据炎症程度分为轻度（炎症浸润仅限于黏膜的浅层 1/3）、中度（炎症累及黏膜的浅层 1/3 ~ 2/3）及重度（炎症超过黏膜浅层 2/3 以上）；若固有层内有中性粒细胞浸润则说明"活动性"。此外，常规在胃窦大弯或胃后壁距幽门 5 cm 内取组织切片染色，快速进行尿素酶试验或细菌培养，或 ^{13}C-尿素呼气试验检查幽门螺杆菌，如阳性则诊断为"幽门螺杆菌相关性胃炎"。发现幽门口收缩不良，反流增多，胆汁滞留胃内，病理切片示纤维组织增生，常提示胃炎与胆汁反流有关。

鉴别诊断：在慢性胃炎发作期时，可通过胃镜、B 超、24 小时 pH 监测综合检查，排除肝、胆、胰、消化性溃疡及反流性食管炎。在胃炎发作期，应注意与胃穿孔或阑尾炎早期相鉴别。

七、治疗

慢性胃炎无特殊疗法，无症状者无须治疗。

1. 饮食

宜选择易消化、无刺激的食物，少吃冷饮与调味品。

2. 根除幽门螺杆菌

对幽门螺杆菌引起的胃炎，尤其是活动性胃炎，应给予抗幽门螺杆菌治疗。

3. 对症处理

（1）有腹胀、恶心、呕吐者，给予胃动力药，如多潘立酮及西沙比利等。

（2）高酸或胃炎活动期者，可给予 H_2 受体阻滞剂（西咪替丁、雷尼替丁和法莫替丁）。

（3）有胆汁反流者，给予胃达喜、熊去氧胆酸与胆汁酸结合及促进胆汁排空的药物。

八、预防

早期去除各种诱发或加重胃炎的原因，避免精神过度紧张、疲劳与各种刺激性饮食，注意气候变化，防止受凉，积极治疗口腔及鼻咽部慢性感染灶，少用对胃黏膜有刺激的药物。

（徐佳鑫）

第六节　小儿腹泻

小儿腹泻或称腹泻病，是一组由多病原、多因素引起的以大便次数增多和大便性状改变为特点的消化道综合征，是我国婴幼儿最常见的疾病之一。该病 80% 由病毒感染引起，常见有轮状病毒、肠道病毒等；也可由细菌，如致腹泻大肠埃希菌、空肠弯曲菌、鼠伤寒杆菌等致病；真菌感染多发生于长期用激素、广谱抗生素及免疫抑制剂或免疫功能低下的患儿，以白色念珠菌感染最常见。此外，肠道寄生虫，肠道外感染也可引起腹泻；非感染因素，如喂养不当、气候变化等均可引起小儿腹泻。本病以 6 个月~2 岁婴幼儿发病率高，1 岁以内占半数，是造成小儿营养不良、生长发育障碍的主要原因之一。该病连续病程在 2 周以内为急性腹泻，病程在 2 周~2 个月为迁延性腹泻，病程在 2 个月以上为慢性腹泻。根据病情分为轻型腹泻和重型腹泻。

一、诊断

（一）病史、发病诱因

小儿腹泻是儿科最常见的消化道疾病。接诊后应仔细了解以下情况：患儿是母乳喂养还是人工喂养，辅食添加情况等。了解患儿使用的乳具、食具、便器、玩具等消毒情况，有无不洁饮食史；腹部是否受凉，天气是否炎热，居室通风情况等。了解腹泻是否影响患儿生长发育状况，是否有湿疹等过敏性皮肤症状。

了解患儿近期有无全身感染，特别是上呼吸道感染等；近期有无消化道流行病及消毒隔离情况等。了解患儿是否患有免疫缺陷病、营养不良、慢性消耗性疾病或先天性畸形等，有无长期服用广谱抗生素或激素等免疫抑制药等。

（二）临床表现

1. 急性腹泻

按程度有轻重之分，有着共同的临床表现。

（1）轻型腹泻：常由饮食因素及肠道外感染引起。起病可急可缓，以胃肠道症状为主，食欲缺乏，偶有溢乳或呕吐，大便次数增多，但每次大便量不多，稀薄或带水，呈黄色或黄绿色，有酸味，常见白色或黄白色奶瓣和泡沫。无脱水及全身中毒症状，多在数日内痊愈。

（2）重型腹泻：多由肠道内感染引起。常急性起病，也可由轻型逐渐加重、转变而来，除有较重的胃肠道症状外，还有较明显的脱水、电解质紊乱和全身感染中毒症状，如发热、烦躁或萎靡、嗜睡，甚至昏迷、休克。

（3）胃肠道症状：食欲低下，常有呕吐，严重者可吐咖啡色液体；腹泻频繁，大便每日十余次至数十次，多为黄色水样或蛋花汤样便，含有少量黏液，少数患儿可有血便。

（4）水、电解质及酸碱平衡紊乱：由腹泻引起体液的电解质丢失所致。

1）脱水：由于水分摄入不足或吐泻丢失所引起的体液总量尤其是细胞外液量减少，脱水除水分丢失外同时伴有钠、钾和其他电解质的丢失。

2）脱水程度：按患病后累积的体液丢失量分为轻度、中度和重度 3 度。轻度脱水表示有 3%~5% 体重减少或相当于体液丢失 30~50 mL/kg；中度脱水表示有 5%~10% 的体重减少或相当于体液丢失 50~100 mL/kg；重度脱水表示有 10% 以上体重减少或相当于体液丢失 100~120 mL/kg。

3）脱水性质：按现存体液渗透压改变分为等渗性脱水，是指血清钠为 130~150 mmol/L，水和电解质成比例丢失，血浆渗透压正常，丢失的体液主要是细胞外液，多见于急性腹泻，临床表现见表 6-1。低渗性脱水，是指血清钠 <130 mmol/L，电解质的丢失量比水多，多见于营养不良伴慢性腹泻。临床脱水症状较其他两种严重，较早发生休克。高渗性脱水，是指血清钠 >150 mmol/L，电解质的丢失比水少，血浆渗透压增高，丢失的体液主要为细胞内液，多见于腹泻伴高热，主要表现为烦渴、高热、烦躁不安、皮肤黏膜干燥，还可出现中枢神经系统症状。

表 6-1　等渗性脱水的临床表现与分度

脱水程度	轻度	中度	重度
失水量%（mL/kg）	<5%（50）	5%~10%（50~100）	>10%（100~120）
精神	稍差，略烦躁	萎靡，烦躁	淡漠，昏迷
眼泪	哭时有泪	哭时泪少	哭时无泪
口渴	轻	明显	烦渴
尿量	稍减少	减少	极少或无尿
皮肤	稍干燥，弹性可	干燥、苍白，弹性差	干燥、花纹，弹性极差
黏膜	口唇黏膜略干燥	口唇黏膜干燥	口唇黏膜极干燥
眼窝	稍凹陷	凹陷	明显凹陷，眼闭不合
前囟	稍下陷	下陷	明显下陷
四肢	温暖	稍凉	厥冷
休克征	无	不明显	有，脉速细，血压下降

酸中毒：原因有腹泻使大量碱性物质丢失；进食少，肠吸收不良，脂肪分解增加，产生大量酮体。血容量减少，血液浓缩导致无氧糖酵解增多，乳酸堆积。肾血流减少，酸性代谢产物滞留体内。根据血液 HCO_3^- 测定结果，临床将酸中毒分为轻度（18~13 mmol/L）、中度（13~9 mmol/L）、重度（<9 mmol/L）3 度。患儿可出现精神不振，口唇樱红，呼吸深快，呼出气体有丙酮味等，小婴儿症状不典型。

低钾血症：当血清钾低于 3.5 mmol/L 时称为低钾血症。多由于吐泻丢失大量钾盐，进食少，钾摄入不足，肾脏保钾功能比保钠差等引起。腹泻时常有体内缺钾。表现为精神不振、无力、腹胀、心律失常、碱中毒等。

低钙、低镁血症：多见于腹泻伴活动性佝偻病和营养不良患儿。表现为手足搐搦、惊厥、震颤等。

2. 6 种常见类型肠炎的临床特点

按致病因素不同肠炎主要有 6 种。

（1）轮状病毒肠炎：是秋、冬季小儿腹泻的最常见类型。潜伏期 1~3 天，经粪—口或呼吸道传播，多发生在 6 个月至 2 岁婴幼儿。起病急，常伴有发热和上呼吸道感染症状，无明显感染中毒症状。病初 1~2 天常发生呕吐，随后出现腹泻。大便次数多、量多、水分多，黄色水样或蛋花汤样便带少量黏液，无腥臭味。常并发脱水、酸中毒及电解质紊乱。该病毒也可侵犯中枢神经系统和心肌等。本病为自限性疾病，不喂乳类的患儿恢复更快。大便镜检偶有少量白细胞或脂肪球。血清抗体一般在感染后 3 周上升。

（2）诺如病毒肠炎：发病季节为当年 9 月至第二年 4 月，多见于年长儿。潜伏期 1~2 天，起病可急可缓。可有发热、呼吸道症状。腹泻和呕吐轻重不等，大便量中等，为稀便或水样便，伴有腹痛。病情重者体温高，伴有乏力、头痛、肌肉痛等。该病为自限性疾病，症状持续 1~3 天。大便和周围血常规检查一般无特殊发现。

（3）产毒性大肠埃希菌引起的肠炎：多发生在夏季。潜伏期 1~2 天，起病较急。轻症仅大便次数稍多，性状轻微改变。重症腹泻频繁，量多，呈水样或蛋花汤样，混有黏液，镜检无白细胞。可伴呕吐，常发生脱水、电解质和酸碱平衡紊乱。自然病程一般 3~7 天。

（4）出血性大肠埃希菌肠炎：其中以 O157：H7 所致者最多见。好发于夏秋季节，可通过食物、水源及接触传播。典型患儿有三大临床特征：特发性、痉挛性腹痛；血性大便；低热或不发热。严重者导致溶血尿毒综合征和血栓性血小板减少性紫癜。

（5）侵袭性细菌性肠炎：全年均可发病，多见于夏季。起病急，腹泻频繁，大便呈黏液状，带脓血，有腥臭味。常伴恶心、呕吐、腹痛和里急后重，可出现严重的中毒症状如高热、意识改变，甚至感染性休克。大便镜检有大量白细胞和数量不等的红细胞。大便培养可找到致病菌。

（6）抗生素诱发的肠炎：按致病因素分为 3 种。①金黄色葡萄球菌肠炎：多继发于使用大量抗生素后，病程与症状跟菌群失调的程度有关，有时继发于慢性疾病的基础上。表现为发热、呕吐、腹泻，不同程度的中毒症状，脱水和电解质紊乱，甚至发生休克。典型大便为黯绿色，量多带黏液，少数为血便。大便镜检有大量脓细胞和成簇的 G⁺ 球菌，培养有葡萄球菌生长，凝固酶阳性。②伪膜性小肠结肠炎：由难辨梭状芽孢杆菌引起。除万古霉素和胃肠道外用的氨基糖苷类抗生素外，几乎各种抗生素均可诱发本病。可在用药 1 周内或停药 4~6 周发病。表现为腹泻，轻症大便次数增加，停用抗生素后很快痊愈。重症频泻，黄绿色水样便，可有伪膜排出，大便可带血，可合并脱水、电解质紊乱和酸中毒。也可伴有腹痛、腹胀和全身中毒症状，甚至发生休克。③真菌性肠炎：多为白色念珠菌所致，2 岁以下婴儿多见。常并发于其他感染，或肠道菌群失调时。病程迁延，常伴鹅口疮。大便次数增多，黄色稀便，泡沫较多带黏液，有时可见豆腐渣样菌落。大便镜检可见真菌孢子和菌丝。

3. 迁延性腹泻、慢性腹泻

病因复杂，感染、营养物质过敏、酶缺陷、免疫缺陷、药物因素、先天性畸形等均可引起。以急性腹泻未彻底治疗或治疗不当、迁延不愈最为常见。人工喂养、营养不良小儿患病率高。患儿大便次数增多，多为稀水便，食欲差，腹泻持续时间长。可出现营养不良、消瘦、贫血、继发感染，甚至多脏器功能异常。

（三）并发症

小儿迁延性及慢性腹泻可出现消瘦、营养不良、贫血、生长发育迟缓等并发症，以婴幼儿多见。

（四）实验室及辅助检查

1. 大便常规检查

对病毒性、非侵袭性细菌、肠道外因素等所致腹泻，大部分患儿大便常规检查无异常，部分患儿可见少量白细胞或脂肪球，一般无红细胞。对侵袭性细菌所致腹泻，大便检查可见白细胞或脓细胞，并有数量不等的红细胞。

2. 大便培养

对迁延性腹泻及慢性腹泻患儿应进行大便培养，并进行药物敏感试验。根据培养及药敏结果合理应用抗生素。

3. 肠道菌群及大便酸度分析

适用于迁延性及慢性腹泻患儿。

4. 十二指肠液检查

适用于迁延性及慢性腹泻。

5. 小肠黏膜活检

了解慢性腹泻病理生理最可靠的方法。

6. 全消化道 X 线及钡剂造影检查

排除消化道器质性疾病引起腹泻。

7. 结肠镜检查

以排除结肠息肉、溃疡性结肠炎等所致大便性状改变。

二、诊断中的临床思维

1. WHO 腹泻组提出 90％的腹泻不需要抗生素治疗

国内学者根据我国腹泻病原谱的组成及临床观察，证明我国不需要用抗生素治疗的腹泻约占 70％。该类病例病初表现为"上感"症状，而后出现腹泻，考虑腹泻的病因多可能为：上呼吸道感染，病毒性肠炎以呼吸道症状为先驱症状，治疗"上感"使用抗生素后引起肠道菌群失调。

2. 慢性迁延性腹泻有时为母乳不足或喂养不当（水多、乳少）、饥饿所致

特点是喂哺时患儿饥饿感强，腹部肠鸣音强，大便量少，绿色稀便，小便次数多，体重不增。

3. 可根据大便常规有无白细胞将腹泻分为两组

大便无或偶见少量白细胞者，需与下列疾病进行鉴别。①生理性腹泻：多见于 6 个月以内婴儿，外观虚胖，常有湿疹，生后不久即发生腹泻，除大便次数增多外，无其他症状，食欲好，不影响生长发育。可能与乳糖不耐受有关，添加辅食后，大便即逐渐转为正常。②导致小肠消化吸收功能障碍的各种疾病：如乳糖酶缺乏、葡萄糖—半乳糖吸收不良、失氯性腹泻、原发性胆酸吸收不良、过敏性腹泻等，可根据各病特点进行大便酸度、还原糖试验等检查加以鉴别。

大便有较多白细胞者，需与下列疾病鉴别。①细菌性痢疾，常有流行病史，起病急，全身症状重。大便次数多，量少，排脓血伴里急后重，大便镜检有较多脓细胞、红细胞和吞噬细胞，大便培养有志贺痢疾杆菌生长可确诊。②坏死性肠炎，中毒症状重，腹痛、腹胀、频繁呕吐、高热，大便呈红色糊状，渐出现典型的赤豆汤样血便，常伴休克。腹部立位、卧位X线平片可见小肠呈局限性充气扩张，肠间隙增宽，肠壁积气等。

三、治疗

（一）治疗原则

小儿腹泻的治疗原则为调整饮食，预防和纠正脱水，合理用药，加强护理，预防并发症。急性腹泻多注意维持水、电解质平衡及抗感染，迁延性及慢性腹泻则应注意肠道菌群失调问题及饮食疗法。

（二）急性腹泻治疗

1. 饮食疗法

应强调继续饮食，满足生理需要，补充疾病消耗，以缩短腹泻后康复时间。以母乳喂养的婴儿继续哺乳，暂停辅食；人工喂养儿可喂等量米汤或稀释的牛奶或其他代乳品，由米汤、粥、面条等逐渐过渡到正常饮食；有严重呕吐者可暂禁食 4~6 小时（不禁水），待好转后继续喂食，由少到多，由稀到稠；病毒性肠炎多有继发性双糖酶（主要是乳糖酶）缺乏，对疑似病例可暂停乳类喂养，改为豆制代乳品或发酵奶，或去乳糖配方奶粉以减轻腹泻，缩短病程；腹泻停止后逐渐恢复营养丰富的饮食，并每日加餐 1 次，共 2 周。

2. 纠正水、电解质紊乱及酸碱失衡

即液体疗法，是通过补充不同种类的液体来纠正水、电解质和酸碱平衡紊乱的治疗方法。包括补充累积损失量、继续异常损失量和生理需要量 3 部分。补充液体的方法包括口服补液和静脉补液两种。

（1）口服补液：适用于腹泻时脱水的预防及纠正轻中度脱水无严重呕吐者。新生儿和有明显呕吐、腹胀、休克、心肾功能不全等患儿不宜采用口服补液。常用制剂：口服补液盐（ORS 液）：WHO 推荐的 ORS 液中各种电解质浓度为 Na^+ 90 mmol/L，K^+ 20 mmol/L，Cl^- 80 mmol/L，HCO_3^- 30 mmol/L，葡萄糖 111 mmol/L。可用 NaCl 3.5 g，$NaHCO_3$ 2.5 g，枸橼酸钾 1.5 g，葡萄糖 20.0 g，加水到 1 000 mL 配成。其电解质的渗透压为 220 mmol/L（2/3张），总渗透压为 310 mmol/L。此液中葡萄糖浓度为 2%，有利于 Na^+ 和水的吸收；Na^+ 的浓度为 90 mmol/L，适用于纠正电解质丢失；含有一定量的钾和碳酸氢根，可补充钾和纠正酸中毒。米汤加盐溶液：米汤 500 mL + 细盐 1.75 g（一啤酒瓶盖的一半）；糖盐水：白开水 500 mL + 蔗糖 10 g + 细盐 1.75 g。

用量：轻度脱水口服补液量为 50~80 mL/kg，中度脱水 80~100 mL/kg；患儿每腹泻 1

次给 ORS 液或米汤加盐溶液 50～100 mL，或能喝多少给多少，或每 5～10 分钟喂 1 次，每次 10～20 mL，ORS 液为 2/3 张，应注意另外补充白开水。

（2）静脉补液：适用于新生儿、中度以上脱水、吐泻严重、腹胀、休克或心肾功能不全的患儿。常用溶液有非电解质溶液：常用 5% 和 10% 葡萄糖注射液。电解质溶液：常用 0.9% 氯化钠注射液（生理盐水，1 张），3% 氯化钠溶液，5% 碳酸氢钠溶液（3.5 张），10% 氯化钾溶液（8.9 张）等。混合溶液：为适用不同情况的补液需要，可将各种不同渗透压的溶液按不同比例配成混合溶液使用。在静脉补液的实施过程中需做到三定（定量、定性、定速）、三先（先盐后糖、先浓后淡、先快后慢）及两补（见尿补钾、惊跳补钙）。

第 1 天补液：定量、定性、定速。

定输液总量（定量）：包括累积损失量、继续损失量和生理需要量，一般轻度脱水为 90～120 mL/kg、中度脱水为 120～150 mL/kg、重度脱水为 150～180 mL/kg。先按 1/2～2/3 量给予，余量视病情决定取舍。营养不良小儿，肺炎、心肾功能不全者，学龄儿，补液总量应酌减 1/4～1/3。

定输液种类（定性）：原则为先盐后糖。低渗性脱水补给 2/3 张液，等渗性脱水补给 1/2 张液，高渗性脱水补给 1/3 张液。若临床判断脱水性质有困难时，可按等渗性脱水补给。脱水一旦纠正、电解质正常后不必将原计划张力液体全部输完，应当及时修正补液方案，改为 1/5～14 张液。

定输液速度（定速）：原则为先快后慢。补液总量的 1/2 应在头 8～12 小时内补完，输入速度为 8～12 mL/kg。若有休克时应先扩容，用 2∶1 等张含钠液或 1.4% 碳酸氢钠溶液 10～20 mL/kg（总量 <300 mL）于 30～60 分钟内静脉输入，以迅速改善有效循环血量和肾功能。扩容所用的液体和电解质包括在头 8～12 小时的补液内。余下的液体于 12～16 小时内补完，约 5 mL/（kg·h）。对低渗性脱水的纠正速度可稍快，出现明显水中毒症状如惊厥等时，需用 3% 氯化钠液滴注，12 mL/kg 可提高血清钠 10 mmol/L，以纠正血清钠至 125 mmol/L 为宜。高渗性脱水时补液速度宜放慢，总量宜在 24 小时内均匀输入，纠正高钠血症以每日降低血清钠 10 mmol/L 为度。

纠正酸中毒：轻中度酸中毒，因输入的混合溶液中已含有一部分碱性溶液，输液后循环和肾功能改善，酸中毒即可纠正。一般当 pH<7.3 时可静脉补给碱性液体，常用 1.4% 碳酸氢钠 3 mL/kg 可提高 HCO_3^- 约 1 mmol/L，可暂按提高 HCO_3^- 5 mmol/L 给予。有血气测定结果时可按公式计算：碱剂需要量（mmol）=（22 - 测得 HCO_3^- mmol/L）×0.6×体重（kg）；或碱剂需要量 = [-BE]×0.3×体重（kg）。一般首次给予计算量的 1/2，根据治疗情况决定是否继续用药。

纠正低钾血症：有尿或来院前 6 小时内有尿即应补钾，静脉补入氯化钾为 0.15～0.3 g/（kg·d），浓度不应超过 0.3%，每日静脉滴入的时间不应少于 8 小时，一般补钾需要 4～6 天，以补充细胞内钾的不足，能口服时改为口服补钾。纠正低钙、低镁：出现低钙惊厥症状时可用 10% 葡萄糖酸钙注射液，1～2 mmol/kg，最大量 <100 mL，加等量葡萄糖注射液稀释后静脉注射或静脉滴注。低镁者用 25% 硫酸镁每次 0.1 mL/kg，深部肌内注射，每天 2～3 次，症状缓解后停用。

第 2 天及以后的补液：经第 1 天补液后，脱水和电解质紊乱已基本纠正，第 2 天及以后主要是补充继续损失量和生理需要量，继续补钾，供给热量。一般可改为口服补液。若腹泻频繁或口服不耐受者，仍需静脉补液。补液量根据吐泻和进食情况估算，一般生理需要量按每日 60～80 mL/（kg·d），用 1/5～1/3 张含钠液补充；继续损失量按"丢多少补多少""随时丢随时补"的原则，用 1/3～1/2 张含钠液补充；将这两部分相加于 12～24 小时内均匀静脉滴注。还要注意补钾和纠正酸中毒等。

3. 药物治疗

据病情从 3 方面治疗。

（1）控制感染：水样便腹泻患儿多为病毒性或非侵袭性细菌所致，一般不用抗生素，应合理使用液体疗法，选用微生态制剂和肠黏膜保护药。如伴有明显中毒症状不能用脱水解释者，尤其是重症患儿、新生儿、小婴儿和衰弱儿应选用抗生素治疗。黏液、脓血便患儿多为侵袭性细菌感染，应根据临床特点，针对病原选用抗菌药物，再根据大便细菌培养和药敏结果进行调整。大肠埃希菌、空肠弯曲菌、耶尔森菌、鼠伤寒沙门菌等所致感染可选用氨苄西林、第三代头孢菌素、庆大霉素、诺氟沙星等。金黄色葡萄球菌肠炎、伪膜性肠炎、真菌性肠炎应立即停用原来使用的抗生素，根据症状选用万古霉素、新青霉素、甲硝唑或抗真菌药物治疗。婴幼儿选用氨基糖苷类及喹诺酮类抗生素应慎重。

（2）微生态疗法：有助于恢复肠道正常菌群的生态平衡，抑制病原菌定植和侵袭，有利于控制腹泻，常用双歧杆菌、嗜乳酸杆菌、粪链球菌、需氧芽孢杆菌等。

（3）肠黏膜保护药：能吸附病原体和毒素，维持肠细胞的吸收和分泌功能，与肠道黏液糖蛋白相互作用可增强其屏障功能，阻止病原微生物的攻击，如十六角蒙脱石粉。

（三）迁延性腹泻和慢性腹泻治疗

迁延性腹泻和慢性腹泻患儿常伴有营养不良和其他并发症，病情较为复杂，必须采取综合措施。

1. 病因治疗

积极寻找引起病程迁延的原因，针对病因治疗，切忌滥用抗生素，避免顽固的肠道菌群失调。

2. 预防和治疗脱水

纠正电解质和酸碱平衡紊乱。

3. 营养治疗

迁延性腹泻和慢性腹泻患儿多有营养不良，禁食对机体有害，继续喂养对促进疾病恢复有利。继续母乳喂养。

人工喂养儿应调整饮食，<6 月婴幼儿用牛奶加等量米汤或水稀释，或用发酵奶，也可用奶—谷类混合物，每天喂 6 次，以保证足够热量。>6 个月婴儿可用已习惯的平常饮食，如选用加有少量植物油、蔬菜、鱼末或肉末的稠粥、面条等；由少到多，由稀到稠。

糖类不耐受患儿由于有不同程度的原发性或继发性双糖酶缺乏，其中以乳糖不耐受者最多见，宜采用去乳糖或双糖饮食。

过敏性腹泻：有些患儿在无双糖酶饮食后腹泻仍不改善，需考虑对蛋白质过敏（牛奶或大豆蛋白），应改用其他饮食。

要素饮食：是肠黏膜受损患儿最理想的食物，由氨基酸、葡萄糖、中链三酰甘油、多种维生素和微量元素组合而成。

静脉营养：少数病情严重患儿不能耐受口服营养物质，可采用静脉高营养。推荐方案为：10%脂肪乳剂 2~3 g/（kg·d），复方氨基酸 2~2.5 g/（kg·d），葡萄糖 12~15 g/kg，电解质及多种微量元素适量，液体每日 120~150 mL/（kg·d）。通过外周静脉输入，好转后改为口服。

4. 药物治疗

抗菌药物应慎用，仅用于分离出特异病原的感染患儿，并根据药敏选用。酌情补充微量元素和维生素，如锌、铁、烟酸、脂溶性（维他利匹特）和水溶性维生素（水乐维他）等。还可应用微生态制剂和肠黏膜保护药。

四、治疗中的临床思维

（1）提倡母乳喂养，及时添加辅食，避免夏季断奶，人工喂养者根据具体情况选择合适的代乳品。养成良好的卫生习惯，防止水源污染，加强粪便管理，灭蝇、灭蛆等。防止昆虫污染，病毒性腹泻给予疫苗接种，可大大减少腹泻的发生率。

（2）由气候变化或喂食喂养不当引起的腹泻，避免过热或受凉，合理饮食，绝大部分患儿可在 3~5 天内痊愈。

（3）病毒性、肠道外因素或非侵袭性细菌性腹泻患儿多合并脱水和电解质紊乱，绝大多数通过补液、微生态疗法和饮食治疗痊愈，小部分患儿由于治疗不及时或不连续或体质较弱病情可反复或迁延，极少部分患儿可合并下呼吸道感染症状如支气管炎、肺炎等。

（4）侵袭性细菌性肠炎经选用敏感抗生素及其他治疗，绝大多数在 1 周内痊愈。若服用抗生素时间过短（少于 3 天）或不连续可造成病情迁延或反复并增加耐药机会。

（5）切忌滥用抗生素和长期使用皮质激素。对因其他疾病必须较长期使用激素或抗生素者，应给予微生态制剂，以防菌群失调。

（徐佳鑫）

第七章

泌尿系统疾病

第一节　急性肾小球肾炎

急性肾小球肾炎（AGN）简称急性肾炎，广义上包括一组以急性起病，表现为血尿和（或）蛋白尿、高血压、水肿，并常伴有少尿为特点的肾小球疾病，所以，又称为急性肾炎综合征。在儿童时期绝大多数属急性链球菌感染后肾小球肾炎（APSGN）。

本病为儿科最常见的肾小球疾病，居我国儿童泌尿系统疾病住院患儿的首位。但近年国内外流行病学资料均呈现发病率下降的趋势，1982 年我国 6 947 例泌尿系住院患儿中本病占53.7%，1992 年则占 11 531 例泌尿系住院患儿的 37.1%。

一、病因

AGN 概括而言可分为感染性和非感染性两大类。

1. 感染性 AGN

（1）急性链球菌感染后肾小球肾炎：本病是由 A 族 β 溶血性链球菌感染后引起的免疫性肾小球肾炎。链球菌中仅部分"致肾炎菌株"感染后引发肾炎，继发于呼吸道、咽部感染者常由 2、49、50、55、60 型引起，继发于皮肤感染者常由 1、3、4、12、25、49 型引起。

（2）非链球菌感染后肾小球肾炎。

1）细菌性感染：葡萄球菌、肺炎球菌、伤寒杆菌等。

2）病毒感染：乙型肝炎、巨细胞病毒、水痘、EB 病毒等。

3）其他：梅毒、毒浆病、疟疾等。

2. 非感染性 AGN

（1）多系统疾病：系统性红斑狼疮、过敏性紫癜、血管炎、肺出血肾炎综合征等。

（2）原发性肾小球疾病：IgA 肾病、系膜增生性肾炎、膜增生性肾炎等。

二、发病机制

有关急性链球菌感染后肾小球肾炎的发病机制，目前认为所有链球菌致肾炎菌株均有共同的致肾炎抗原性，机体对链球菌的某些抗原成分（包括菌壁上的 M 蛋白内链球菌素和"肾炎菌株协同蛋白"）产生抗体，抗原抗体复合物引起肾小球毛细血管炎症病变，包括循环免疫复合物和原位免疫复合物形成。此外，某些链球菌株可通过神经氨酸苷酶的作用或其产物，如某些菌株产生的唾液酸酶，与机体的免疫球蛋白结合，改变其免疫原性，产生自身抗体和免疫复合物而致病。另有人认为链球菌抗原与肾小球基膜糖蛋白间具有交叉抗原性，可使少数病例呈现抗肾抗体型肾炎。

三、病理

在疾病早期，肾病变典型，呈毛细血管内增生性肾小球肾炎改变。光镜下肾小球表现为程度不等的弥漫性增生性炎症及渗出性病变，部分患者中可见到新月体。肾小管病变较轻，呈上皮细胞变性，间质水肿及炎症细胞浸润。电镜检查可见电子致密物在上皮细胞下沉积，呈散在的圆顶状驼峰样分布。免疫荧光检查在急性期可见 IgG、C_3 于肾小球基膜及系膜区颗粒状沉积，有时还伴有 IgM、IgA 沉积，此多见于重度蛋白尿者。

四、临床表现

90% 的 AGN 病例有链球菌的前驱感染，以呼吸道及皮肤感染为主。在前驱感染后经 1～3 周无症状的间歇期而急性起病。以咽炎为诱因者病前 6～12 天（平均 10 天）多有发热、颈淋巴结大及咽部渗出。皮肤感染见于病前 14～28 天（平均 20 天）。

1. 典型表现

急性期常有全身不适、乏力、食欲缺乏、发热、头痛、头晕、咳嗽、气急、恶心、呕吐、腹痛及鼻出血等。50%～70% 患儿为肉眼血尿，持续 1～2 周即转为镜下血尿，肉眼血尿严重者可伴有排尿困难。蛋白尿程度不等，约 20% 达肾病水平。70% 患儿有非凹陷性水肿，通常累及眼睑、颜面，偶及全身。30%～80% 有血压升高，主因水钠潴留、血容量过大所致。通常尿量减少，但真正达少尿者不多。大部分患儿 2～4 周利尿消肿，血压也恢复正常。轻症临床表现不明显，仅表现为镜下血尿，重症则可呈急进性肾炎经过，短期内出现肾功能不全。

2. 非典型表现

（1）亚临床病例：即无临床表现的病例，多见于致肾炎链球菌菌株感染患儿的密切接触者，对流行病学有意义。患儿临床无症状，但呈现血补体下降或轻度尿改变或二者兼具。肾活检有轻度局灶性增生病变或弥漫性典型病变。

（2）肾外症状性急性肾炎：易于误诊，临床有水肿、高血压，甚至有严重循环充血及高血压脑病，但尿改变轻微或尿常规检查正常，有链球菌前驱感染和血中补体于 6～8 周内呈典型的下降继而恢复的过程。

（3）尿中蛋白排出明显：少数患儿以急性肾炎起病，但水肿和蛋白尿突出，伴轻度高胆固醇血症和低白蛋白血症，临床表现似肾病综合征，占儿童肾炎的 5%，其恢复过程也较典型表现者迟缓，少数进入慢性肾炎过程。

3. 急性期并发症

（1）严重循环充血：常发生在起病 1 周内，由于水、钠潴留，血浆容量增加而出现循环充血。当肾炎患儿出现呼吸急促和肺部出现湿啰音时，应警惕循环充血的可能性，严重者可出现呼吸困难、端坐呼吸、颈静脉怒张、频咳、吐粉红色泡沫痰，两肺满布湿啰音，心脏扩大甚至出现奔马律，肝肿大而硬，水肿加剧。此与经典的因心肌泵功能减退的充血性心力衰竭不同。

（2）高血压脑病：此指由于血压急剧增高时伴发神经系统症状而言。常发生在疾病早期，血压突然上升之后，血压往往在（150～160）/（100～110）mmHg。年长患儿会主诉剧烈头痛、呕吐、复视或一过性失明，严重者突然出现惊厥、昏迷。

（3）急性肾功能不全：急性肾炎早期相当一部分患儿有不同程度的尿量减少及氮质血症，但真正发生急性肾衰竭者仅为少数。常发生于疾病初期，出现尿少、严重氮质血症、电解质紊乱（高钾、高磷、低钠、低钙血症）、水潴留、代谢性酸中毒等症状，一般持续3～5天，不超过10天。

五、辅助检查

1. 尿液检查

血尿见于所有的患儿，早期多为肉眼血尿，后转为镜下血尿。60%～85%的患儿尿中可检到红细胞管型，其他尚有透明或颗粒管型。疾病早期可见较多的白细胞和上皮细胞，并非感染，一般于数日内消失。尿蛋白可为（+）～（+++），且与血尿的程度相平行，仅少数达肾病水平，蛋白尿一般属非选择性。

2. 血常规检查

外周血白细胞一般轻度升高或正常，此与原发感染灶是否存在有关。轻度贫血常见，此与血容量增大、血液稀释有关。红细胞沉降率大多加快。

3. 血生化及肾功能检查

肾小球滤过率降低，但一般不低于50%。部分患儿有短暂的血尿素氮、肌酐升高。尿浓缩功能完好，可有轻度的高氯酸血症和高血钾，因血液稀释可有低钠血症。

4. 链球菌感染的细菌免疫学检查

患儿因肾炎起病时，前驱的链球菌感染多已经过抗菌治疗，故病灶处细菌培养阳性率不高。在链球菌感染后机体对菌体的抗原物质常产生抗体反应，咽炎病例抗链球菌溶血素O（ASO）往往增加，10～14天开始升高，3～5周达高峰，3～6个月恢复正常。另外咽炎后APSGN者抗双磷酸吡啶核苷酸酶（ADPNase）滴度升高。皮肤感染后APSGN者ASO升高者不多，抗链球菌DNA酶（ADNAse-1）和抗透明质酸酶滴度升高。上述血清学检查在急性期经有效抗感染治疗后阳性率低。

5. 血清补体测定

90%以上的患儿病程早期血中总补体和血清C_3显著下降，94%的病例至第8周恢复正常，补体下降程度虽与疾病严重性及预后无关，但持续低下6～8周尚不恢复常提示为非链球菌感染后肾小球疾患，应注意查找导致补体低下的病因。

六、诊断和鉴别诊断

典型病例往往起病1～3周前有链球菌感染史，出现血尿、水肿、血压高，尿液检查有肾小球源性血尿，不同程度的蛋白尿，血清有链球菌感染的免疫学改变及动态的血补体变化（早期下降，6～8周恢复）即可诊断为急性链球菌感染后肾炎。

注意应与下列情况鉴别。

（1）注意肾炎的不典型表现，避免漏诊或误诊，尤其注意以循环充血、高血压脑病为首发症状或突出表现者应及时尿检以免误诊。

（2）急性链球菌感染后肾炎注意和非链球菌感染后肾炎相鉴别。

（3）与以急性肾炎综合征为表现的其他原发性肾小球疾病或全身性疾病相鉴别，前者如 IgA 肾病、膜增生性肾炎等，后者如狼疮性肾炎、过敏性紫癜性肾炎、血管炎等。

（4）与慢性肾炎病程中因某些诱因（如感染）呈急性发作者相鉴别。

（5）尿蛋白显著增加者常需与肾病综合征鉴别。

一般情况下急性链球菌感染后肾炎不需行肾活检，下列情况可视为肾活检指征：①不典型表现，如严重蛋白尿、显著氮质血症、少尿持续存在但无链球菌感染证据；②显著血压增高，肉眼血尿持续 2~3 周以上或持续蛋白尿，伴或不伴血尿持续 6 个月以上；③持续低补体血症。

七、治疗

本病主要为对症治疗，治疗原则为纠正病理生理变化及生化异常，防治急性期并发症，保护肾功能，以利其恢复。

1. 一般治疗

急性期需卧床 2~3 周，直到肉眼血尿消失，水肿减退，血压正常。对有水肿、高血压者应限盐及水，有氮质血症者应限蛋白。

2. 抗感染治疗

有感染灶时用青霉素 10~14 天。

3. 对症治疗

（1）利尿：经控制水盐入量仍水肿、高血压、少尿者可给予利尿药。一般口服氢氯噻嗪，无效时需用呋塞米口服或注射，呋塞米静脉注射剂量过大时可有一过性耳聋。

（2）降压：凡经休息、控制水盐摄入、利尿而血压仍高者均应给予降压药。常选硝苯地平，在成年人此药有增加心肌梗死发生率和死亡率的危险，一般不单独使用。还可选用血管紧张素转化酶抑制药（如卡托普利），与硝苯地平交替使用降压效果更佳，但肾功能下降者慎用。

4. 严重循环充血的治疗

纠正水钠潴留，恢复正常血容量，可使用呋塞米注射。表现有肺水肿者除一般对症治疗外可加用硝普钠。对难治病例可采用腹膜透析或血液滤过治疗。

5. 高血压脑病的治疗

原则为选用降压效力强而迅速的药物，首选硝普钠，有惊厥者应及时止痉，对有脑水肿者需脱水、供氧。

八、预后

急性肾炎的预后与病因有关。病毒所致者预后良好，多数随感染痊愈而愈；95% 急性链球菌感染后肾炎的患儿预后良好，可完全康复，及时控制严重症状可显著降低急性期死亡率。

（沈　勤）

第二节　急进性肾小球肾炎

急进性肾小球肾炎（RPGN）简称急进性肾炎，是一组以少尿、血尿、蛋白尿、水肿和高血压等急性肾炎综合征为临床表现，肾功能急剧恶化，多早期出现少尿性急性肾衰竭的临床综合征。病理特点为肾小球囊腔内广泛新月体形成，故又称为新月体肾炎。

一、病因和发病机制

本病是多种原因所致的一组疾病，包括：①原发性急进性肾小球肾炎；②继发于某些原发性肾小球疾病，如链球菌感染后肾炎、膜增生性肾炎、膜性肾病、IgA 肾病等；③继发于全身性疾病，如系统性红斑狼疮、过敏性紫癜、坏死性肉芽肿等；④继发于感染性疾病，如败血症、感染性心内膜炎等；⑤继发于某些药物或毒物，如利福平、别嘌醇、肼屈嗪、D-青霉胺等。

根据免疫病理可以分为 3 型：①Ⅰ型为抗肾小球基底膜抗体型，是由于抗肾小球基底膜抗体与肾小球基底膜（GBM）抗原相结合激活补体而致病；②Ⅱ型为免疫复合物型，是因肾小球内循环免疫复合物的沉积或原位免疫复合物的形成，激活补体所致；③Ⅲ型为非免疫复合物型，肾小球内无免疫复合物沉积或呈不规则的局灶性沉积，血中常有抗中性粒细胞质抗体（ANCA）。

二、病理

肾体积常较正常增大，典型病理改变为新月体肾炎。

1. 光镜

为弥漫性病变，50% 以上的肾小球内有占肾小球囊腔 50% 以上面积的大新月体形成。

2. 免疫荧光

Ⅰ型可见 IgG、C_3 沿肾小球基膜内侧呈线状沉积；Ⅱ型 IgG、C_3 在肾小球基底膜及系膜区呈颗粒状沉积；Ⅲ型无或仅有微量免疫沉积。

3. 电镜

Ⅱ型电子致密物在系膜区或内皮下沉积，Ⅰ型和Ⅲ型无电子致密物。

三、临床表现

本病常见于较大儿童及青春期，年龄最小者 5 岁，男多于女。病前 2～3 周内可有疲乏、无力、发热、关节痛等症状。约 50% 的患者可有上呼吸道感染前驱史。

起病多与急性肾小球肾炎相似（起病急，血尿、蛋白尿，尿少，水肿，高血压），多早期出现少尿（即尿量 <400 mL/d）或无尿（即尿量 <50 mL/d），进行性肾功能减退并发展成为尿毒症，为其临床特点。患者常伴有贫血，少数可具备肾病综合征特征。

继发性者除上述表现外，还有其原发病的相应表现。

四、辅助检查

1. 尿常规

除不同程度的蛋白尿外，血尿持续是本病重要特点，肉眼血尿较常见。尿沉渣可见红细胞、白细胞、玻璃样管型及颗粒管型。

2. 血常规

常见明显贫血，属正色素性正细胞贫血。

3. 肾功能

发病后数日即可发现血尿素氮、血肌酐进行性上升。

4. 免疫学检查

主要有抗 GBM 抗体阳性（Ⅰ型），ANCA 阳性（Ⅲ型）。Ⅱ型患者血循环免疫复合物及冷球蛋白可阳性，并可伴有补体 C_3 的降低。

5. B 超

显示双肾增大，呈弥漫性肾实质病变，皮髓质界限不清。

6. 肾活检

有利于确立诊断、制定治疗方案及评估预后等。如情况允许，应尽早进行。但在本症作肾活检风险较大，应严格选择适应证。

五、诊断和鉴别诊断

1. 诊断

凡急性肾炎综合征伴肾功能急剧恶化，无论是否已达到少尿性急性肾衰竭，均应疑及本病并及时行肾活检。若病理显示 50% 以上肾小球有新月体形成，并依据临床和实验室检查除外系统性疾病，诊断即可成立。

2. 鉴别诊断

（1）急性链球菌感染后肾炎：本病多数有链球菌前驱感染史，少尿和肾功能损害持续时间短，肾功能一般在病程 2～3 周后有望恢复，预后良好，肾活检或动态病程观察有助于两者鉴别。

（2）溶血性尿毒症综合征：多见于婴幼儿，贫血多较严重，为微血管溶血性贫血。血小板及凝血因子减少，出血倾向明显，有助于鉴别。

（3）继发于全身性疾病：如系统性红斑狼疮、过敏性紫癜等。

（4）注意是否在原有肾小球疾病基础上又发生新月体病变，导致病情急剧恶化，如 IgA 肾病、膜增生性肾炎。

（5）尽可能区分原发 RPGN 的 3 种类型，因其预后和治疗有所差别。

六、治疗

1. 一般治疗

对肾衰竭及其并发症的治疗，其处理同一般肾衰竭。

2. 肾上腺皮质激素

目前首选大剂量激素冲击疗法：甲泼尼龙 15～30 mg/kg（最大一次量 1 g）溶于 5% 葡萄糖注射液 100～200 mL 中静脉滴注，每天或隔天 1 次，3 次为 1 个疗程，必要时间隔 3～5 天可进行下 1 个疗程，一般不超过 3 个疗程，冲击期间注意监测血压。继以口服泼尼松 1 mg/（kg·d），至少 4 周，然后逐步减量维持。

3. 细胞毒药物

常与激素同时使用，可用环磷酰胺或硫唑嘌呤。环磷酰胺 0.2 g，加入生理盐水 20 mL，近年有报道，甲泼尼龙冲击加用环磷酰胺冲击疗法，每月 1 次，每次 0.5～1 g，连用 6 个月。

4. 抗凝疗法

在人类疗效尚有争议。在抗凝同时，可加用抗血小板聚集药如双嘧达莫，并与泼尼松、免疫抑制药联用，称为四联疗法，有一定疗效。肝素用量，每次 100～150 U/kg，每 4～6 小时 1 次静脉滴注，疗程 5～10 天。如病情好转可改用皮下注射或华法林口服，持续较长时间。双嘧达莫 5～10 mg/（kg·d），分 3 次口服或静脉滴注。

5. 血浆置换疗法

可有效清除血浆中免疫复合物及抗肾抗体，阻止和减少免疫反应。早期应用可使病情缓解。该疗法需配合糖皮质激素及细胞毒药物，以防止在机体大量丢失免疫球蛋白后大量合成造成反跳。

6. 透析疗法

本病临床突出表现为进行性肾衰竭，故主张早期进行透析治疗。透析指征同一般急性肾衰竭。通常可先做腹膜透析，不满意时考虑血液透析。

7. 肾移植

肾功能不恢复者待病情稳定后可行肾移植，须等待至血中抗肾抗体阴转后才能进行。

七、预后

本病预后不佳，如未能及时有效治疗，几乎均于数周至半年内进展至不可逆肾衰竭。影响预后的主要因素有以下 3 种。①病因：继发于链球菌感染者预后较好。②治疗是否及时：临床有少尿、肾功能差需行透析者，病理上显示广泛不可逆病变（纤维性新月体、肾小球硬化或间质纤维化），预后差。③免疫病理类型：Ⅲ型较好，Ⅰ型差，Ⅱ型居中。

（沈　勤）

第三节　原发性肾病综合征

肾病综合征（NS）是一组由多种原因引起的肾小球滤过膜通透性增加，导致血浆内大量蛋白质从尿中丢失的临床综合征。临床有以下 4 大特点：①大量蛋白尿；②低清蛋白血症；③高脂血症；④明显水肿。以上第①、第②两项为必备条件。

肾病综合征在儿童肾病中的发病率仅次于急性肾炎。我国的调查结果显示，肾病综合征占同期住院泌尿系疾病患儿的21%。男女发病比例为（1.5～3.7）∶1。发病年龄多为学龄前儿童，3～5 岁为发病高峰，单纯型发病偏早，肾炎型偏迟。按病因可分为原发性、继发性和先天性 3 种类型。本节主要阐述原发性肾病综合征（PNS）。

一、病因和发病机制

原发性肾病综合征约占儿童时期肾病综合征总数的90%，目前病因尚未明确。微小病变者主要是滤过膜电荷屏障的丧失，致分子量较小、带负电荷的清蛋白自尿中丢失，表现为高选择性蛋白尿，可能与 T 细胞功能紊乱有关。非微小病变者可能还有滤过膜结构屏障的改变，在非微小病变者的肾组织内常可检到免疫球蛋白和（或）补体成分的沉着，故提示有免疫复合物，局部免疫病理过程而损伤滤过膜的结构屏障而引发蛋白漏出。

近年发现肾病综合征的发病具有遗传基础。国内报道，糖皮质激素敏感患儿 HLA-DR7 抗原频率高达 38%，频复发患儿则与 HLA-DR9 相关。另外还有家族性表现，且绝大多数是同胞患病。有流行病学调查发现，黑人症状表现重，对糖皮质激素反应差，提示发病与人种及环境有关。

二、病理生理

1. 大量蛋白尿

此为本病最基本的病理生理改变，是导致本病其他三大临床特点的基本原因，也是诊断本病的必需条件。当肾小球滤过膜受免疫或其他病因损伤后，其电荷屏障和（或）结构屏障减弱，血浆蛋白漏入尿中，蛋白尿的直接后果是低清蛋白血症。此外其他蛋白的丢失也可造成相应的后果。患儿体液免疫功能降低与血清 IgG 和补体系统 B、D 因子从尿中大量丢失有关，也与 T 淋巴细胞抑制 B 淋巴细胞 IgG 合成转换有关。抗凝血酶Ⅲ丢失，而Ⅳ、Ⅴ、Ⅶ因子和纤维蛋白原增多，使患儿处于高凝状态。由于钙结合蛋白降低，血清结合钙可以降低；当 25（OH）D_3 结合蛋白同时丢失时，游离钙也降低。另一些结合蛋白降低，可使结合型甲状腺素（T_3、T_4）、血清铁、锌和铜等微量元素降低；转铁蛋白减少则可发生低色素小细胞性贫血。

2. 低清蛋白血症

血浆蛋白由尿中大量丢失和从肾小球滤出后被肾小管吸收分解是造成低清蛋白血症的主要原因；肝合成蛋白的速度和蛋白分解代谢率的改变也使血浆蛋白降低。患儿胃肠道也可有少量蛋白丢失，但并非低清蛋白血症的主要原因。

3. 高脂血症

患儿血清总胆固醇，三酰甘油和低密度、极低密度脂蛋白增高，其主要机制是低蛋白血症促进肝合成脂蛋白增加，其中的大分子脂蛋白难以从肾排出而蓄积于体内，加之脂蛋白清除率下降，如脂蛋白脂酶活性下降 30%~60%、卵磷脂转酰酶活性降低且酶自尿中丢失，导致高脂血症。血中胆固醇和低密度脂蛋白持续升高，而高密度脂蛋白却正常或降低，促进了动脉硬化的形成。持续高脂血症，脂质从肾小球滤出，可导致以下不利影响：肾小球滤出的脂蛋白对系膜细胞具有毒性作用，可能导致肾小球硬化；增加血小板的聚集，促发高凝及血栓栓塞；产生动脉粥样硬化性冠心病。

4. 水肿

水肿的产生机制主要有以下两种理论。

（1）充盈不足学说：大量蛋白尿导致血浆白蛋白下降、血浆胶体渗透压下降，血浆中的水分自血管内区转入组织间隙，直接造成局部水肿。血浆容量下降通过容量和压力感受器使肾保留水钠有关的神经体液因子活化，如抗利尿激素增加、肾素—血管紧张素—醛固酮系统活化、交感神经活性增强等，从而引起水钠潴留，导致全身水肿。

（2）过度充盈学说：有些研究注意到患者并不都伴有血容量下降，血浆肾素—血管紧张素水平也不一定升高，故提出本病中存在肾原发的水钠潴留，由于原发水钠潴留甚至可见血容量扩张。

三、病理

原发性肾病综合征可见各种病理类型。

1. 微小病变（MCNS）

光镜下无改变或极轻微病变，电镜示弥漫性肾小球脏层上皮细胞足突融合，免疫荧光阴性。临床男孩多见，发病高峰为 3~4 岁，多表现为单纯型肾病、激素敏感。

2. 系膜增生性肾小球肾炎（MSPGN）

系膜细胞和（或）系膜基质弥漫增生，光镜下基膜正常，系膜区有 Ig（IgG、IgM）和（或）补体沉积。我国患儿常见此改变，多有血尿，部分伴血压增高，1/2~2/3 对激素治疗不敏感，但延长隔日用药疗程，又有一部分获得缓解。当肾病状态持续并逐渐出现肾功能减退时，再次活检时常兼有局灶节段性硬化。

3. 局灶节段性肾小球硬化（FSGS）

以始自近髓肾单位肾小球局灶节段性玻璃样变和硬化为特点，硬化处有大块电子致密物（IgM、C_3）沉积。临床常见两种情况：一是肾病起病即非选择性蛋白尿，常有镜下血尿及血压高，激素耐药，常呈持续肾病状态及逐渐进展的肾功能减退；二是起病类似 MCNS，但多次反复后发展为典型的 FSGS。

4. 膜增生性肾小球肾炎（MPGN）

系膜细胞和其基质重度弥漫性增生，广泛的系膜内皮下插入，基膜增厚及双轨形成。免疫荧光可见 IgG、C_3 沿毛细血管壁及系膜区粗颗粒沉积。临床以伴有低补体血症为特点，常以急性肾炎综合征起病，肾功能受损较多，且常呈慢性进展过程。

5. 膜性肾病

以不连续的颗粒状上皮下沉积物、基膜弥漫增厚、钉突改变为特点，免疫荧光以 IgG、C_3 沿毛细血管袢细颗粒状沉积为特点。儿童原发性者少见，多继发于狼疮肾或乙肝肾。

6. 其他

如毛细血管内增生性肾小球肾炎、IgA 肾病、IgM 肾病等也可表现为肾病综合征。

四、临床表现

一般起病隐匿，常无明显诱因。约 30% 有病毒感染或细菌感染病史，70% 肾病复发与病毒感染有关。水肿最常见，开始见于眼睑，以后逐渐遍及全身，呈凹陷性，男孩常有阴囊水肿，水肿重者可出现体腔积液即腹腔积液、胸腔积液或心包积液。常伴有尿量减少，颜色变深，无并发症的患者无肉眼血尿，而短暂的镜下血尿可见于约 15% 的患者。大多数血压正常，但轻度高血压也见于约 15% 的患者，约 30% 病例因血容量减少而出现短暂肌酐清除率下降，一般肾功能正常，急性肾衰竭少见。部分晚期病例可有肾小管功能障碍，出现低血磷性佝偻病、肾性糖尿、氨基酸尿和酸中毒等。由于长期有蛋白自尿中丢失，患儿可有蛋白质营养不良。病程久或反复发作、长期应用皮质激素者还有生长落后。

五、辅助检查

1. 尿液分析

大量蛋白尿为本病主要化验所见，24 小时尿蛋白定量超过每平方米体表面积 40 mg/h

或 >50 mg/kg 为肾病范围的蛋白尿，尿蛋白/尿肌酐（mg/mg），正常儿童上限为 0.2，肾病 >3.5。尿沉渣可见透明管型、颗粒管型和卵圆脂肪小体。

2. 血常规检查

可见血红蛋白和血细胞比容增加，此常见于初发或复发时或循环血容量下降的患儿。长期慢性过程的患儿有时可见小细胞性贫血，这可能是由尿中丢失转铁蛋白所致。血小板往往增加。

3. 其他检查

血浆总蛋白含量降低，清蛋白降低尤为显著，并伴有清蛋白、球蛋白比值倒置。α_2、β 球蛋白浓度增高，IgG 减低，IgM、IgE 可增加，纤维蛋白原增高。血脂增高，胆固醇增高显著，在清蛋白显著下降者三酰甘油也可明显升高。LDL 和 VLDL 增高，HDL 多正常。电解质一般正常，有时可见低钠血症，血钙有下降趋势。肾功能常在正常范围，但也可因低血容量而肾小球滤过率下降，或因肾小球足突融合滤过面积减少和（或）对水和小的溶质的通透性改变而出现 BUN 增高，但多属暂时性。晚期患儿可有肾小管功能损害。MCNS 或单纯型患儿血清补体水平正常，肾炎型患儿补体可下降。

肾活检指征：①对糖皮质激素治疗耐药或频繁复发；②临床或实验室证据支持肾炎型肾病或慢性肾小球肾炎。

六、并发症

1. 感染

感染是最常见的并发症，也是本病死亡的主要原因。本病易发感染的原因如下：①体液免疫功能低下；②常有细胞免疫功能异常；③补体系统改变，尤其是 B 因子自尿中丢失而影响调理功能；④转铁蛋白和锌结合蛋白自尿中丢失而影响免疫调节及淋巴细胞功能改变；⑤蛋白质营养不良；⑥水肿致局部循环障碍，易发生皮肤感染；⑦应用糖皮质激素和免疫抑制药。

2. 电解质紊乱和低血容量

常见的电解质紊乱有低钠、低钾、低钙血症。由于低蛋白血症、血浆胶体渗透压下降、显著水肿，而常有血容量不足，尤其是各种诱因引起低钠血症时易出现低血容量性休克。由于清蛋白下降致总钙水平下降，而血中维生素 D 结合蛋白自尿中漏出，体内维生素 D 不足，还可造成游离钙下降。

3. 高凝状态及血栓、栓塞

高凝状态易致各种动、静脉血栓形成，以肾静脉血栓形成常见，表现为突发腰痛，出现血尿或血尿加重，少尿，甚至发生肾衰竭。但临床以不同部位血管血栓形成的亚临床型更为多见。并发此类并发症是由于：①肝合成有关凝血的物质增加；②抗凝血酶Ⅲ自尿中丢失；③血浆纤溶酶原活性下降；④血液黏稠度增加，血小板聚集加强；⑤应用糖皮质激素促进高凝；⑥应用利尿药使血液浓缩。

4. 肾功能不全

急性肾功能不全可由以下原因引起：①急性间质性肾炎；②部分 MCNS 可因严重的肾间质水肿和（或）大量蛋白管型阻于亨利袢导致近端肾小管和鲍氏囊中静水压力增高、肾小球滤过压下降；③原病理改变基础上又附加了严重的肾小球病变；④血容量减少致肾前性氮质血症或合并肾静脉血栓形成而导致短期内肾功能减退。

慢性肾功能不全伴有或不伴有高血压时，应考虑为 FSGS 或原病变基础上向 FSGS 或增生硬化性转变或合并间质、血管病变。

七、诊断

中华医学会儿科学分会肾脏病学组于 2009 年制定了我国儿童常见肾病诊治循证指南，其中确定了原发性肾病综合征的诊断标准和临床分型。凡临床表现符合肾病综合征四大特点者，即可诊断为肾病综合征。再结合病史、体检、辅助检查除外继发者即诊为原发性肾病综合征。根据临床表现可分为单纯型肾病和肾炎型肾病。按糖皮质激素反应可分为激素敏感型、激素耐药型和激素依赖型肾病。2009 年的指南中有关激素敏感性的界定是以泼尼松足量 $[2 \text{ mg/}(kg \cdot d)$ 或 $60 \text{ mg/}(m^2 \cdot d)]$，治疗 ≤4 周尿蛋白是否转阴为标准，但在判定时要注意激素用量是否为足量、是否存在干扰激素治疗的因素（如并发感染、严重高凝状态、血栓形成及其他药物影响等）。2009 年的指南中有关激素依赖型肾病的定义是对激素敏感，但连续 2 次减量或停药 2 周内复发者。2009 年的指南中肾病综合征的复发是指连续 3 天，晨尿蛋白由阴性转为（＋＋＋）或（＋＋＋＋）或 24 小时尿蛋白定量 ≥50 mg/kg 或尿蛋白/尿肌酐（mg/mg）≥2.0。转归的判定：①临床治愈是指完全缓解，停止治疗 >3 年无复发；②完全缓解是指血生化及尿检查完全正常；③部分缓解是指尿蛋白阳性 <（＋＋＋）；④未缓解是指尿蛋白 >（＋＋＋）。

八、治疗

1. 初发肾病综合征的治疗

以激素治疗为主，分两阶段用药。

（1）诱导缓解阶段：足量泼尼松（泼尼松龙）60 mg/（m² · d）或 2 mg/（kg · d）（按身高的标准体重计算），最大剂量 80 mg/d，先分次口服，尿蛋白转阴后改为每晨顿服，疗程 6 周。

（2）巩固维持阶段：隔日晨顿服 1.5 mg/kg 或 40 mg/m²（最大剂量 60 mg/d），共 6 周，然后逐渐减量。

应用激素时注意以下 4 个方面：①激素治疗须足量和足够疗程，足量和足够疗程是初治的关键，可降低发病后 1~2 年复发率；②激素用量有性别和年龄的差异，初始的大剂量泼尼松对 >4 岁的男童更有效，男童最大剂量可用至 80 mg/d；③对 <4 岁的初发患儿，每日泼尼松 60 mg/m² 4 周，然后改为隔日 60 mg/m² 4 周，以后每 4 周减 10 mg/m² 至停药，此种长隔日疗法比每日 60 mg/m² 6 周，然后改为隔日 40 mg/m² 6 周的方法能减少患儿的复发率；④不建议初治时采用甲泼尼龙冲击治疗；⑤对部分年龄 <7 岁、发病时血清总蛋白 <44 g/L 的患儿可考虑采用 3 个月泼尼松加 2 个月环孢素（CsA）的疗法。

2. 非频复发肾病综合征的治疗

积极寻找复发诱因，积极控制感染，少数患儿控制感染后可自发缓解。激素治疗：①重新诱导缓解直至尿蛋白连续转阴 3 天后改为 40 mg/m² 或 1.5 mg/kg 或隔日晨顿服 4 周，然后用 4 周以上的时间逐渐减量；②在感染时增加激素维持量，可降低复发率。

3. 频复发和激素依赖型肾病综合征的治疗

（1）激素的使用。

1）拖尾疗法：同上诱导缓解后泼尼松每 4 周减量 0.25 mg/kg，给予能维持缓解的最小有效激素量（0.5～0.25 mg/kg），隔日口服，连用9～18个月。

2）在感染时增加激素维持量。

3）改善肾上腺皮质功能。

4）更换激素种类。

（2）免疫抑制药治疗。

1）环磷酰胺（CTX）：2～3 mg/（kg·d）分次口服8周或8～12 mg/（kg·d）静脉冲击疗法，每2周连用2天，总剂量≤200 mg/kg或每月1次静脉注射，每次500 mg/m²，共6次。治疗时患儿的年龄>5.5岁效果较好，缓解率为34%，而<5.5岁患儿的缓解率为9%。频复发治疗效果好于激素依赖型肾病。

2）环孢素A（CsA）：3～7 mg/（kg·d）或100～150 mg/（m²·d），调整剂量使血药谷浓度维持在80～120 ng/mL，疗程1～2年。CsA治疗时间>36个月、CsA治疗时患儿年龄<5岁及大量蛋白尿的持续时间（>30天）是CsA肾毒性发生的独立危险因素，应对连续长时间使用CsA的患儿进行有规律监测。

3）其他：如霉酚酸酯（MMF）、他克莫司（FK506）、利妥昔布（RTX）及长春新碱（VCR）等。

4. 激素耐药型肾病综合征的治疗

需要结合患儿的肾脏病理改变、药物治疗反应、药物不良反应、个体差异以及经济状况等多方面因素选择免疫抑制药，严格掌握适应证，避免过度用药以及因药物治疗带来的不良反应。

在缺乏肾脏病理检查的情况下，推荐采用激素序贯疗法与CTX冲击治疗。因为患儿病理类型不同，对各种免疫抑制药的治疗反应不同，预后有很大差异，故明确激素耐药型肾病综合征患儿的病理类型非常必要。

不同病理类型的免疫抑制药选择如下。

（1）MCNS：CTX为首选药物，静脉冲击较口服效果更佳。

（2）FSGS：目前认为儿童FSGS 25%～30% 5年后进展至慢性肾衰竭，蛋白尿是FSGS进展的重要因素，药物治疗的目的在于控制蛋白尿，目前CsA是首选药物，他克莫司更为安全、有效但价格昂贵。

（3）MsPGN：目前缺乏有效的治疗方案，可参考选用静脉CTX、CsA等治疗。

（4）MPGN：可进展至终末期肾小球疾病，治疗选用大剂量甲泼尼龙（MP）冲击序贯泼尼松和CTX冲击。MP冲击剂量为每次15～30 mg/kg（最大量≤1 g），3天为1个疗程，间隔1周可重复使用，一般应用1～3个疗程。

（5）MN：目前缺乏儿童治疗经验，成年人首选ACEI和（或）ARB类药物。

九、预后

肾病综合征的预后转归与其病理变化关系密切。微小病变型预后最好，局灶节段性肾小球硬化和膜增生性肾小球肾炎预后最差。微小病变型发展成尿毒症者极为少见，可死于感染或糖皮质激素严重不良反应。

（沈　勤）

第八章

神经系统疾病

第一节 小儿癫痫

一、概述

癫痫为小儿最常见的神经系统疾病，全球约有1 050万活动性癫痫儿童及青少年，而在中国估计有超过500万的儿童及青少年患有癫痫。在过去15年间，随着临床与脑电图诊断、病因诊断水平的不断提高，特别是随着影像学技术的不断发展，小儿癫痫的诊断和治疗水平不断提高。

据估计世界范围内15岁以下儿童占全球癫痫人群的25%，热性惊厥占到所有儿科疾病的2%。每年新发癫痫病例350万，40%为15岁以下，且80%在发展中国家。人口流行病学资料显示发展中国家癫痫年发病率为61/10万人至124/10万人，发达国家为41/10万人至50/10万人，出生第一年发病率150/10万，至9岁以后发病率持续下降，直至15岁为止，累积有1.0%~1.7%的儿童有过至少1次惊厥。0.8%为反复惊厥发作。

在儿童，经历首次不明原因的全身性或部分性惊厥发作的患儿，经过8年的随访，其累积复发率为42%，而其中5年后的复发率仅为3%。多因素研究显示，复发的危险因素包括症状性原因、脑电图异常、清醒状态下发作、有热性惊厥史以及发作后瘫痪。抗癫痫治疗不能改变复发率，约64%有惊厥发作史的儿童在成人时可以自行缓解，在这些患者中，仅有16%的患儿在继续服药。若除外特殊的癫痫综合征和病因，约75%的患者在服用抗癫痫药物之后可以得到缓解，控制3年撤药后的复发率为25%，且不同的癫痫综合征的复发率差异很大：颞部—中央区良性局灶性癫痫为0，儿童失神为12%，症状性局灶性癫痫为29%，青少年肌阵挛则为80%。

二、诊断与鉴别诊断

（一）病史要点

病史采集很重要，须根据年龄和神经系统状态进行综合采集，包括发育历程、用药史、患儿及家庭惊厥史；对大一些的患儿，直接对其询问将更能了解其主观症状。惊厥的描述应首先关注发作的起始表现，包括整个发作过程以及发作后的表现，发作的环境及其促发因素等。可让患儿家长模仿发作或用家庭摄像机记录发作，临床体检还须包括神经系统、皮肤、头围、视听觉检查等。

（二）查体要点

1. 全身性癫痫

原发性全身性癫痫在小儿常见，常于婴儿期和青少年期起病，与遗传有关。神经影像学检查正常，且不存在皮质形态学异常，由于不同原发性全身性发作之间相互重叠，所以各种表现都包含在内，且社会适应力正常，仅少数病例有行为或学习困难。

惊厥主要表现失神、肌阵挛、强直—阵挛，发作间期脑电图（EEG）可出现两半球弥漫对称同步发放 3 Hz/s 的棘慢波或多棘慢波。

儿童失神占到儿童癫痫的 12%，起病多在 5~7 岁，与遗传有一定关系。发作频繁（每天可上百次），持续 10 秒左右，伴有两半球弥漫对称同步发放 3 Hz/s 的棘慢波或多棘慢波。90% 的儿童失神常于进入成年之前消失，并不伴其他发作类型。如果失神持续存在，则会出现全身强直—阵挛性发作，早发和晚发（4 岁或 9 岁）、首选药物耐药、光敏感癫痫提示预后不佳。青少年失神于 10~12 岁起病，部分与青少年肌阵挛重叠，在清醒状态下发作，睡眠剥夺常促发全身强直—阵挛性发作（80%），光敏感性发作为 20%，长期预后不清楚。

肌阵挛站立不能性癫痫，是指一类原发性全身性癫痫伴有显著的肌阵挛发作，这些患儿在发作前为健康儿童。肌阵挛发作占儿童癫痫的 20%，多在 2~6 岁起病，肌阵挛发作和失张力跌倒发作每日发作数次，并常出现非惊厥性持续状态和全身强直—阵挛性发作。起初发作间期脑电图可正常，之后出现异常。预后不定。几个月或几年后可缓解，且不影响认知能力，即使是前期发作严重的病例。但有 30% 的儿童会发展成为癫痫性脑病，而留有长久的认知功能损害且发作不能控制。

一小部分肌阵挛站立不能性癫痫有 *SCN1A* 和 *GABRG2* 基因的突变，父母有热性惊厥附加症，有全身性发作。但肌阵挛站立不能性癫痫遗传性很复杂，没有临床对照性研究。

2. 部分性癫痫

原发性部分性癫痫为儿童期最常见的癫痫综合征，病程与年龄密切相关，并且家庭中其他成员也可发病，抗癫痫药物治疗效果好但不清楚是否能改变疾病预后。卡马西平和丙戊酸为首选药。

中央区—颞中部棘波的良性儿童癫痫占儿童癫痫的 8%~23%，多于 3~13 岁起病，预后很好，青少年时期达到缓解。典型发作为睡眠中一侧脸部收缩、口齿不清、流涎伴呼噜音，可不伴有意识丧失，有时累及同侧肢体抽搐，可并发继发性全身性发作，发作间期脑电图示典型的双相中央区—颞叶棘波，睡眠中可为双侧，发作频率不定，一些患儿常可以避免药物治疗。有时脑电图不典型，常与伴发失张力发作或其他并发情况同时发生，如由卡马西平治疗脑电图加重等。儿童良性枕叶癫痫发作为原发性部分性癫痫，起病年龄为 6~17 岁，伴有视觉症状，发作后常有头痛，发作间期脑电图表现单侧或双侧枕叶棘慢波发放，闭眼时易诱发。

症状性部分性癫痫占儿童癫痫的 40%，根据惊厥症状来确定起源部位，有时与多个脑叶有关，惊厥可表现单一症状，或多种症状，发作表现可与发作起源和泛化后波及的部位相关。初期的发作往往来自癫痫起源病灶，意识改变是判断复杂部分性发作的要素，在简单部分性发作中无意识障碍，也可为惊厥进一步泛化而无明确定位。发作后嗜睡为儿童癫痫发作后的常见表现，有利于鉴别诊断，头皮脑电图有时会误诊，当神经影像学检查正常时，明确癫痫起源十分困难，除非有一系列特征性发作症状出现。

中颞叶癫痫最容易明确，大多数有症状的患儿均有海马硬化，并在 MRI 上有表现，40% 的患儿幼时有长程热性惊厥史。典型表现：多为 5～10 岁起病或更早，有腹部上涌的感觉，伴有恐惧、口部自动症（咀嚼、吞咽、咬唇等），并有意识障碍如凝视、发作后混沌。当累及主大脑半球时，还可表现失语。在婴幼儿，动作减少可能是最突出的症状，可没有明显的自动症（运动减少性惊厥）。发作间期脑电图可以表现正常或单侧或双侧颞叶异常，药物耐受常见，前颞叶切除术或其他选择性切除术在 80% 的患儿有很好的疗效。额叶癫痫在儿童相对常见，惊厥持续时间短（数秒至数分钟），并与睡眠有关，同一患者发作形式单一，从梦中惊醒，继而睁眼，受惊吓样表情常为发作起始表现，不同程度的意识模糊但很快恢复。主观症状很难确定，在躯体不对称强直之后随即出现运动发作或运动亢进性自动症，许多患儿表现近端肢体的一系列动作（运动过度性惊厥）。癫痫样夜间胡言乱语可在睡眠醒来后持续 2～3 分钟，并可伴有尖叫或逃逸的动作。在清醒状态下，额叶癫痫发作可引起患儿剧烈的跌倒发作，发作间期及发作期脑电图常可正常，或表现单侧或局限性异常。

在儿童，枕叶癫痫起源难以诊断，因惊厥泛化而掩盖了起始症状，发作初起的幻视（有色团状物、闪光）与周围视野缺损（偏盲）为典型发作，眼球向一侧侧向运动时有发生，围生期缺氧缺血损伤和皮质发育畸形是常见病因，其他病因包括 Sturge-Weber 综合征、腹部疾病、Lafora 病以及线粒体病等。发作间期脑电图在闭眼时容易诱发。

3. 癫痫性脑病

癫痫性脑病是指由于惊厥或（和）癫痫样发作所导致的大脑功能的进行性减退。出生后至 3 岁之前的所有癫痫中癫痫性脑病约占 40%。癫痫性脑病的诊断有利于癫痫综合征的分类和诊断，一些癫痫综合征如婴儿痉挛、严重肌阵挛癫痫、睡眠持续棘慢波发放癫痫、Lennox-Gastaut 综合征等，无论病因如何或脑电图异常的严重程度如何，常常表现为癫痫性脑病；而一些癫痫综合征则预后良好，如良性运动性癫痫，病情也可能发生进展，当出现睡眠严重的棘慢波发放时，则会出现如学习和语言功能障碍。同样，局灶性持续性棘慢波发放与相应部位大脑皮质功能障碍有关。肌阵挛—站立不能性癫痫很难预测其是发展为癫痫性脑病，抑或是很快缓解不伴有任何认知问题，不管其一开始时的临床和脑电图表现如何。目前还不清楚哪些因素（包括临床和脑电图）与病情预后有关系。儿童癫痫性脑病还有一些特定情况，即高致痫性癫痫活动扩散至远端皮质，导致这些区域的大脑皮质功能受损。

（1）婴儿痉挛（West 综合征）：典型的婴儿痉挛通常在婴儿期起病，常常对传统抗癫痫药物耐药，并伴有发育迟滞或进行性减退，脑电图表现为高峰失律。在 West 综合征中，这些表现集于一身，而婴儿痉挛则不一定有典型脑电图表现或发育迟滞。在美国，累积发病率活产儿为 2.9/万，10 岁时年龄特异性患病率为 2.0/万。癫痫痉挛发作在较大年龄儿童中少见，婴儿痉挛表现为频繁而短暂（0.5～2 秒）的丛集性发作，以颈部屈曲或伸展伴上肢外展或内收，每天重复发作数次或成串发作，数次发作后伴疲倦、嗜睡。不对称性发作往往提示一侧大脑病损，单侧病损有时也可表现对称性发作。可伴有其他发作类型，70% 的患儿在发作前即有发育迟滞，环境适应能力下降，缺乏视觉跟踪，常能观察到退缩表现。

在严重脑病变的患儿，脑电图中常缺乏典型的高峰失律表现，如结节性硬化、无脑回畸形。临床常误诊为肠痉挛、惊恐、拥抱反射或耸肩等，痉挛发作的延续时间差别很大，取决于治疗效果和缓解趋势以及演变为其他发作类型等因素。自发性缓解罕见，约 50% 的患儿在 3 岁之前发作停止，90% 的患儿 5 岁之前发作停止。

原发性或隐源性痉挛可出现在看似正常的婴儿，症状性痉挛见于发育迟滞或有脑部病变的婴儿，特别是缺氧缺血性脑病和大脑发育畸形。家族聚集性发作罕见。预后更多取决于病因而非治疗。预后不良的因素包括：症状性，起病早（出生 3 个月内），已有其他惊厥发作，脑电图为非对称性表现和治疗后复发。预示预后良好的因素包括：隐源性，头颅 MRI 正常，典型高峰失律，药物治疗很快控制，起病后无明显发育减退。约 80% 的患儿留有认知能力或行为障碍，约 50% 伴有其他的发作类型。文献报道死亡率在 5%～31%，累积死亡率或长期随访的患者死亡率更高。

婴儿痉挛需与一些早期发作且预后不佳的少见疾病相鉴别：如早期婴儿癫痫性脑病、早期肌阵挛性脑病。

（2）Lennox-Gastaut 综合征：临床主要表现强直发作、失张力发作、不典型失神发作，脑电图显示广泛棘波和慢波放电。占所有儿童癫痫的 2.9%，发病高峰年龄在 3～5 岁，认知能力和精神障碍常见，30% 的病例起病前发育正常，多由神经移行性疾病和缺氧性脑损伤引起。约 40% 的患儿之前有婴儿痉挛发作，睡眠中强直性发作常见，清醒时可因强直发作和失张力发作而跌倒，不典型失神可呈非惊厥持续状态，认知能力进行性减退。80% 的患儿发作持续终身，为症状性，起病越早，预后越差。长期随访研究报道死亡率在 17% 以上。

（3）Dravet 综合征：也称为婴儿严重肌阵挛癫痫，占儿童癫痫的 1%，起病表现为发热情况下出现重复和长程单侧或全身性阵挛发作，生长发育可以正常，之后出现无热发作，并可表现不典型失神、肌阵挛发作或部分性发作。约 25% 的病例为光敏感性癫痫或自我诱发。认知能力进行性减退在起病后的第 2 至第 3 年出现，最终停滞。大多数患儿没有语言功能，并有注意力缺陷和多动。神经影像学检查可以正常，EEG 开始可以正常，之后表现全面或多灶性异常，死亡率在 16% 左右，猝死和意外为主要死因。惊厥可持续至成人，60% 的患儿有 *SCN1A* 基因突变。

（4）获得性癫痫性失语（Landau-Kleffner 综合征）：为少见但严重的致残性疾病，常隐匿起病或突然起病，丧失语言理解能力（听觉性认识不能），随后出现进行性或波动性语言表达能力，起病年龄为 3～7 岁，60% 的患儿以部分性发作为首发症状，但有 25% 没有惊厥发作，在儿童期常被忽视，EEG 主要表现为双侧或一侧颞顶部异常，EEG 异常放电干扰正常听觉诱发电位，提示癫痫导致听觉功能障碍。关于失语的预后尚不确定，5 岁之前起病、听觉区 EEG 持续异常则提示预后不良。患儿语言功能可恢复或遗留永久的轻到重度缺陷。

（5）慢波睡眠持续性棘慢波癫痫综合征（CSWS）：对于慢波睡眠持续性棘慢波癫痫综合征，EEG 表现睡眠相关的持续痫样放电，可持续数月至数年，认知能力进行性减退，可见于原先正常的患儿或生长发育迟滞的患儿，大脑病损，特别是多小脑回畸形和脑穿通畸形可见于 30%～50% 的病例。起病隐匿，3～5 岁始出现惊厥，表现夜间局限性发作，类似于运动性发作，数月后，持续性棘慢波发放伴有不典型失神或失张力失神。智能水平显著下降，伴有注意力缺陷和多动，有时可伴有语言障碍和孤独症表现。长期随访癫痫发作可以改善，但大多数患儿认知功能持续异常。长程的慢波睡眠持续棘慢波发放为预后不良的主要因素，良性不典型部分性癫痫综合征与该综合征表现相似。

4. 光敏感性癫痫

是由环境光刺激促发的惊厥，发病年龄高峰为 11 岁，光敏感性仅仅指利用光刺激诱发脑电图异常，在4%的健康儿童或青少年也可发生，光诱导性失神发作、肌阵挛发作，以及全身强直—阵挛性发作，可见于原发性全身性癫痫和Dravet综合征，在打游戏机或看电视时（特别是50 Hz屏幕时）单次发作或重复发作，可以没有既往发作病史。发作可呈全身强直—阵挛性发作或有长时间的视觉症状和呕吐，有时可有自我感应，表现在光源前凝视或眨眼，或在对比度大的图像前出现发作，可以是失神发作或肌阵挛发作。

对视觉刺激过于敏感，是与视皮质不能通过正常的皮质放大控制来对高亮度或对比度大的信号传入进行处理所致的。对发作不频繁的患儿只需给予预防即可，在观看50 Hz屏幕电视时，可通过调亮周围环境光线，并距离2.5米观看以降低其刺激，100 Hz屏幕电视较少促发。应避免视频游戏，若需治疗，可选用丙戊酸，偏光眼镜或屏幕滤光器对严重发作的患儿有帮助。

5. 热性惊厥

是指在急性发热情况下出现的惊厥，在3个月至5岁的发病率为2%~4%，遗传方式涉及常染色体显性遗传和多基因遗传。大多数热性惊厥患儿伴有急性呼吸道感染。另外，在注射白喉—百日咳—破伤风三联疫苗后24小时以及接种麻疹、腮腺炎、风疹后8~14天，也可出现惊厥。

当热性惊厥为单次全身性发作，惊厥持续时间＜15分钟时，称为单纯性热性惊厥。若惊厥为部分性发作、反复发作、惊厥持续15分钟以上，则称为复杂性热性惊厥，常伴有神经系统异常，今后发生癫痫的危险性大。对脑膜刺激征阳性或18个月以下的婴幼儿应行腰穿检查，对发作后长时间无反应或有局限异常表现的患儿应做神经影像学检查。绝大多数热性惊厥发作时间短暂，对于发作持续时间较长的患儿，应给予地西泮（安定）肛栓止痉。热性惊厥复发率为30%~40%，预防性治疗仅限于长程发作的病例，新发病例首先采用地西泮肛栓，继而给予丙戊酸或苯巴比妥。不提倡发热期的预防用药。3%~6%的热性惊厥会发展为癫痫，主要为原发性全身性癫痫。

6. 进行性肌阵挛性癫痫

是指一组癫痫综合征，包括拉夫拉病、翁—伦病、肌阵挛癫痫伴破碎红纤维综合征、蜡样脂褐质沉积症及唾液酸沉积症。临床表现为多灶或全身性肌阵挛、全身强直—阵挛性发作或阵挛—强直—阵挛性发作，光敏感性，认知功能减退以及小脑或锥体外系体征。不同综合征的确定依据起病年龄、进展快慢而定，多数可发现基因异常。

7. 癫痫持续状态

为儿科急症，是指惊厥反复发作持续30分钟以上，发作间期中枢神经系统基本功能不能恢复。70%的患儿以癫痫持续状态为首发，超过27%的患儿有1次以上发作。根据发作有无运动表现将癫痫持续状态进行分类，以利患病率和治疗选择的判断。惊厥性癫痫持续状态主要表现全身性或部分性惊厥状态，即使仅有局限性的抽搐或眼球痉挛也较部分性发作严重。病因决定癫痫持续状态的预后，不同年龄病因有所不同，热性惊厥状态（20%~30%的病例）常发生于婴儿和小年龄儿童，无惊厥史或中枢神经系统感染。原发性癫痫持续状态（16%~40%的病例）发生在无任何病损的原发性癫痫患儿。症状性癫痫持续状态（14%~23%的病例）常发生在儿童，伴有皮质发育不良或癫痫性脑病。急性症状性惊厥性癫痫持续状态（23%~50%的病例）常伴发有急性中枢神经系统病变，占1岁以下癫痫持续状态的75%和3岁以上的28%。急性症状性癫痫持续状态死亡率可高达20%，在发展中国家，小婴儿中枢神经系统感染引发的癫痫持续状态常被忽视，其次为外伤、缺氧缺血性脑损害、代谢性疾病、电解质紊乱等。突然撤药也常诱发癫痫持续状态。同样，药物选择不当或异常反应也可导致癫痫持续状态。部分性癫痫持续状态以部分性运动发作多见，发作不易控制，常常因脑部病变引发，如皮质发育不良。Rasmussen 综合征，一种慢性大脑半球炎症，表现进行性癫痫部分发作持续状态，以及半侧偏瘫伴张力障碍和认知功能减退，一侧大脑出现萎缩。

代谢或中毒所导致的惊厥性癫痫持续状态与神经系统损伤有关，特别是在海马 CA1 区和 CA3 区、杏仁核、小脑皮质、丘脑和大脑新皮质。

若癫痫持续状态不能通过临床病史明确原因，或表现局限性体征，则应做头颅 CT 检查。发热病例需考虑中枢神经系统感染，应做腰穿检查。对婴儿期原发性的耐药癫痫持续状态应常规使用 100 mg 吡哆醇。由于单侧大脑畸形所致的癫痫持续状态应予以手术治疗。

全身性非惊厥性癫痫持续状态主要表现完全的意识丧失或反应下降、流涎以及不能维持步态平衡（不典型失神状态），多见于癫痫性脑病，被认为是昏迷的原因之一，约占昏迷患者的 8%，临床无惊厥发作，在儿童，特别是发育障碍的患儿，常不能被认识，EEG 往往显示持续、弥漫性的棘慢波发放。部分性非惊厥性癫痫持续状态不常见，可以表现为意识改变伴精神症状，有时很难与全身性非惊厥性癫痫持续状态相鉴别。EEG 对诊断至关重要，在 Angelman 综合征和环状 20 号染色体综合征中，可以表现特殊的非惊厥性癫痫持续状态。非惊厥性癫痫持续状态虽然不常危及生命，但仍需在脑电图监护下给予迅速有效的治疗，并除外有可能危及生命的病因。

总的死亡率在 6%，而惊厥性癫痫持续状态为 16%，急性症状性癫痫持续状态以及持续状态并发进行性癫痫脑病为死亡的主要原因。在急性症状性癫痫持续状态后癫痫继续发作的危险性为 41%，特别是在以癫痫持续状态为首发症状或症状性的患儿，应给予维持治疗。

（三）辅助检查

1. 常规检查

（1）脑电图检查：脑电图可能提示发作性异常，脑电图有发作性的棘波或尖波、棘慢波或尖慢复合波、高幅波等，但应注意 5%～8% 的健康儿童可以出现发作间期脑电图异常。睡眠脑电图可以将常规脑电图 60% 的阳性率提高至 90%。间歇性光刺激和过度换气试验在儿童脑电图检查中是必要的，视频脑电图配合实时肌电图、心电图和眼动电流图，对于鉴别各类临床复杂情况具有重要价值。长程动态脑电图对捕捉惊厥发作以及量化发作具有重要意义。当临床有明确发作史时，正常发作间期脑电图并不能排除癫痫诊断，因头皮电极仅能反映近头皮的浅表皮质的电活动，而不能描述颞中叶或深部皮质的电活动。

（2）影像学检查：CT 扫描可显示小的钙化、骨质和结构，急诊 CT 指征包括惊厥持续状态、了解头颅外伤等，虽然小儿单纯性热性惊厥和典型的原发性癫痫不需要 MRI 检查，但非原发性部分性癫痫是做 MRI 检查的指征。惊厥症状学和脑电图检查可指导影像学检查。

皮质发育异常是引起儿童症状性癫痫最常见的原因，在出生后前 6 个月里，需要做 T_2 加权像来明确有无皮质发育异常，而 T_1 加权像主要对发现大脑成熟度更有帮助，如了解髓鞘形成的情况。高 T_1 加权像强化反差显像以及水抑制反转显像，在随访和判断预后方面有帮助。选择 1.5 mm 3D 序列显像对了解海马结构和皮质发育区域有帮助。

功能性神经影像学检查主要针对癫痫需手术的患儿，并以尽量减少创伤性检查为目的，特别是颅内脑电图检查和异戊巴比妥钠试验，气磁共振质子波谱能显示异常 N-乙酰天冬氨酸和肌酐比值或两者的值，可发现神经元功能不良和神经胶质增生。功能 MRI 可用于显示皮质功能区，并研究与癫痫起源病灶的关系，这一技术因需要良好的技术和配合，因此只能用于 8 岁以上的患儿。

2. 其他检查

正电子体层扫描（PET），通过 2-脱氧-2（^{18}F）荧光-D-葡萄糖测定大脑葡萄糖和氧代谢。局灶性低能量可能与癫痫起源病灶相一致，这在磁共振中看不到，利用 PET 追踪氟奋乃静，后者能与 GABAA 亚单位受体结合，从而更为敏感且清晰地显示癫痫起源灶。

SPECT（单光子发射计算体层扫描），利用^{99m}Tc 测定局部脑血流，癫痫起源病灶在发作期显示血流增加而在非发作间期显示血流减低。

（四）诊断标准

1. 诊断步骤

癫痫的诊断分为 4 个步骤。

首先是判断临床发作是否为癫痫发作。许多非癫痫性的发作在临床上需与癫痫发作相鉴别（表 8-1）。

表 8-1　儿童常见的非癫痫性发作

躯体性	心理性
晕厥/猝倒	心理障碍
脑血管病（TIA，偏头痛）	情感性擦腿，屏气发作
晕厥/猝倒	心理障碍
阵发性内分泌障碍	发作性习惯性抽动
睡眠障碍：夜惊，梦魇，梦游，遗尿	发怒，惊恐
睡病	癔病性发作
呼吸暂停	头痛，腹痛，过度换气
多发性抽动	精神病性发作
胃食管反流	非癫痫性强直发作

其次是在诊断为癫痫发作的基础上根据临床发作和脑电图表现，对癫痫发作类型进行分类。在进行脑电图和影像学检查后，有 2/3 的病例可在早期进行分类，余下 1/3 在起病 2 年内可以进行分类。

再次是就患儿的临床发作、脑电图特征、神经影像学、年龄、预后等因素，对癫痫的病因进行分析，并对癫痫综合征、癫痫相关疾病以及癫痫性脑病等进行诊断。

最后还应对患儿的全身发育和相关脏器功能以及心理、生长发育等进行检查和整体评估。国际抗癫痫联盟将诊断划分为 5 个部分或 5 个诊断轴：描述发作期症状（轴 1）；描述癫痫发作的类型（轴 2）；癫痫综合征（轴 3）；与癫痫或癫痫综合征相关的常见疾病（轴 4）；WHO 国际功能、残障与健康分类标准对损伤状况进行评估（轴 5）。

2. 病因诊断

引起癫痫的病因很多，临床分为原发性、继发性和隐源性。

（1）原发性（特发性）癫痫：致病原因尚未发现或仅与遗传相关。

（2）继发性（症状性）癫痫：为具有特殊病因的癫痫，其癫痫发作为器质性脑损伤的症状之一。其中局部和脑部疾病包括：①先天性异常，如结节性硬化、脑三叉神经血管瘤病、神经纤维瘤病、脑发育缺陷（脑积水、脑膨出、小头畸形、巨脑畸形、脑穿通畸形）等，多在婴儿和儿童期起病；②外伤，如产伤、新生儿颅内出血及任何年龄的颅脑外伤；③炎症，包括各种原因的宫内感染，颅内细菌、病毒、真菌、寄生虫感染；④母孕期疾病，母亲孕期用药、中毒、放射损害等；⑤颅内原发性或继发性肿瘤；⑥脑血管病，如脑动脉瘤、脑动静脉畸形、脑动脉炎、脑梗死、脑出血等；⑦变性性疾病、胆红素脑病、各种原因引起的脑萎缩。全身或系统性疾病包括：①脑代谢障碍，如低血糖、低血钙、苯丙酮尿症、甲状旁腺功能减退、半乳糖血症、脂质代谢病等，严重的水电解质紊乱、尿毒症、肝性脑病、维生素缺乏和依赖；②各种全身感染所致的中毒性脑病、脑水肿、颅内压增高等；③中毒，如金属中毒、药物中毒、食物中毒、一氧化碳中毒等。

（3）隐源性癫痫：指怀疑有病因，但通过现有的检测未能明确。

（五）鉴别诊断

1. 屏气发作

婴幼儿较多见，多发生在 6 ~ 18 个月，有自限性，4 ~ 5 岁自行缓解。发作必须有诱因，如发怒、哭闹、疼痛刺激、跌倒。本病有青紫型和苍白型两种发作形式。屏气发作时很像强直—阵挛性发作，有的甚至可出现角弓反张、尿失禁，发作后一切正常，发作时脑电图也正常。

2. 晕厥

多发生在持久站立、排尿或咳嗽时，发作有短暂意识丧失及上肢短促阵挛，须与失神发作鉴别。晕厥发作前有自主神经系统功能不稳定的症状如出虚汗、苍白、头昏和黑矇，脑电图正常。血管抑制性晕厥多发生在持久站立后，平卧后恢复。由平卧体位迅速转成直立体位可有一过性低血压变化而晕厥。

3. 睡眠障碍

夜惊多发生在 3 ~ 5 岁的儿童入睡后不久，眼球运动处于快速动眼相时。外界的弱刺激可引起强反应，惊醒，突然坐起，呈恐怖相，次日不能回忆，有自限性，进入学龄期可自行缓解。

4. 习惯性阴部摩擦

小儿无意中下肢交叉摩擦外生殖器引起快感，日后形成习惯，主动频繁摩擦，可出现两颊潮红，两眼凝视，额部微微出汗。多发生在单独玩耍时，女孩较男孩多见。脑电图正常，须与颞叶癫痫的早期相鉴别。

5. 低血糖发作

多发生于早晨空腹时，表现面色苍白、多汗、恶心、饥饿感，严重者可抽搐。婴幼儿低血糖发作很少有典型表现，但肌张力低。口服糖水并平卧后恢复。空腹血糖低，脑电图正常。

6. 癔病性抽搐

发作与精神因素刺激有关，昏厥时慢慢倒下而不受伤，四肢抽动杂乱无规律，虽然呼之不应但意识清楚，给予恶劣气味、针刺后可大声喊叫，无神经系统阳性体征，脑电图正常。

三、治疗

癫痫治疗的目的是控制或减少发作，消除病因，减少脑损伤，维持正常的神经及精神功能。

（一）一般治疗

应尽量保证癫痫患儿的正常日常生活，饮食与正常儿童相同，保证充足睡眠，允许入学并参加各种正常活动，对有智力低下或行为障碍的患儿应进行特殊安排和教育。对发作未完全控制的患儿，应限制爬高、骑车、游泳等，应避免各种诱发因素，如饮食过量、睡眠不足、过度兴奋或劳累、情绪波动等。对婴幼儿癫痫患儿，一般可按时进行预防接种，但对发作频繁未能很好控制的，则需在医生指导下进行。

（二）药物治疗

对大多数抗癫痫药物来说，其临床作用谱已基本明确，但机制尚不完全清楚，中枢神经系统兴奋性神经传导递质为谷氨酸，通过 3 种受体发挥作用：N-甲基—天门冬氨酸、红藻氨酸盐/α-氨基羟甲基噁唑丙酸（AMPA）、促代谢型受体。主要的抑制性神经递质有 γ-氨基丁酸，通过两种受体起作用：激活 GABA-A 受体可激活氯离子通道，产生膜电位超极化和快速抑制反应，GABA-A 受体对苯二氮䓬类和苯巴比妥敏感，可调节离子通道开放的频率和时间。GABA-B 受体兴奋则激活促代谢受体使钾离子通透性增加，从而减慢传导。

应根据不同综合征选择抗癫痫药物。了解抗癫痫药物的主要作用机制和作用谱，对癫痫综合征进行正确诊断，才能正确选择药物。抗癫痫药物在儿童中的安全性缺乏足够的研究。对于分类不清的患儿，广谱而又价格低廉的药物如丙戊酸、卡马西平推荐作为首选。新的抗癫痫药物安全性较好而疗效相当，需要进一步研究其安全性、药动学和药物监测等，并与传统药物相比较。

当开始单药治疗后出现药物耐药时，可更换另一种药物，更换之前需要一定的药物调整期。

在惊厥持续状态初期，静脉用劳拉西泮被认为是最佳选择，因为其作用时间长、安全且心肺抑制危险性小。即使是癫痫持续状态发作得以控制，也需要后续给予抗癫痫药物治疗，如静脉应用磷苯妥英，1.5 mg 的磷苯妥英相当于 1 mg 的苯妥英，如果惊厥持续 30 ~ 50 分钟，则应在 ICU 监护下给予全身麻醉，并进行 EEG 监护。咪达唑仑在治疗顽固性癫痫持续状态方面有优势。

临床应注意观察药物的不良反应，血药浓度监测并不作为常规随访监测内容，但有专家指出一些特定药物或特定情况下应进行血药浓度监测，特别是对于了解苯妥英钠（非线性代谢）、卡马西平（治疗指数窄），血药浓度监测可以评估并发症。在儿童，若单药治疗临床无惊厥发作，即使血药浓度水平在有效治疗范围以下，也不必调整药物剂量。相反，对难治病例，药物剂量有时可以调整到耐受范围以上，而不必考虑血药浓度。有时血药浓度对某些药物没有临床价值，并很难说明问题，特别是在药物相互作用、不同蛋白结合率、药物本身对代谢的诱导作用等方面。

通常发生在儿童的认知损害，原因之一可能与抗癫痫药物有关。对苯巴比妥治疗的儿童研究发现，认知影响大多表现在智商降低以及 P300 波潜伏期增加，电生理研究提示认知信息处理的速度减慢，但这些作用在停药后可以恢复，学习能力改善，提示治疗期用药并非影响后期的智能认知水平。

卡马西平并不影响智商，但对儿童的记忆有轻微影响。苯妥英钠可轻度影响智商，但对学习能力的影响尚不清楚。丙戊酸对记忆的影响较苯妥英和卡马西平轻微，但还需深入研究。在一项对照研究中，丙戊酸可以改善脾气暴躁和情绪不稳。拉莫三嗪、加巴喷丁、左依拉西坦有促使攻击行为发生的危险性，特别是对于有认知障碍的患儿，但还需要做有效的前瞻性对照研究。

对临床症状缓解的病例进行撤药，其最佳时机很难确立，随机对照临床试验的结果表明，治疗持续至惊厥控制至少2年以上；而对于特殊的癫痫综合征，因其缓解率低，另外部分性发作的患儿脑电图异常或减量后脑电图又出现异常，盲目撤药将增加复发的危险性。目前，尚无足够的证据来确定全身性发作患儿的撤药时机。对于容易发生撤药癫痫复发的药物，如苯二氮䓬类、苯巴比妥，减量过程至少需要12个月以上。

（三）酮源饮食治疗

两项有关酮源饮食治疗儿童癫痫的开放性前瞻性研究表明，酮源饮食对于难治性癫痫有效，但尚无对照研究的资料。酮源饮食治疗的机制尚不清楚，富含脂肪、长期维持酮症、维持高的酮体水平与惊厥的控制有关。由于饮食严格限制，因此会导致腹泻、维生素缺乏、肾结石等不良反应，严重者可引起致死性心肌病。

（四）手术治疗

一些对药物耐药的难治性癫痫应用手术治疗可能有效，手术治疗包括切除治疗和迷走神经刺激术。目前主张早期手术评估和干预。切除手术旨在切除癫痫起源病灶，而姑息性或功能性手术则主要为了预防或局限惊厥活动的扩散而非控制发作。

手术治疗必须确定药物治疗无效，而且是在合理选择和应用药物的基础上。根据每个患儿的临床资料，惊厥相关的病变必须进行完整的评估，一旦明确，即应尽快进行术前评估。

1. 切除性手术

手术切除的范围和程度应根据癫痫起源病灶，包括癫痫发作期病灶（如神经电生理获得的惊厥起始皮质），切除致癫痫源性病灶，可以使大部分患儿的惊厥得以控制。描记并切除整个致癫痫区，或至少切除发作期起源灶，会提高病灶切除的疗效。当MRI摄片显示正常时，只有在欲切除区域以外无独立的致癫痫区，或不导致其他神经系统损害时方能进行手术。通过临床表现、视频脑电图监测、神经心理评估、高分辨率MRI可以对癫痫起源进行定位。在选择病例中，MRI光谱、EEG实时功能磁共振显像、发作期和发作间期SPECT检查、PET检查，可为手术方案制定提供有利依据。发作间期脑电图描记在定位有疑问或决定切除范围时有帮助。植入深部电极或硬膜下网格电极可以在术前进行癫痫起源和扩散的评估。

儿童癫痫手术效果取决于合适病例的选择和疗效的评判指标和方法。许多癫痫中心仅仅采用简单的惊厥改善评分，而儿童手术疗效的判断应包括运动发育状况、认知能力、行为等诸多方面，以及术后需要用药的情况。虽然近期有关于大脑半球切除术后认知水平和行为能力的研究报道，但没有疗效方面的统一标准和最佳指标。在小儿，颞叶切除后惊厥控制无发作占78%，而颞叶外或多病灶切除的术后惊厥控制率仅为54%。对于术前资料有限、无明确病灶的儿童，手术预后不佳。对继发性获得性病灶，半侧大脑半球切除术后惊厥控制可达82%，而进展性疾病仅有50%惊厥能得以控制。

2. 姑息性手术

胼胝体切除术为大脑中线切断，主要为了抑制由于大脑半球间的惊厥传播所导致的双侧大脑半球同步电发放，为了避免断开综合征，常常只切断胼胝体的前2/3，只有在前部胼胝体切除无效时才考虑完全切除术。术后可发生部分性发作，但跌倒发作可以减少。

多处软脑膜下横切术已成功应用于位于大脑皮质重要区域的局灶惊厥，特别是当癫痫电活动扩散导致邻近或远端皮质区功能障碍时。例如，若癫痫活动扩散至水平纤维，正常皮质功能通过垂直神经元柱起作用，则经多处软脑膜下横切术后，使水平纤维切断，从而保证垂直柱结构的完整性。

迷走神经刺激术可以联合药物治疗用于难治性癫痫。刺激电极放置于皮下，并置于左侧迷走神经，对于严重癫痫且没有手术指征的患儿可以应用，对癫痫综合征的疗效较好，不良反应包括声嘶、咳嗽和疼痛，一般可以忍受。

（五）心理治疗

癫痫除了注意患儿体格健康外，更应注意其心理健康，包括精神活动和情绪反应。对患儿不歧视、不溺爱，不应让其产生自卑心理，并做好长期治疗的准备。同时对治疗过程之中出现的心理问题予以高度关注，及时诊治。

四、预后

绝大部分癫痫儿童的预后可分为4类。

1. 良性癫痫

如良性运动性癫痫（占20%~30%），这类患儿在几年后常可自行缓解，甚至不需要药物治疗。

2. 药物敏感性癫痫

绝大多数儿童为失神癫痫（占30%），这类患儿容易用药物控制，几年后可自行缓解。

3. 药物依赖性癫痫

如青少年肌阵挛以及许多症状性部分性癫痫（占20%），这类患儿使用药物治疗可以达到控制发作的目的，但撤药后易复发，需要终身治疗。

4. 耐药性癫痫

为难治性癫痫，预后不佳（占13%~17%）。

虽然良性癫痫和绝大多数药物敏感性癫痫在起病早期即可确定，但对于许多部分性症状性癫痫或怀疑为症状性癫痫的患儿，以及一些原发性全身性癫痫而言，药物敏感或耐药的确立常常是回顾性的。药物应用3个月发作达到75%~100%控制，可以作为预后良好的预测指标。另外，原发性或隐源性癫痫的缓解率是症状性癫痫的3倍。

（安　阳）

第二节 小儿脑性瘫痪

一、概述

小儿脑性瘫痪是指发育中的大脑因各种遗传因素或后天性损伤所致的一组儿童神经系统综合征，临床主要表现为肌张力、姿势或运动异常。根据对功能的影响程度不同，脑性瘫痪可在生后的 1~2 岁得到诊断，轻微异常可至 2 岁后得以诊断。约 50% 病例需借助辅助器械维持活动，例如矫形器、助步器、轮椅等，2/3 可并发其他残障。脑性瘫痪的诊断必须除外感染、缺氧缺血性脑病、内分泌疾患和可能的遗传性疾病之后方能诊断。

脑性瘫痪与发育中的大脑在皮质神经网络和皮层下运动控制受损有关，不仅影响到运动功能，同时也影响到感觉传导功能。在发达国家，脑性瘫痪的发病率为 2.5/1 000 活产儿，主要影响行走或手的运动，但也可影响语言、眼球运动、吞咽、关节畸形和认知功能，并可伴有癫痫。社会心理与疾病负担有可能影响患儿一生。

脑性瘫痪多因运动中枢、锥体束、桥脑损伤所引起，临床医生可通过临床检查，结合神经影像学和分子遗传学技术发现病因，明确诊断，并予以药物和康复干预。

脑性瘫痪患者中有 70%~80% 与产前因素有关，10% 与出生后窒息有关，其中半数以上为足月儿。早产儿特别是 26 周前的早产儿，发生脑性瘫痪的危险性大大增加。遗传性疾病、早期脑发育中大脑的继发性损害、脑发育畸形等通常见于足月儿，继发于窒息和感染所致的脑室周围白质软化常见于 24~34 周的早产儿。

已知的病因包括：大脑发育畸形，如无脑回、脑裂畸形、丹—沃（Dandy-Walker 综合征）综合征、TORCH 感染等。重要的前驱病因包括：早产、低出生体重、臀先露、胎膜炎症、血栓形成、产程异常、窒息和感染。母亲智能低下、癫痫、糖尿病、甲状腺疾病为重要的危险因素。仅 10%~20% 的病例有继发性病因，如中枢神经系统感染、创伤、脑血管意外和严重的缺氧缺血性脑病。

二、诊断与鉴别诊断

（一）病史要点

详细的病史询问包括产前、产时和出生后的整个过程，产前因素、母亲因素、围生期病因、遗传性疾病、脑发育异常等均是重要的诊断线索和病因。孕期胎动减少是产前一个重要的因素，如果没有新生儿脑病的存在，则不考虑围生期因素。家族史有助于排除遗传性疾病的可能，同时需询问视觉、听力、喂养、大小便功能等情况以及心肺方面的问题。

（二）查体要点

脑性瘫痪代表着反射—驱动活动缺乏皮质控制，婴儿早期运动发育落后、痉挛和姿势异常是重要的诊断线索。早期表现包括原始反射持续存在、上运动神经元体征、运动姿势异常、粗大运动与精细运动发育延迟等，如不能抬头、躯干控制不佳、持续或不对称性握拳、过度伸展姿势、伸舌障碍、口部多动等。

详细的神经系统检查对脑性瘫痪的诊断十分重要。首先应明确肌张力情况，即肌张力是正常、增高还是减低，张力增高又可分为痉挛、僵直或张力障碍。痉挛性肌张力增高为速度依赖性，可伴有上运动神经元体征，如肌阵挛、反射亢进、巴宾斯基征阳性、痉挛性无力或手部运动欠灵活等。僵直为非速度依赖性，为多组肌群的同时收缩所致，无固定体位或姿势。张力障碍性肌张力增高则表现为不自主地持续性或间断性的肌肉收缩，从而出现扭动、重复动作和姿势异常，中枢性张力减退与周围神经肌肉病变所致的张力减退不同，前者肌力存在，而后者肌力及反射均受抑制。共济失调在脑瘫患儿中不常见，如出现应考虑遗传代谢病，如 Angelman 综合征等。

除此之外，还需检查患儿前倾或仰卧位姿势、头部及躯干支撑、手部灵活度等，有助于诊断。另外还需确定是否伴随其他神经及精神症状，如智能低下、认知障碍和行为问题。大规模临床研究显示，脑瘫患儿仅一半在 1 岁时得到诊断，早期详细、全面的体格检查有助于早期及时诊断。需要强调的是脑瘫的运动功能评估需和康复医师共同完成。

脑性瘫痪常见的并发症包括癫痫、智能低下、视觉损害和听觉损害。有 75% 的脑瘫患儿有以上 4 种并发症中的一种损害，其中近一半患儿伴有癫痫，且常在 1 岁以内发病。痉挛性四肢瘫和偏瘫更为常见，脑电图有助于诊断，但应注意部分患儿仅表现脑电图异常而并无癫痫发作。

半数以上可伴有不同程度的智能低下，也可出现学习障碍、注意力缺陷、多动表现，听力或视觉损害、语言发育障碍可见于 15%~20% 的脑瘫患儿。

其他并发症还包括吞咽或喂养困难、生长延迟、口腔问题、呼吸道问题和行为情绪问题。可发生严重的胃食管反流、吸入窒息或假性延髓性麻痹。另外遗尿、尿失禁也很常见。

（三）辅助检查

1. 常规检查

影像学检查包括头颅超声、头颅 CT、MRI 等，MRI 在诊断脑瘫的病因方面有较高的敏感性和特异性，同时排除其他可能引起运动障碍的疾病（如血管畸形、灰质异位等）。通过 MRI 技术可以发现 70%~90% 的病因，弥散加权成像、弥散张量成像和磁共振波谱分析等新技术的应用，对病因学的诊断更有帮助。

影像学诊断常常关系到下一步的诊断选择，例如锥体外系脑瘫，在 MRI 上发现有苍白球异常时，需进一步进行遗传代谢性疾病的筛查；对于 MRI 上提示有大脑发育畸形的表现，如无脑回、脑裂畸形等脑移行异常时，应进一步进行分子生物学检测，以明确病因。

脑电图的异常率为 60% 左右，无特征性改变，主要表现为异常节律的出现，其次为慢波节律及发作波。

诱发电位分视觉诱发电位、脑干听觉诱发电位和躯体感觉诱发电位，脑干听觉诱发电位较常用，手足徐动型患儿异常率较高。

所有脑瘫患儿还须进行眼科的评估，以及时发现异常。

2. 其他检查

对于可疑遗传性疾病者应做染色体核型分析和基因检测。特别是对于有锥体外系表现、张力低下和共济失调型患儿，须考虑遗传代谢性疾病，应检测尿有机酸，血氨基酸、乳酸和进行染色体检查。对于有原发性锥体外系表现而头颅 MRI 正常的脑瘫患儿，须检测脑脊液生物蝶呤、神经递质和氨基酸代谢等。长期仔细的随访对于除外脂类代谢和糖代谢异常非常重要。

（四）诊断

可按下列标准对脑性瘫痪进行分类，详见表 8-2。

表 8-2　脑性瘫痪的分类与临床表现和常见病因

分类	主要表现	常见病因
双侧痉挛（硬直）状态 痉挛性双瘫	6 个月至 1 岁可表现运动发育延迟，下肢重于上肢，可伴有斜视、畸形、运动障碍、惊厥和认知障碍等。多见于早产儿，神经影像学可表现为白质病变	脑室周围白质软化，脑室周围出血，出血后脑积水，先天性 HIV 感染，家族性痉挛性下肢瘫等
痉挛性四肢瘫	1 岁以内症状明显，累及四肢，行走与手运动受限明显，常伴有明显的智能低下、惊厥、畸形（脊柱侧弯、髋关节脱位）、皮质盲，与遗传性疾病、脑发育不良、严重脑室周围白质软化、围生期感染、窒息、颅脑外伤有关	严重的脑室周围白质软化，缺氧缺血性脑病，遗传性疾病及脑发育畸形，各种原因引起的脑积水，TORCH 感染，脑膜炎，颅脑损伤等
单侧痉挛（僵直）状态 痉挛性偏瘫	可累及一侧肢体，常有围生期明确的病因，影像学检查阴性者往往表现轻度偏瘫。可伴有惊厥、肢体发育不对称和受累侧感觉受损	脑发育畸形，宫内皮质或皮质下损害，脑室周围白质异常，围生期卒中或 4 度以上脑室内出血以及出生后中风
锥体外系	上肢重于下肢，常伴语言功能低下，智能可相对良好，头颅磁共振常提示尾状核、壳核、苍白球、丘脑等锥体外系运动通路异常	缺氧缺血性脑病、胆红素脑病或特异性代谢异常（戊二酸尿 1 型、甲基丙二酸血症）
运动徐缓	表现运动迟缓，面部运动减少，肢体被动运动时僵直	
张力障碍	表现为扭动、重复性运动、姿势异常或不对称，静止时肌张力正常而意向运动时出现肌张力增高	
舞蹈、手足徐动	表现肢体远端快速、无法控制的不规则运动或手足缓慢扭转运动或二者皆有	
偏身颤搐	表现四肢广泛、无法控制的运动，严重影响日常活动	
张力减退/共济失调	少见，表现肌张力低下或共济失调或二者兼有，运动发育落后，肌力和反射存在	线粒体脑肌病、Angelman 综合征、Prader-Willi 综合征、儿童脊髓小脑萎缩或染色体缺失重排等

（五）鉴别诊断

需与脑瘫相鉴别的疾病很多，包括各类遗传代谢性疾病和各种继发性损伤，如脑白质肾上腺萎缩症、异染性脑白质营养不良、神经节苷脂沉积症、神经元蜡样脂褐质症等。反复仔细的神经系统检查有助于发现这类进展性疾患，另外各类智能发育低下、未诊断或难治性的癫痫、抗惊厥药物的不良反应也应考虑。

三、治疗

临床研究显示，脑性瘫痪的各种药物及康复治疗的效果不断提高，包括肉毒杆菌毒素、巴氯芬、神经发育治疗、语言训练与康复等。近年来对治疗采用标准化系统评估，使疗效评估更进一步。

有效的脑瘫治疗需要一组人员的共同参与，再辅以社区网络的有效支持，方能保证，包括提供必要的学习和社会活动机会。制订长期有针对性的治疗康复目标和计划，并需要家长、老师的积极配合。

运动物理治疗在儿童脑瘫的治疗中起很重要的作用，可以减少抑制性反射、促进粗大运动和精细运动发育、改善和提高语言功能，另外，辅以轮椅、语音电脑辅助以及各种运动辅助器材，将会大大改善患儿的社会功能和生活质量，从而树立自信，争取生活自理。

对痉挛性患者的相关畸形进行外科矫治十分必要，现已从单一、序贯治疗转向同步治疗，包括对软组织和骨骼的矫治，例如肌腱延长术，下肢、臀部、脊柱矫治术等。

肉毒杆菌毒素对于提高痉挛患者的粗大和精细运动有效且安全，疗效可持续 3~4 个月。口服药物包括地西泮、巴氯芬、丹曲林、盐酸替扎尼定等。地西泮能有效降低肌张力，但有引起流涎和镇静作用；巴氯芬作为 GABA 的拟似剂，可用于痉挛、僵直、张力障碍，缺乏认知功能方面的不良反应，但要注意突然戒断可引起幻觉和惊厥，对小婴儿有促使惊厥发作的报道。丹曲林、盐酸替扎尼定在儿童中较少应用，缺乏经验。

对于锥体外系型脑瘫，药物治疗可有效调节纹状体多巴胺的活性，例如氯硝西泮、利血平和丁苯喹嗪可用于舞蹈症，苯海索、左旋多巴或卡比多巴（甲基多巴肼）等则可用于张力低下、手足徐动症和运动徐缓。

严重的脑瘫患儿对一般干预效果欠佳，往往需要配合康复训练，加上巴氯芬注射、选择性背侧神经根切除术、深部脑刺激等联合治疗。另外有报道，选用合适病例进行针灸、推拿治疗也可取得良好效果。高压氧治疗目前无充分临床证据，疗效不定。

对并发症的处理也十分关键，包括喂养困难、精神心理发育不良等。胃造口术和胃底折叠术作为吞咽和喂养困难患儿的常用方法，可以改善营养，减少吸入，便于治疗。

四、预后和并发症

病因学评估对判断预后和再显危险率很重要，特别是对于遗传代谢性疾病。不能行走和带管喂养会减少预期寿命，需建立长期的医疗康复随访计划，青少年和成人脑瘫患者面临骨骼肌肉功能和生命质量低下的威胁，特别是脊柱易损、下肢关节挛缩，例如锥体外系型脑瘫，至成人可出现进行性颈椎病导致突发的四肢瘫痪。青少年脑瘫伴神经发育低下者，青春期发育也会受到很大影响。

应为脑瘫患儿提供足够的社会支持和生存环境，给予强有力的医疗康复和福利保障，利用社区医疗保障网络进行医疗康复和生活支持。

脑瘫患儿病情随年龄增大有不同程度的进步和改善，但其死亡率仍高于正常人群。

五、预防

目前大多数脑瘫患儿很难早期预测和预防，尽管产科和新生儿技术近年来发展迅速，但过去 20 年里脑性瘫痪的发生率并无明显改变，提示无论是很好的胎儿监护还是产科干预或增加剖宫产率，均不能减少脑性瘫痪的发生。近来的研究表明，减少母亲及产前各类感染将对预防和减少脑瘫的发生至关重要，母亲应用风疹疫苗、嗜血杆菌疫苗能减少由于这类感染所致的脑瘫；治疗母亲 B 族溶血性链球菌，可减少新生儿败血症和脑膜炎的发生；抗 Rhγ 球蛋白、光疗和血浆置换，可明显减少胆红素脑病的发生，从而减少锥体外系型脑瘫的发生。

（安　阳）

第九章

内分泌系统疾病

第一节　生长激素缺乏症

一、概述

身材矮小是指在相似生活环境下，儿童身高低于同种族、同年龄、同性别个体正常身高2个标准差（s）以上，或者低于正常儿童生长曲线第3百分位数。在众多因素中，内分泌的生长激素（GH）对身高的影响起着十分重要的作用。患儿因GH缺乏所导致的矮小，称为生长激素缺乏症，以前又称为垂体性侏儒症。GH缺乏症是儿科临床常见的内分泌疾病之一，大多为散发性，少部分为家族性遗传。

特发性GH缺乏症在英国、德国和法国人群中的发病率为18/100万~24/100万人，瑞典的发病率约62/100万人，美国报道的发病率最高，约287/100万人。各国发病率的不同与诊断标准差异有关。在20世纪80年代末，北京协和医院调查了103 753名年龄在6~15岁的中小学生身高，发现202人低于第3百分位数，其中12例诊断生长激素缺乏症，发病率为115/100万人。

二、病因和病理生理

（一）病因分类

根据下丘脑—GH—IGF生长轴功能缺陷，GH缺乏症的病因可分为原发性、继发性GH缺乏症，单纯性GH缺乏症或多种垂体激素缺乏。

1. 原发性

（1）遗传：正常生长激素功能的维持，需要下丘脑GHRH的分泌到GH、IGF-1的分泌，受体效应都要完整，目前下丘脑—垂体—IGF-1轴的多种基因都已发现突变，导致功能障碍，包括与垂体发育有关的基因缺陷，GH、IGF-1的编码基因和受体基因，例如PROP-1、POUIF1、GHRH、GHRH受体、GH、GH受体、IGF-1以及IGF-1受体等。

（2）特发性：下丘脑功能异常，神经递质—神经激素信号传导途径缺陷。

各种先天原因引起的垂体不发育、发育不良，空蝶鞍及视中隔发育异常等。

2. 继发性

（1）肿瘤：下丘脑、垂体或颅内其他肿瘤，例如颅咽管瘤、神经纤维瘤以及错构瘤等可影响 GH 的分泌，造成 GH 缺乏。

（2）放射性损伤：下丘脑、垂体肿瘤放疗后，有一大部分存在生长激素缺乏，患急性淋巴细胞白血病的儿童，接受预防性头颅照射者也属于这一类。放疗和化疗引起典型的生长缓慢见于治疗 1～2 年后，由于 GH 缺乏，患者身高逐渐偏离正常。除 GH 缺乏外，也可有促甲状腺素（TSH）和促肾上腺皮质激素（ACTH）缺乏发生。

（3）头部创伤：任何疾病损伤下丘脑、垂体柄及腺垂体均可导致垂体激素缺乏。由于这种病变是非选择性的，常存在多种垂体激素缺乏，例如在产伤、手术损伤以及颅底骨折等情况发生时。创伤还包括儿童受虐待、牵引产、缺氧及出血性梗死等损伤垂体、垂体柄及下丘脑。

（二）病理生理

1. 生长激素基因

生长激素由腺垂体嗜酸性粒细胞分泌，其基因 GH 的表达产物含 191 个氨基酸，分子量 22 kD，属非糖基化蛋白质激素，GH 的半衰期为 15～30 分钟。人类 GH 基因定位于第 17 号染色体长臂 q22～24 区带，由 5 个外显子和 4 个内含子组成。GH 基因突变包括错义突变、无义突变及移码突变等。

2. GH 的分泌

在胎龄 3 个月内，垂体尚无 GH 分泌，其后血中 GH 水平逐步增高。至 12 周时，GH 血浓度可达到 60 μg/L，30 周时达 130 μg/L，以后 GH 浓度逐渐下降，出生时为 30 μg/L，以后进一步下降。GH 分泌一般呈脉冲式释放，昼夜波动大，在分泌低峰时，常难以测到，一般在夜间深睡眠后的早期分泌最高。在血循环中，大约 50% 的 GH 与生长激素结合蛋白（GHBP）结合，以 GH—GHBP 复合物的形式存在。

3. GH 的分泌调节

在垂体生长激素细胞中，GH 基因的表达受 3 种下丘脑激素的控制：生长激素释放激素（GHRH）刺激 GH 释放，生长抑素则抑制 GH 释放，以及 Ghrelin 的调节。GHRH 和生长抑素的交替性分泌可以解释 GH 的节律性分泌。GH 的分泌高峰发生在 GHRH 的分泌高峰，同时又是生长抑素分泌的低谷。GH 分泌呈脉冲式，其高峰在睡眠期间。生长激素释放肽（Ghrelin）由下丘脑的弓形核产生，胃部也产生较大量的 Ghrelin。GH 的释放受下丘脑—垂体—门静脉循环和体循环的 Ghrelin 水平影响，饥饿能刺激 Ghrelin 释放入体循环，而进食能抑制 Ghrelin 释放入体循环。

4. GH 与受体的结合

GH 通过与靶细胞表面的受体分子相结合而发挥作用。GH 受体是一个具有 620 个氨基酸的单链分子；GH 受体有细胞外区，单体的跨膜区以及胞浆区。细胞外区的蛋白水解片段循环于血浆中，充当为一种 GH 结合蛋白。与细胞因子受体族的其他成分一样，GH 受体的胞浆区缺乏内在的激酶活性，而 GH 的结合，可以诱导受体的二聚作用和一种与受体相连的 Jak2 活性，该激酶和其他蛋白质底物的磷酸化作用可引起一系列的反应。

5. GH 的生理作用

GH 的生理作用非常广泛，既促进生长，也调节代谢。其主要作用是：①促进骨生长；②促进蛋白质合成；③促进脂肪降解；④对糖代谢作用复杂，能减少外周组织对葡萄糖的利用，也降低细胞对胰岛素的敏感性；⑤促进水、矿物质代谢；⑥促进脑功能效应，增强心肌功能，提高免疫功能等。

6. 类胰岛素生长因子-1（IGF-1）

IGF-1 为肝脏对 GH 反应时产生的一种多肽，这是一种单链多肽，由 70 个氨基酸组成，基因定位于第 12 号染色体长臂，含有 6 个外显子，IGF-1 与胰岛素具有相当的同源性。血中 90% 的 IGF-1 由肝脏合成，其余由成纤维细胞及胶原等细胞在局部合成。GH 通过增加 IGF-1 的合成，介导其促进有丝分裂的作用。循环中的 IGF-1 与数种不同的结合蛋白相结合，其中主要的一种是分子量为 150 kD 的复合物 IGFBP3，IGFBP3 在 GH 缺乏症的儿童中是降低的，但在因其他原因引起矮小的儿童中则仍在王常范围。

三、临床表现

GH 缺乏症的部分患儿出生时有难产史、窒息史或者胎位不正，以臀位和足位产多见。出生时身长正常，5 个月起出现生长减慢，1~2 岁明显。多于 2~3 岁后才引起注意。随年龄的增长，生长缓慢程度也增加，体型较实际年龄幼稚。自幼食欲低下。典型者矮小，皮下脂肪相对较多，腹脂堆积，圆脸，前额略突出，小下颌，肢体匀称，高音调声音。学龄期身高年增长率不足 5 cm，严重者仅 2~3 cm，身高偏离在正常均数-2 标准差以下。患儿智力正常。出牙、换牙及骨龄落后。青春发育大多延缓（与骨龄成熟程度有关）。

伴有垂体其他促激素不足者，多为促性腺激素缺乏，表现为青春发育延缓，男孩小阴茎、小睾丸，女孩乳房不发育，原发闭经；若伴有 ACTH 缺乏，则常有皮肤色素沉着和严重的低血糖表现；伴有促甲状腺激素不足，则表现为甲状腺功能低下。部分病例伴有多饮多尿，呈部分性尿崩症。

多种垂体激素缺乏患者根据病因有不同的激素缺乏和相应的临床表现。垂体 MRI 表现多数为腺垂体发育不良，蝶鞍常增大或正常，但患儿中也有少数表现为增大的垂体（腺垂体增生）、垂体囊性肿物（似颅咽管瘤，或 Rathke 囊肿）或插入垂体前后叶之间的信号不增强的垂体肿物。

继发性 GH 可发生于任何年龄，并伴有原发疾病的相应症状。当病变是一个进展性的肿瘤时，可有头痛、呕吐、视力障碍、行为异常、癫痫发作、多尿及生长障碍等表现。生长缓慢出现在神经系统症状及体征出现之前，尤其多见于颅咽管瘤。但以垂体激素缺乏症状为主诉就诊者仅约 10%。颅咽管瘤的儿童常见有视野缺损、视神经萎缩、视神经盘水肿及中枢神经瘫痪。外科手术后可首先出现垂体功能减退。

四、诊断与鉴别诊断

（一）诊断

1. 血 GH 测定

血清 GH 呈脉冲式分泌，半衰期较短，随机取血检测 GH 无诊断价值，不能区别正常人与 GH 缺乏症。通过 GH 刺激试验，GH 缺乏或低水平可明确诊断。临床多采用药物激发试验来判断垂体分泌 GH 状况（表 9-1），常用药物激发剂有胰岛素、精氨酸、L-多巴及可乐定。由于各种药物激发 GH 反应途径不同，各种试验的敏感性及特异性有差异，故通常采用至少 2 种作用途径不同的药物进行激发试验才能作为判断的结果。当两个不同激发试验的 GH 峰值均低于 10 μg/L 时可确诊为 GH。一般认为两种试验若 GH 峰值均 <5 μg/L，为完

全性 GH 缺乏症；GH 峰值在 5.1 ~ 9.9 μg/L 为部分性 GH 缺乏；GH 峰值≥10 μg/L 为正常反应。单次试验约有 20% 的正常儿童呈阴性反应。GH 激发试验前需禁食 8 小时以上。

表 9-1　GH 缺乏症诊断常用药物激发试验

药物	方法	峰值	机制
可乐定	4 μg/kg 或 0.15 mg/m² 口服，服药后 0、30、60、90 分钟取血测定 GH	60 ~ 90 分钟	α 肾上腺能受体激动剂，刺激下丘脑 GH-RH 释放
L-多巴	10 mg/kg 或 0.5 g/1.73 m²，服药前后取血时间同上	60 ~ 90 分钟	介导下丘脑神经递质多巴胺能途径的兴奋，刺激下丘脑 GHRH 释放
精氨酸	0.5 g/kg 静脉滴注，最大量 30 g 30 分钟滴完，滴注前，滴注后 30、60、90、120 分钟取血	60 ~ 90 分钟	通过 α 受体的介导作用，抑制下丘脑生长激素抑制激素的分泌
胰岛素	胰岛素 0.05 U/kg，生理盐水稀释后静注，注射前、注射后 15、30、45、60 分钟取血	15 ~ 30 分钟	通过胰岛素诱导低血糖，刺激 GH 分泌。血糖降至基础值 50% 时为有效刺激

2. 血 IGF-1 及 IGFBP₃ 测定

血循环中 IGF-1 大多与 IGFBP$_3$ 结合（95% 以上），IGFBP$_3$ 有运送和调节 IGF-1 的功能，两者分泌模式与 GH 不同，IGF-1 呈非脉冲性分泌和较少日夜波动，故血中浓度稳定，并与 GH 水平呈一致关系，是检测下丘脑-GH-IGF 生长轴功能的指标。IGF-1 浓度与年龄有关，也受其他内分泌激素和营养状态影响。

3. 影像学检查

颅脑磁共振显像（MRI）可显示蝶鞍容积大小，垂体前、后叶大小，可诊断垂体不发育、发育不良，空蝶鞍及视中隔发育不良等，在区分蝶鞍饱满还是空蝶鞍上 MRI 优于 CT，并且可发现颅咽管瘤、神经纤维瘤及错构瘤等肿瘤。

生长激素缺乏者，骨成熟常明显延迟。骨龄落后实际年龄。TSH 和 GH 同时缺乏者骨龄延迟更加明显。

4. 染色体检查

对女性矮小伴青春期发育延迟者应常规作染色体检查，以排除染色体病，如 Turner 综合征等。

5. 其他垂体功能检查

除了确定 GHD 诊断外，根据临床表现可选择性地检测血 TSH、T$_3$、T$_4$、PRL、ACTH、皮质醇及进行 LHRH 激发试验等，以判断有无甲状腺和性腺激素等缺乏。垂体功能减退时血浆催乳素（PRL）水平升高，强烈提示病变在下丘脑而不是垂体。

（二）鉴别诊断

对身高低于同种族、同年龄、同性别正常儿童平均身高 2 个标准差或第 3 百分位数以下者都应分析原因，仔细了解母亲孕期、围生期、喂养和疾病等情况，结合体格检查和实验室资料，进行综合分析诊断和鉴别诊断。GH 患儿的年增长速率往往 < 5 cm，骨龄延迟一般大于 2 年以上，GH 激发峰值 < 10 μg/L。

1. 家族性矮小症

父母身高都矮，身高常在第 3 百分位数左右，但其年增长速率 > 5 cm，骨龄与年龄相称，智能与性发育均正常，GH 激发峰值 > 10 μg/L。

2. 体质性青春期延迟

属正常发育中的一种变异，较为常见。多见于男孩。出生时及生后数年生长无异常，以后则逐年身高增长及成熟缓慢，尤其于青春发育前或即将进入青春发育期时，性发育出现可延迟数年。骨龄落后与性发育延迟相关，也与身高平行。父母中大多有类似既往史。

3. 宫内发育迟缓

可由母孕期营养或供氧不足、胎盘存在病理性因素、宫内感染以及胎儿基因组遗传印迹等因素导致胎儿宫内发育障碍。初生时多为足月小样儿，散发起病，无家族史，也无内分泌异常。出生后极易发生低血糖，生长缓慢。

4. 染色体异常

典型 Turner 综合征不难鉴别，但部分患儿是因 X 染色体结构异常（如等臂畸形及部分缺失等）或各种嵌合体所致病。其临床表现不甚典型，常仅以生长迟缓为主，应进行染色体核型分析鉴别。21-三体综合征除身材矮小外，同时伴有智能落后及特殊面容等特征，故临床诊断一般不易混淆。

5. 骨骼发育异常

如各种骨、软骨发育不良等，都有特殊的体态和外貌，可选择进行骨骼 X 线片及相关溶酶体酶学测定、基因分析等，以明确诊断。

6. 其他

包括心、肝、肾等慢性疾病，长期营养不良，遗传代谢病（如黏多糖病及糖原累积症等），以及精神心理压抑等因素导致者，都应通过对病史、体检资料分析和必要的特殊检查予以鉴别。

五、治疗

对生长激素缺乏症的治疗主要采用基因重组人生长激素替代治疗。无论特发性或继发性 GH 缺乏性矮小均可用 GH 治疗。开始治疗年龄越小，效果越好，以缩小患者与同龄儿的身高距离，并对达到成人靶身高有很大帮助。但是对颅内肿瘤术后导致的继发性生长激素缺乏症患者需做好解释，对恶性肿瘤或有潜在肿瘤恶变者及严重糖尿病患者禁用。

生长激素替代治疗剂量采用 0.1 U/（kg·d），于每晚睡前半小时皮下注射，可选择在上臂、大腿前侧和腹壁、脐周等部位注射。治疗必须持续至接近终身高。GH 治疗第 1 年的效果最好，以后随治疗时间延长 GH 效果减低。停止治疗的标准是身高增长小于 2 厘米/年，或女孩骨龄大于 14 岁，男孩骨龄大于 16 岁。少数患者在用 GH 治疗过程中可出现甲状腺激素水平下降，故须监测甲状腺功能，必要时给予甲状腺激素补充治疗。应用 GH 治疗后的副反应包括假性脑瘤，股骨头脱位，并加重脊柱侧弯及血糖暂时性升高等，但糖尿病的发生率极少。

对于伴有其他垂体激素缺乏者需进行相应的替代治疗。TSH 缺乏者可完全用甲状腺素替代。对于 ACTH 缺乏的患者，适当补充氢化可的松，剂量不超过 10 mg/（m²·24 h），在患病或手术前需增加剂量。对于促性腺激素缺乏者，当骨龄接近青春期时需用性激素治疗。

蛋白同化类固醇药物可促进生长，但是该类药物可加速骨龄发育，加快骨骺融合，对最终身高无明显改善。

（姜　健）

第二节　甲状腺功能亢进症

甲状腺功能亢进症（简称甲亢）是指由于甲状腺激素分泌过多所致的临床综合征，常伴有甲状腺肿大、眼球外突及基础代谢率增高等表现。儿童甲亢主要见于弥漫性毒性甲状腺肿（Grave's 病）。患有 Grave's 病孕妇的胎儿约有 2% 在出生后会呈现甲亢症状，这是由于母体内高浓度的促甲状腺素受体刺激性抗体经胎盘进入胎儿所致，新生儿甲亢通常在生后 3 个月左右逐渐缓解。

一、概述

根据一项 20 年回顾性统计，甲亢在成年女性中的发病率约（1：1 000）/年。15 岁以下儿童甲亢约占总甲亢发生率的 5%。女性甲亢发病率约是男性的 7～10 倍。

弥漫性毒性甲状腺肿是一种自身免疫性疾病，约 15% 患者亲属中有同样疾病，近半数亲属中呈现抗甲状腺抗体阳性。患者及其亲属 HLA 的某些类型的等位基因分布频率增高。国内外资料都已证实本病与 HLA-Ⅱ 类抗原的某些等位基因类型及自身免疫有关。在白种人中，Grave's 病与 HLA-B8 和 HLA-DR3 有关，后者发生甲亢的危险增加 7 倍。该病还可并发其他与之相关的疾病，例如 Addison 病、重症肌无力、1 型糖尿病、全身性红斑狼疮、类风湿关节炎、白癜风、特发性血小板减少性紫癜和恶性贫血等。

患者的甲状腺功能状态与甲状腺自身抗体关系密切，可在体内测到多种甲状腺自身抗体。据报道，80%～100% 的患者可测到 TSH 受体抗体，此抗体为甲状腺刺激免疫球蛋白，能产生刺激甲状腺功能作用，使甲状腺对碘的摄取增加，cAMP 介导的甲状腺激素合成和甲状腺球蛋白合成增加，促进蛋白质合成与细胞生长。甲亢经治疗后随着 TSH 受体阻断抗体的升高，疾病也逐步缓解。在部分甲亢病例中可发现一些其他抗甲状腺的抗体，如甲状腺球蛋白抗体（TGAb）及甲状腺过氧化物酶抗体（TPOAb）。这些抗体在部分正常人中也可存在，其特异性不如 TSH 受体抗体。

二、病理

Grave's 病的甲状腺腺体呈对称性肿大，滤泡细胞增多，由立方形变为柱状，滤泡内胶质丧失或仅少量染色极浅的胶质，在上皮及胶质间有大量排列成行的空泡，血管明显增多，淋巴组织也增多，有大量淋巴细胞浸润。在电镜下可见滤泡细胞内高尔基体肥大，内浆网和核蛋白体增多，微绒毛数量增多而且变长，呈分泌活跃的表现。组织化学方面，滤泡细胞的过氧化酶活性增强，胞浆内核糖核酸增多，间质毛细血管内皮细胞碱性磷酸酶活性增强，胞质内出现 PAS 染色阳性的胶质小滴。致密的淋巴样集合物内以辅助 T 细胞（CD_4^+）为主，在细胞密度较低的区域内则以细胞毒性 T 细胞（CD_8^+）为主。甲状腺内浸润的活化 B 淋巴细胞的百分率高于在周围血管中者。推测是由于 T 抑制细胞的功能障碍，使得 T 辅助细胞得以表达，被 TSH 抗原所激活，然后与 B 细胞发生反应。这些细胞分化成为浆细胞，产生促甲状腺激素受体刺激抗体。

目前认为 Grave's 病浸润性突眼发生机制是抗甲状腺抗体和抗眼眶肌肉抗体与眼外肌和眼眶内成纤维细胞结合，发生毒性反应。也有学者认为浸润性突眼是眼眶肌肉内沉积甲状腺球蛋白—抗甲状腺球蛋白免疫复合物，引起免疫复合物的炎性反应。

除了 Grave's 病外，有少数病例甲状腺内有结节（包括腺瘤），称为结节性毒性甲状腺肿伴功能亢进。能引起儿童甲状腺功能亢进的其他病因有慢性淋巴性甲状腺炎、亚急性甲状腺炎、甲状腺腺瘤、McCune Albright 综合征、甲状腺癌、碘过多诱发甲亢、TSH 分泌过多、垂体性腺瘤、下丘脑性甲亢以及医源性甲亢等。

三、临床表现

大多数患儿在青春期发病，<5 岁者发病少见。儿童甲亢临床过程个体差异很大，症状逐渐加重，症状开始到确诊时间一般在 6~12 个月。本症初发病时症状不甚明显，进展缓慢，常先呈现情绪不稳定，上课时思想不集中，易激惹、多动和注意力不集中等轻微行为改变。典型的症状与体征如下。

1. 交感神经兴奋性增加，基础代谢率增加

如消瘦、多汗、怕热、低热及食欲增加，但体重下降，大便次数增多，睡眠障碍和易于疲乏等。因交感神经系统过于兴奋，出现心率加快、脾气急躁，大龄儿童常感到心悸，严重病例可出现心律失常、心房颤动。两手常有细微而迅速的震颤。

甲状腺"危象"是甲状腺功能亢进症的一种类型，表现为急性发病、高热、严重的心动过速和不安，可迅速发展为谵妄、昏迷以至死亡。

2. 甲状腺肿大

所有患儿都有甲状腺肿大，肿大程度不一，一般为左右对称，质地柔软，表面光滑，边界清楚，可随吞咽动作上下移动。在肿大的甲状腺上有时可听到收缩期杂音或者扪及震颤。结节性肿大者可扪及大小不一、质硬、单个或多个结节。有时患者表现为颈部不适，压迫感，吞咽困难。

3. 眼部变化

是甲亢特有表现，由于眼球突出常作凝视状，不常瞬目，上眼睑挛缩，眼向下看时上眼睑不能随眼球立即下落，上眼睑外翻困难。眼征还包括眼裂增宽、眼睑水肿、结膜水肿及角膜充血等。

4. 其他

可有青春期性发育缓慢，月经紊乱，闭经及月经过少等。

四、诊断与鉴别诊断

甲亢典型者根据临床症状、实验室检查发现总 T_3 和 FT_3 增高而 TSH 水平低下可确立诊断，TSH 受体刺激抗体（TRSAb）的存在可确定弥漫性毒性甲状腺肿的原因。

实验室检查：主要测定血清 FT_3、FT_4 及超敏感 TSH 浓度。患者 FT_4、FT_3 浓度都升高。甲亢初期，临床症状轻微时，常先出现 FT_3 升高，以后再出现 FT_4 增高，并出现典型临床症状。甲亢复发早期也常见 FT_3 先升高，后再出现 FT_4 升高的情况。甲亢治疗中症状尚未完全控制时，可只见 FT_3 升高。认识 T_3 型甲亢，对甲亢早期诊断和甲亢的复发监测具有重要意义。甲亢时 TSH 降低，TSH 水平受抑制而低于正常。

在多数新近被诊断为 Grave's 病的患者中，可测出 TRSAb，这种抗体的消失预告本病的缓解。测定抗甲状腺球蛋白抗体（TGAb）及抗甲状腺微粒体抗体（TMAb）以便明确是否为桥本病导致的甲亢。

甲状腺 B 超可以显示甲状腺大小，显示结节及囊肿等，必要时进行甲状腺同位素扫描。

淋巴细胞性甲状腺炎（桥本病）在病程早期可呈现甲亢症状，但多数是一过性的，经随访可区别，检测 TGAb 和 TPOAb 有助于与弥漫性毒性甲状腺肿鉴别，但无法区别两者同时并存的患儿。当甲状腺可触及结节或血清 T_3 值极度增高时，应进行甲状腺 B 超和（或）同位素扫描检查，以正确诊断结节性甲状腺肿和鉴别癌肿；对甲状腺轻度肿大和甲亢症状轻微的患儿应考虑亚急性甲状腺炎（病毒感染所致）的可能性，必要时可以考虑同位素扫描检查和细针穿刺细胞学检查。

新生儿甲亢较少见，大多属暂时性，常见于患有甲亢的产妇。极少数是由于 TSH 受体基因激活性突变引起。多数新生儿甲亢在出生时即有症状，表现为突眼、甲状腺肿大、烦躁、多动、心动过速、呼吸急促，严重者可出现心力衰竭，血 T_3、T_4 升高，TSH 下降。这些症状经 6 ~ 12 周后，随体内甲状腺刺激免疫球蛋白水平下降而缓解。

单纯性甲状腺肿多发生在青春期，心率正常，大便次数正常，血 FT_3、FT_4 正常。

五、治疗

小儿甲亢的治疗不同于成人，在口服药、手术切除及同位素碘治疗三者中，首选为口服药，一般需口服治疗 2 ~ 3 年，桥本病导致者可缩短些。疗法的选择应根据患儿年龄、病程、甲亢类型、甲状腺大小、药物反应、有无桥本病以及家长能否坚持治疗等。仅在药物治疗无效时才考虑手术或用同位素碘治疗。

1. 一般治疗

在疾病期间应注意休息，在读学生免修体育课。避免外来的刺激和压力，饮食应富有蛋白质、糖类及维生素等。

2. 甲巯咪唑（又称他巴唑）

本药能阻抑碘与酪氨酸结合，抑制甲状腺激素的合成，口服后奏效快而作用时间较长（半衰期为 6 ~ 8 小时），可按每日 0.3 ~ 0.5 mg/kg，分 2 次口服。用药 1 ~ 3 个月后病情基本得到控制，心率降到 80 ~ 90 次/分，血 T_3、T_4 也降到正常时可减量 1/3 ~ 1/2，如仍稳定，逐步减至维持量，一般用药 2 ~ 3 年为宜。少数小儿用药后可能发生暂时性白细胞减少症或皮疹，停药即消失，严重者可发生粒细胞减少、肝损害、肾小球肾炎及脉管炎等，虽属罕见，在使用中仍须仔细观察。粒细胞缺乏症多发生在服药开始几周或几个月，常伴有发热，故在治疗最初期间，应经常复查血常规，一旦白细胞低于 4×10^9/L，应减少或停服抗甲状腺药物，并给予升白细胞药物（如鲨肝醇、利血生及 MG-CSF 等）治疗。皮疹一般经抗过敏药治疗可好转，严重的皮疹可试用糖皮质激素。

3. 丙硫氧嘧啶（PTU）

除抑制甲状腺激素的合成外，还减少外周组织的 T_4 转化成 T_3，毒性与甲巯咪唑类相同，初始剂量为每日 4 ~ 6 mg/kg，因其半衰期较甲巯咪唑短，故需分 3 次服用。PTU 被吸收后大多在血循环中与蛋白质结合，极少通过胎盘，不致损伤胎儿。

根据统计，治疗后弥漫性毒性甲状腺肿每 2 年只有 25% 的缓解率，因此药物治疗可能必须维持达 5 年或更久。如果复发，则通常在停止治疗后 3 个月内出现，并且几乎都在 6 个月以内。复发的病例需要重新治疗。13 岁以上的患儿、男孩以及甲状腺肿较小和甲状腺激素水平轻度升高者，症状可能较早缓解。

4. 心血管症状治疗

如心血管症状明显者可加用肾上腺素能受体阻滞药普萘洛尔作为辅助药物，减轻交感神经过度兴奋所致的心律快、多汗及震颤等症状，用量为 $1 \sim 2$ mg/（kg·d），分 3 次口服。

5. 其他

（1）治疗过程中若出现甲低、甲状腺肿大或者突眼更明显者，应加服甲状腺素，并酌情减少甲巯咪唑用量。

（2）对有药物过敏、粒细胞减少、甲状腺肿瘤、甲状腺明显肿大且服药后缩小不明显、服药后复发不愈者等，则有甲状腺手术切除治疗适应证。术前应用抗甲状腺药物 $2 \sim 3$ 个月使甲状腺功能正常，服复方碘溶液 $1 \sim 2$ 周防止术中出血。自术前 4 日至术后 7 日，口服普萘洛尔 $1 \sim 2$ mg/kg，每 6 小时 1 次。手术后甲低发生率为 50%，少数出现暂时性或永久性甲状旁腺功能减低。

（3）近来不少学者推荐甲亢用同位素碘治疗，认为简单、有效、经济且无致癌危险。治疗后甲状腺可缩小 $35\% \sim 54\%$，但远期甲低发生率可高达 92%。

（4）新生儿甲亢轻者不必用药，症状明显的可用丙硫氧嘧啶，重症加服普萘洛尔及对症治疗，必要时输液、加用抗生素及皮质激素等。

（姜　健）

第三节　先天性甲状腺功能减低症

先天性甲状腺功能减低症简称先天性甲低，因先天性或者遗传因素引起甲状腺发育障碍、激素合成障碍、分泌减少，导致患儿生长障碍、智能落后。先天性甲低是儿科最常见的内分泌疾病之一，根据病因可分为两大类：散发性和地方性。散发性甲低是由于先天性甲状腺发育不良、异位或甲状腺激素合成途径缺陷所致，临床较常见，发生率为 $1/3\ 000 \sim 1/5\ 000$；地方性甲低多见于甲状腺肿流行的地区，是由于地区性水、土和食物中碘缺乏所致。随着新生儿疾病筛查的推广和碘盐食用的普及，先天性甲低的发病率已经大大降低。

一、病理生理和发病机制

（一）甲状腺的胚胎发育

在妊娠第 3 周，胎儿甲状腺起始于前肠上皮细胞突起的甲状腺原始组织，妊娠第 5 周甲状舌导管萎缩，甲状腺从咽部向下移行，第 7 周甲状腺移至颈前正常位置。妊娠第 10 周起，胎儿脑垂体可测出 TSH，妊娠 $18 \sim 20$ 周脐血中可测出 TSH。

胎儿甲状腺能摄取碘及碘化酪氨酸，耦联成三碘甲状腺原氨酸（T_3）、甲状腺素（T_4），并释放甲状腺激素至血循环。妊娠 $8 \sim 10$ 周，甲状腺滤泡内出现胶状物，开始合成 T_4。妊娠 20 周时 T_4 水平升高，但在 20 周前胎儿血清中 TSH、T_3、T_4、游离 T_3（FT_3）、游离 T_4（FT_4）水平均十分低，甚至测不出。胎盘不能通过 TSH，很少通过甲状腺激素，说明胎儿的垂体—甲状腺轴与母体是彼此独立的。至妊娠中期，胎儿下丘脑—垂体—甲状腺轴开始发挥作用，TSH 分泌水平渐增高，一直持续至分娩。TSH 在母亲整个孕期均无明显变化，羊水中 TSH 在正常情况下测不出。由于胎儿血 T_4 在 TSH 影响下渐渐升高，甲状腺素结合球蛋白（TBG）的浓度也同时升高。抗甲状腺药，包括放射性碘，可自由通过胎盘，所以患甲状腺功能亢进症（简称甲亢）的母亲孕期接受抗甲状腺药物治疗后娩出的新生儿，可患甲状腺功能减低症并发甲状腺肿。

新生儿 TSH 正常值逐日变化，生后不久（30～90 分钟），由于冷环境刺激，血中的 TSH 突然升高，于 3～4 天后降至正常，在 TSH 影响下，T_3 与 T_4 在生后 24～48 小时内也升高。了解以上这些激素浓度的生理性变化，才能正确评估新生儿期的甲状腺功能。

（二）甲状腺激素的合成和分泌（图9-1）

甲状腺激素的合成分以下 4 个步骤。

1. 碘在甲状腺的浓集

食物中的碘经肠道吸收后以无机碘化物形式进入血液，通过甲状腺上皮细胞膜上的碘泵浓集，进入细胞内。此时的碘化物是无机碘。

2. 碘化物的氧化及酪氨酸的碘化

在过氧化酶的作用下，碘化物氧化成活性碘，并与酪氨酸结合成单碘酪氨酸（MIT）及二碘酪氨酸（DIT）。

3. 碘酪氨酸的偶联

两分子 DIT 缩合成一分子 T_4，MIT、DIT 各一分子缩合成一分子 T_3。T_4 与 T_3 均是甲状腺激素。

4. 甲状腺激素的分泌

酪氨酸的碘化及 T_3、T_4 的合成，均是在球蛋白分子上进行的，此种球蛋白称为甲状腺球蛋白（TG），经溶酶体的蛋白水解酶作用，释放出 T_3、T_4 和 TG，透过滤泡细胞膜和血管壁进入血液，发挥生理效应。

甲状腺激素分泌入血后，绝大部分和血浆蛋白质结合，约 75% 的 T_4 和 TBG 结合，约 15% 和甲状腺素结合前白蛋白（TBPA）结合，约 10% 和白蛋白结合。T_3 的 65%～70% 与 TBG 结合，约 8% 与 TBPA 结合，其余与白蛋白结合。仅 0.03% T_4 和 0.3% T_3 呈游离状态。T_3 的活性比 T_4 强 3～4 倍，机体所需的 T_3 约 80% 是 T_4 经周围组织 5-脱碘酶的作用转化而来。

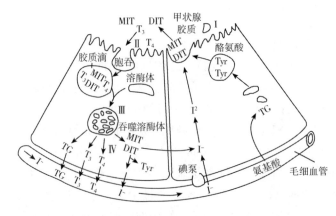

图9-1 甲状腺激素的合成和分泌

（三）甲状腺激素的分泌调节（图9-2）

甲状腺的功能受下丘脑、垂体前叶和血中T_3、T_4浓度的调节，三者组成一个反馈系统。下丘脑的神经分泌细胞产生促甲状腺激素释放激素（TRH），释放到垂体门脉系中，兴奋垂体前叶产生TSH，TSH再兴奋甲状腺分泌T_3、T_4。血中游离T_3、T_4过高时，抑制TSH的分泌，过低时TSH分泌增多，从而兴奋甲状腺的分泌。上述反馈系统使血中T_4、T_3保持动态平衡，以保证机体的正常物质代谢和生理活动。

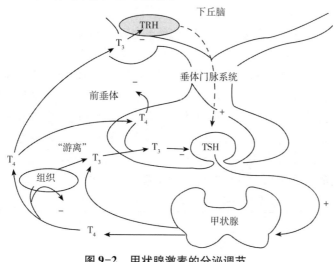

图9-2 甲状腺激素的分泌调节

（四）甲状腺激素的生理作用

1. 产热作用

甲状腺激素能刺激物质氧化，使氧化磷酸化作用加强，促进新陈代谢。

2. 蛋白质代谢

生理剂量的甲状腺激素使蛋白质和核酸合成增加，氮的排泄减少，若给大剂量甲状腺激素则抑制蛋白质的合成，血浆、肝、肌肉中游离的氨基酸浓度增高。

3. 糖代谢

甲状腺激素能促进小肠吸收葡萄糖和半乳糖，并使脂肪组织和肌肉组织摄取葡萄糖的速度加快，还可加强儿茶酚胺和胰岛素对糖代谢的作用，使细胞儿茶酚胺受体对肾上腺素的敏感性增强。

4. 脂肪代谢

甲状腺激素可以增强脂肪组织对儿茶酚胺、胰高糖素的敏感性，这些激素的作用都是通过腺苷酸环化酶系统，活化细胞内的脂肪酶，促使脂肪水解。

5. 水盐代谢

甲状腺激素具有利尿作用，甲低时细胞间液增多，并聚积大量白蛋白与黏蛋白，称为黏液性水肿。

6. 促进生长发育

甲状腺激素通过对蛋白质的合成作用能促进生长，与生长激素一起在促进生长方面具有协同作用。甲低患者生长缓慢，骨龄发育落后。

7. 促进大脑发育

胎儿脑细胞数目在妊娠末 3 月增长最快，出生后第一年仍快速增长。在脑细胞增殖、分化期，甲状腺激素必不可少，尤其是妊娠后半期与生后第一年更为重要。甲低发生越早，脑损害越重，且常不可逆。

（五）甲低根据发病机制分类

散发性先天性甲低和地方性先天性甲低。

1. 散发性先天性甲低

病因及发病率见表 9-2，多见于甲状腺发育不全或者异位。

甲状腺发育不良包括甲状腺缺如、发育不良、异位等，其中约 1/3 病例甲状腺可完全缺如。甲状腺异位为甲状腺在下移过程中停留在异常部位（如舌下至正常甲状腺部位），形成部分或完全丧失功能的异位甲状腺。目前尚未明确阐明先天性原发性甲低的分子病因学，但一些研究已表明，其发病可能与某些在甲状腺胚胎发育和分化中发挥作用的基因变化有关，例如调控甲状腺胚胎发育的甲状腺转录因子 I（*TTF-I*）、甲状腺转录因子 II（*TTF-II*）、*Pax8* 基因及促甲状腺激素受体基因（*TSH-R*）等，甲状腺特异转录因子的靶基因 *NIS*、*TG*、*TPO* 等，这些基因的改变也可导致甲状腺发育不良。

表 9-2 散发性先天性甲低的病因及发病率

缺陷类型	发病率
甲状腺生成不良	1∶4 000
甲状腺缺如	
甲状腺发育不良	
甲状腺异位	
甲状腺素合成障碍	1∶30 000
甲状腺摄取或转运碘障碍	
过氧化物酶缺陷	
碘化酪氨酸偶联酶缺陷	
脱碘酶缺陷	
甲状腺对 TSH 无反应	
甲状腺激素分泌困难	
周围组织对甲状腺激素无反应	
下丘脑—垂体性甲低	1∶100 000
下丘脑—垂体异常	
全垂体功能低下	
单纯性 TSH 缺乏	
暂时性甲低	1∶40 000
药物（甲巯咪唑、丙硫脲嘧啶）	
母亲抗体	
特发性	

甲状腺激素合成途径障碍多为常染色体隐性遗传病。甲状腺激素的合成需各种酶参与（钠碘转运体、过氧化物酶、偶联酶、脱碘酶及甲状腺球蛋白合成酶），任何因素引起酶的

先天缺陷都可导致甲状腺激素水平低下。

2. 地方性先天性甲低

主要发生在缺碘地区，多见于孕妇饮食缺碘，致使胎儿在胚胎期即因碘缺乏而导致先天性甲低。随着我国广泛使用碘化食盐作为预防措施，其发病率已明显下降，碘缺乏在我国已经基本控制，但在个别地区还可见到。

（六）甲低根据血清 TSH 浓度分类

1. TSH 浓度增高

（1）原发性甲低：包括甲状腺缺如、甲状腺发育不良、甲状腺异位、甲状腺激素合成障碍、碘缺乏等。

（2）暂时性甲低：包括孕母服用抗甲状腺药物、未成熟儿等。

2. TSH 浓度正常或降低

（1）下丘脑—垂体性甲低。

（2）低甲状腺结合球蛋白。

（3）暂时性甲低，可见于未成熟儿、非甲状腺疾病等情况。

二、临床表现

主要临床特征为生长发育落后、智能低下和基础代谢率降低。

1. 新生儿及婴儿甲低

新生儿甲低症状和体征缺乏特异性，大多数较轻微，或者无明显症状和体征，但仔细询问病史及体检常可发现可疑线索，如母怀孕时常感到胎动少、过期产、面部呈臃肿状、皮肤粗糙、生理性黄疸延迟、嗜睡、少哭、哭声低下、纳呆、吸吮力差、体温低、便秘、前囟较大、后囟未闭、腹胀、脐疝、心率缓慢、心音低钝等。

2. 幼儿和儿童甲低

多数常在出生后数月或 1 岁后因发育落后就诊，此时甲状腺素缺乏严重，症状典型。临床症状严重程度与甲状腺激素缺乏程度和持续时间密切相关。

（1）特殊面容：头大，颈短，面部臃肿，眼睑水肿，眼距宽，鼻梁宽平，唇厚舌大，舌外伸，毛发稀疏，表情淡漠，反应迟钝。

（2）神经系统功能障碍：智能低下，记忆力、注意力均下降。运动发育障碍，行走延迟，常有听力下降，感觉迟钝，嗜睡，严重者可发生黏液性水肿、昏迷。

（3）生长发育迟缓：身材矮小，表现躯体长、四肢短，骨龄发育落后。

（4）心血管功能低下：脉搏弱，心音低钝，心脏扩大，可伴心包积液、胸腔积液，心电图呈低电压，P-R 间期延长，传导阻滞等。

（5）消化道功能紊乱：纳呆，腹胀，便秘，大便干燥，胃酸减少，易被误诊为先天性巨结肠。

三、辅助检查

1. 甲状腺功能检查

测定 TSH、FT_4，FT_3 能较好地反映甲状腺功能。原发性甲低 TSH 升高，FT_3、FT_4 浓度下降；继发于下丘脑—垂体原因的甲低，FT_4、FT_3 浓度下降，TSH 正常或者下降。新生儿筛查采用滤纸血片法，在生后 3 天取足跟毛细血管血检测 TSH。

2. 甲状腺同位素显像（^{99m}Tc，^{121}I）

可判断甲状腺位置、大小、发育情况及摄碘功能。甲状腺 B 超也可了解甲状腺位置及大小。

3. 骨龄测定

骨龄是发育成熟程度的良好指标，可以通过 X 线摄片观察手腕、膝关节骨化中心的出现及大小来加以判断。患儿骨骼生长和成熟均延迟，常呈点状或不规则，以后逐渐增大融合成单一密度不均匀、边缘不规则的骨化中心。

四、诊断与鉴别诊断

（一）诊断

1. 新生儿甲低筛查

本病在新生儿期症状不明显，故对新生儿进行群体筛查是诊断本病的重要手段。目前广泛开展的新生儿疾病筛查可以在先天性甲低出现症状、体征之前，但是血生化已经有改变时即做出早期诊断。由于出生时的环境刺激会引起新生儿一过性 TSH 增高，故应避开这一生理性 TSH 高峰，标本采集须在出生第 3 天以后进行。新生儿甲低筛查采用干血滤纸片方法。必须指出，测定 TSH 进行新生儿疾病筛查，对继发于下丘脑—垂体原因的甲低无法诊断。由于生理指标的变化和个体差异，新生儿疾病筛查会出现个别假阴性。因此，对甲低筛查阴性病例，如临床有甲低可疑，仍应提高警惕，进一步详细检查甲状腺功能。

2. 年幼儿童甲低诊断

根据典型的临床症状、有甲状腺功能降低，可以确诊。甲状腺放射性核素显像、超声波检查和骨龄测定皆有助于诊断。

（二）鉴别诊断

1. 21-三体综合征

21-三体综合征也称为先天愚型。患儿智能、骨骼和运动发育均迟缓，有特殊面容：眼距宽，外眼角上斜，鼻梁低，舌外伸，关节松弛，皮肤和毛发正常，无黏液性水肿。染色体核型分析呈 21-三体型。

2. 先天性软骨发育不良

主要表现四肢短，尤其上臂和股部，直立位时手指尖摸不到股骨大粗隆，头大，囟门大，额前突，鼻凹，常呈鸡胸和肋骨外翻，指短分开，腹膨隆，臀后翘，X 线检查有全部长骨变短、增粗、密度增高，干骺端向两侧膨出可资鉴别。

3. 先天性巨结肠

患儿出生后即开始便秘，腹胀，可有脐疝，但其面容、精神反应和哭声等均正常，血 T_3、T_4、TSH 检查均正常。

4. 黏多糖病

本病是由于在黏多糖降解过程中缺乏溶酶体酶，造成过多黏多糖积聚于组织器官所致。出生时大多正常，不久便可出现临床症状。头大，鼻梁低平，丑陋面容，毛发增多，肝脾肿大，X 线检查可见特征性肋骨飘带状，椎体前部呈楔状，长骨骨骺增宽，掌骨和指骨较短。

五、治疗

先天性甲低的治疗如下。

（1）无论病因在甲状腺本身或在下丘脑—垂体，一旦确诊立即治疗。

（2）先天性甲低属于甲状腺发育异常者，需终身治疗。

（3）新生儿疾病筛查诊断的先天性甲低，治疗剂量应该一次足量给予，使血 FT_4 维持在正常高值水平。而对于大年龄的下丘脑—垂体性甲低，甲状腺素治疗需从小剂量开始，同时给予生理需要量可的松治疗，防止突发性肾上腺皮质功能衰竭。

（4）若疑有暂时性甲低，可在治疗 2 年后减药或停药 1 个月复查甲状腺功能，若功能正常，则可停药定期观察。

左旋甲状腺素钠（L-thyroxine，L-T_4）是治疗先天性甲低的最有效药物。新生儿甲低初始治疗剂量 6 ~ 15 μg/（kg·d），每日 1 次口服，目的使高 TSH 在 2 周内恢复正常，使 FT_4 达到正常范围，以尽早纠正甲低状态。在随后的随访中，甲状腺素维持剂量必须个体化，根据血 FT_4、TSH 浓度调整。当血清 FT_4 和 TSH 正常后，随访可减为每 2 ~ 3 月一次，2 岁以后可减为每 3 ~ 6 月一次，定期随访需观察患者生长曲线、智商、骨龄，以及血清 FT_4、TSH 变化等。甲状腺素用量不足时，患儿身高及骨骼发育落后，剂量过大则引起烦躁、多汗、消瘦、腹痛和腹泻等症状，必须引起注意，及时调整。

（王景波）

第四节　糖尿病

糖尿病（DM）是一种常见的慢性代谢综合征，其基本的生化特点是高血糖，并由胰岛素绝对或者相对缺乏而造成糖、脂肪及蛋白质代谢紊乱。儿童原发性糖尿病主要分为三大类。①1 型糖尿病，因胰岛 β 细胞破坏、胰岛素分泌绝对缺乏所造成，必须使用胰岛素治疗，故又称为胰岛素依赖型糖尿病（IDDM），95% 儿童期糖尿病属此类型。②2 型糖尿病，以肌肉、肝脏和脂肪组织的胰岛素抵抗为主，伴胰岛 β 细胞分泌胰岛素不足或相对缺乏，也称为非胰岛素依赖型糖尿病（NIDDM），在儿童期发病者较少，但由于我国近年来儿童肥胖症明显增多，发病率有增加趋势。③其他特殊类型糖尿病，如青少年早发的 2 型糖尿病（MODY），包括 HNF-1α、葡萄糖激酶及 HNF-4α 等基因缺陷，这是一类常染色体显性的单基因遗传病，属非胰岛素依赖型糖尿病，儿童极为罕见。还有线粒体糖尿病等。本节主要阐述儿童期 1 型糖尿病。

一、概述

世界各国、各地区儿童糖尿病发病率不同。根据 WHO 对 1990—1994 年全球 15 岁以下儿童 1 型糖尿病调查作的回顾总结，发病率最高的地区为芬兰和意大利，这两个地区的发病率为 36/10 万。我国 22 个地区 15 岁以下儿童糖尿病平均发病率为 0.56/10 万，其中北京 0.90/10 万，上海 0.83/10 万。发病率最高为武汉 4.6/10 万，最低为贵州遵义 0.12/10 万。随着社会经济的发展，儿童时期的糖尿病与成年人一样，有逐年升高趋势。

二、病因和病理生理

(一) 病因

1. 流行病学

调查提示，糖尿病的发生与种族、地理环境、生活方式、饮食及感染等有关。儿童糖尿病各年龄均可发病，但以 5~7 岁和 10~13 岁两组年龄多见，婴幼儿糖尿病较少。患病率男女无性别差异。秋、冬季节相对高发。随着经济发展和生活方式的改变，儿童糖尿病也有逐年增高趋势。

2. 自身免疫

环境因素有病毒感染：Coxsackie B 组病毒、EB 病毒及腮腺炎病毒等；牛乳蛋白：过早、过多地摄入牛乳制品，其中酪蛋白作为抗原，触发糖尿病发生。牛乳中牛胰岛素可能引起破坏人 β 细胞功能的免疫反应。自身抗原有谷氨酸脱羧酶 (GAD)、胰岛素、胰岛抗原及胰岛细胞抗原，产生相应的自身抗体如 GAD 抗体、胰岛细胞抗体 (ICA) 和胰岛素自身抗体 (IAA) 等。

3. 遗传易感

遗传因素在 1 型糖尿病的发病过程中起着重要的作用。目前已知该病为多基因遗传病，有多个基因与糖尿病的遗传易感性有关。目前研究最多的是 1 型糖尿病与人类白细胞抗原 (HLA) D 区的 Ⅱ 类抗原基因相关，后者位于第 6 号染色体短臂 (6p21.3)。人群调查发现 1 型糖尿病的发病与 HLA Ⅱ 类抗原 DR3、DR4 有关，单卵双胎先后发生糖尿病的一致性为 35%~50%，如同时有 HLA-DR3/DR4 者发生糖尿病一致性为 70%。近年研究发现，HLA-DQα 链第 52 位精氨酸及 DQβ 链第 57 位非门冬氨酸等位基因为 1 型糖尿病易感基因；HLA-DQα 链第 52 位非精氨酸及 DQβ 链第 57 位门冬氨酸等为糖尿病保护基因。因此 HLA-Ⅱ 类分子 DR-DQα$_1$-DQβ$_1$ 的结构是影响 1 型糖尿病的易感性和保护性的主要因素。

(二) 病理生理

糖尿病患儿由于胰岛素分泌不足或缺如，使葡萄糖的利用（进入细胞）量减少，而增高的胰高血糖素、生长激素和皮质醇等却又促进肝糖原分解和葡萄糖异生，脂肪和蛋白质分解加速，造成血糖增高和细胞外液渗透压增高、细胞内液向细胞外转移。当血糖浓度超过肾阈值时，即发生糖尿。自尿液排出的葡萄糖量可达 200~300 g/d，导致渗透性利尿，临床出现多尿症状，每日丢失大量的水分和电解质，因而造成严重的电解质失衡和慢性脱水。由于机体的代偿作用，患儿渴感增加，饮水增多；又因为组织不能利用葡萄糖，能量不足而产生饥饿感，引起多食。胰岛素不足和胰岛素拮抗激素，如胰高糖素、肾上腺素、皮质醇及生长激素的增高，促进了脂肪分解，血中脂肪酸增高，肌肉和胰岛素依赖性组织即利用这类游离脂肪酸供能以弥补细胞内葡萄糖不足，而过多的游离脂肪酸在进入肝脏后则在胰高糖素等生酮激素作用下加速氧化，导致乙酰乙酸、β-羟丁酸等酮体累积在各种体液中，形成酮症酸中毒。血渗透压升高、水和电解质紊乱以及酮症酸中毒等代谢失常的发生，最终造成中枢神经系统损伤，甚至导致意识障碍或昏迷。

三、临床表现

胰岛细胞破坏 90% 左右可出现糖尿病临床症状。各年龄段均可发病，小至新生儿糖尿病，但以 5 ~ 7 岁和 10 ~ 13 岁两组年龄多见，患病率男女无性别差异。

1 型糖尿病起病多数较急骤，几天内可突然表现明显多饮、多尿，每天饮水量和尿量可达 3 ~ 5 L，易饿多食，但体重下降，称为"三多一少"。部分患儿因感染、饮食不当或情绪波动诱发而起病。

婴幼儿多饮、多尿不易发现，有相当多的患者常以急性酮症酸中毒为首发症状，表现为胃纳减退、恶心、呕吐、腹痛、关节肌肉疼痛、呼吸深快、呼气中带有酮味，神志萎靡、嗜睡、反应迟钝，严重者可出现昏迷。

学龄儿童也有因夜间遗尿而就诊者。在病史较长的年长儿中，消瘦、精神不振及倦怠乏力等体质显著下降颇为突出。除消瘦外，一般无阳性体征发现。

四、诊断与鉴别诊断

(一)诊断

1 型糖尿病的诊断根据脱水、体重不增、多饮多尿、高血糖、糖尿和酮尿便能迅速判定。糖尿病诊断标准如下。

(1) 空腹血糖 $\geqslant$ 7.0 mmol/L（$\geqslant$ 126 mg/dL）。

(2) 随机血糖 $\geqslant$ 11.1 mmol/L（$\geqslant$ 200 mg/dL）。

(3) OGTT 2 小时血糖 $\geqslant$ 11.1 mmol/L（$\geqslant$ 200 mg/dL）。

凡符合上述任何一条即可诊断为糖尿病。儿童 1 型糖尿病一旦出现临床症状，尿糖阳性，空腹血糖达 7.0 mmol/L 以上和随机血糖在 11.1 mmol/L 以上，不需做糖耐量试验就能确诊。

若 OGTT 2 小时血糖 7.8 ~ 11.1 mmol/L，为糖耐量减低。空腹血糖 6.1 ~ 7.0 mmol/L 为空腹血糖损害（IFG）。

糖耐量损害是指处于正常体内稳态葡萄糖与糖尿病之间的代谢阶段。空腹葡萄糖浓度超过正常值的上限，则当静脉给予葡萄糖时发生急性胰岛素分泌反应丧失以及发生微血管和大血管并发症的危险性进行性增大。许多存在糖耐量损害的个体，其日常生活中的血糖是正常的，而且糖化血红蛋白水平也可能正常或接近正常，仅当进行标准的口服葡萄糖耐量试验时才表现出高血糖。

1. 血糖

血糖增高，空腹血糖 > 7.0 mmol/L，随机血糖 $\geqslant$ 11.1 mmol/L。

2. 糖化血红蛋白（HbA1c）

是血中葡萄糖与血红蛋白非酶性结合而产生，其寿命周期与红细胞相同，反映过去 3 个月的血糖平均水平。测定治疗前的糖化血红蛋白（HbA1c）以估计高血糖的持续时间，这有利于进行治疗前后的对照以判断疗效，正常人 < 6%，未治疗患者常大于正常的 2 倍以上。若糖尿病患者血糖控制水平 < 8.3 mmol/L 时，HbA1c 常 < 7%，为最理想的控制水平。若 HbA1c > 9%，发生糖尿病微血管并发症的危险性明显增加。

3. 血电解质

酮症酸中毒时血电解质紊乱，应测血 Na^+、K^+、Cl^-、CO_2CP、血 pH 及血浆渗透压。

4. 血脂

代谢紊乱期血清胆固醇及三酰甘油均明显增高。

5. 尿液检测

尿糖增高及尿酮体阳性。

6. 葡萄糖耐量试验（OGTT）

1 型糖尿病一般不需做 OGTT，仅用于无明显症状、尿糖偶尔阳性而血糖正常或稍增高的患儿。通常采用口服葡萄糖法。试验当日禁食，于清晨按 1.75 g/kg 口服葡萄糖（最大量不超过 75 g），3~5 分钟内服完；在口服 0、120 分钟分别采血测血糖浓度。

7. 抗体测定

检测抗体 GAD、IAA、IA2 和 ICA，主要用于 1 型糖尿病诊断和鉴别诊断。

（二）鉴别诊断

1. 儿童 2 型糖尿病

胰岛素抵抗为主伴胰岛素相对分泌不足，或胰岛素分泌不足伴或不伴胰岛素抵抗，属多基因遗传，近年来发病率有增高趋势。肥胖、高胰岛素血症（黑棘皮病）及家族 2 型糖尿病史是导致儿童发生该型糖尿病的高危因素。约 1/3 患儿无临床症状，有时因肥胖就诊，给予糖耐量试验后才发现。一般无酮症酸中毒，但在应激情况下也会发生。血 C 肽水平正常或增高，各种自身抗体 ICA、IAA 及 GAD 均为阴性。饮食控制、锻炼或口服降糖药治疗有效。

2. 青少年型糖尿病（MODY）

为单基因遗传的常染色体显性遗传病，是一种特殊类型的非胰岛素依赖性糖尿病。临床特征是发病年龄小于 25 岁，有三代以上家族糖尿病病史，起病后几年内不需要胰岛素治疗。至今发现 MODY 有 5 种类型及其相关基因。治疗同 2 型糖尿病。

3. 肾性糖尿病

无糖尿病症状，多在体检或者做尿常规检查时发现，血糖正常，胰岛素分泌正常。也可见于范可尼综合征及近端肾小管功能障碍。

4. 假性高血糖

短期大量食入或者输入葡萄糖注射液，可使尿糖暂时阳性，血糖升高。另外，在应激状态时血糖也可一过性升高，需注意鉴别。

五、治疗

儿童糖尿病强调综合治疗，应加强对患者或者家庭的健康教育，使患儿能长期维持血糖接近正常水平，保证儿童获得正常的生活和活动。治疗目的是：①消除糖尿病症状；②避免或减少酮症酸中毒及低血糖产生；③维持儿童正常生长和性发育；④解除患儿心理障碍；⑤防止中晚期并发症出现。

（一）胰岛素替代治疗

1. 胰岛素制剂和作用

目前所用的胰岛素主要为基因重组技术合成人胰岛素，从作用时间上分为短效、中效和长效三类。短、中效配合使用，每日 2 次注射方案在国内外均较普遍。

2. 新诊患儿的初始治疗

开始胰岛素治疗应选用短效胰岛素（RI），初始剂量应根据患儿体重计算，每天 0.5~1.0 U/kg，分 4 次于早、中、晚餐前 30 分钟皮下注射，临睡前再注射一次。每日胰岛素总量的分配：早餐前 30%~40%、中餐前 20%~30%、晚餐前 30% 以及临睡前 10%。以后可过渡到短、中效胰岛素配合使用。

3. 胰岛素的调节

一般当饮食和运动量固定时血糖是调节胰岛素的根据。用 RI 时应根据每餐后及下一餐前的血糖调节次日该餐前的胰岛素剂量。每次增加或减少胰岛素的剂量不宜过大，以 1~2 U 为宜。在非危重状态下每 2~3 天调整一次。

4. 胰岛素的注射方式

有较多选择，如注射针、注射笔、无针喷射装置及胰岛素泵等，目前已经有较多青少年 1 型糖尿病患者采用胰岛素泵持续皮下输注胰岛素（CSII）疗法，此法与传统的胰岛素注射方案比较，可以增加患者吃主餐和点心的时间灵活性，以改善代谢，减少严重低血糖的危险。7~10 岁糖尿病患儿使用 CSII 能够改善代谢，CSII 在低龄患儿也取得了好的疗效。但也有人认为仅在 39% 的患儿中显示代谢控制的改善。血糖控制的程度主要取决于患儿遵循糖尿病自我监测的严格性，而与使用的胰岛素种类无关。大多数运用胰岛素泵治疗的患者都能减少低血糖频度和严重低血糖发作的疗效。CSII 不会发生体重异常增加。

5. 胰岛素治疗的并发症

多见低血糖，应及时加餐或饮含糖饮料。慢性胰岛素过量（Somogyi 反应）是指胰岛素（尤其是晚餐前中效胰岛素）慢性过量，凌晨 2~3 时易发生低血糖，低血糖又引发反调节激素分泌增高，清晨出现高血糖，即低—高血糖反应。如清晨尿糖阴性或弱阳性，而尿酮体阳性，则提示夜间低血糖，应检测早晨 2~3 时血糖，并减少晚餐前或睡前胰岛素用量。

（二）营养管理

营养管理的目的是使血糖能控制在要求达到的范围内，既要保证儿童正常生长，又避免肥胖，营养师应定期进行营养评估和指导。患者的饮食应基于个人口味和嗜好，且必须与胰岛素治疗同步进行。

1. 需要量

应满足儿童年龄、生长发育和日常生活的需要。每日总热量 kcal（千卡）= 1 000 + [年龄 ×（70~100）]。

2. 食物的成分

糖类 50%~55%，蛋白质 10%~15% 及脂肪 30%。碳水化合物成分应主要来自淀粉类，高纤维成分的食品有利于促进血糖控制，使食物的消化和吸收时间延长，血糖水平上升较慢。要限制食用蔗糖及精制糖，包括碳酸饮料，防止糖类吸收过快引起血糖的大幅波动。应减少动物源性的食物脂肪，增加不饱和脂肪，不饱和脂肪与饱和脂肪的比例约为 1.2 : 1.0。蛋白质宜选动物蛋白，多吃瘦肉和鱼，限制摄入蛋黄数。

3. 热量分配

全日热量分三大餐和三次点心，早餐为总热量的 2/10，午餐和晚餐各 3/10，上午和下午的餐间点心各 0.5/10，睡前点心为 1/10。大龄儿童可省略上午点心，而把这部分的热量加在午餐里。应强调根据患者的生活方式制定食谱，注重现实可行，鼓励患儿父母或家庭的积极配合，使儿有较好的依从性。

（三）运动治疗

运动对糖尿病患儿至关重要，是儿童正常生长发育所必需的生活内容，不要限制糖尿病患儿参加任何形式的锻炼，包括竞技运动：如果运动不引起低血糖，则不必调节饮食和胰岛素，运动可使肌肉对葡萄糖利用增加，血糖的调节得以改善。糖尿病患儿应每天安排适当的运动，尤其在进行大运动量时应注意进食，防止发生低血糖。运动应在血糖控制良好后才开始，并坚持每天固定时间运动，有利于热量摄入和胰岛素用量的调节。

（四）糖尿病酮症酸中毒（DKA）

是由于胰岛素缺乏或胰岛素效能不足引起的代谢异常的最终后果，胰岛素效能不足是指应激时拮抗激素阻断胰岛素的作用。20%~40%的新患者以及老患者漏打胰岛素或未能控制并发症时可发生 DKA。临床症状取决于酮症酸中毒的程度，有大量酮尿、血离子间隙增加、HCO_3^- 和 pH 下降，血清渗透压增高提示高渗性脱水。DKA 是糖尿病最常见的死亡原因，大多是由于脑水肿的原因，其治疗如下。

1. 纠正脱水、酸中毒及电解质紊乱

按中度脱水计算输液量（80~100 mL/kg），再加继续丢失量后为 24 小时的总液量，开始先给生理盐水 20 mL/kg，脱水严重时可再加入 20 mL/kg，以后根据血钠决定给半张或 1/3 张不含糖的液体。前 8 小时输入总液量的 1/2，余量在后 16 小时输入。输入液体应遵循先快后慢、先浓后淡的原则进行。见排尿后即加入氯化钾 3~6 mmol/kg。只有当血 pH < 7.2 时才用 SB 纠正酸中毒，HCO_3^- 的补充量 = （15 - 所测 HCO_3^-）×体重（kg）×0.6，通常先给计算量的一半，再测血 pH > 7.2 时则不再需碱性液。

2. 应用胰岛素

采用小剂量胰岛素持续静脉输入，儿童胰岛素用量为 0.1 U/（kg·h），加入生理盐水中输入，要检测血糖，防止血糖下降过快。

3. 监测

每小时监测血糖一次，每 2~4 小时重复一次电解质、血糖、尿糖及血气分析，直至酸中毒纠正。血清渗透压下降过快有发生脑水肿的危险。

（五）糖尿病的教育和监控

糖尿病的治疗不仅是使用和调整胰岛素，而且包括对患儿及其家人的教育。由于糖尿病是慢性终身性疾病，因此对本病的管理和监控非常重要。应做到及时联络和定期随访。

1. 血糖测定

由于血糖是调节胰岛素用量的根据，故每天应常规 4 次测量血糖（三餐前及临睡前），每周测一次凌晨 2~3 时血糖。血糖应控制在餐前 4.4~6.7 mmol/L（80~120 mg/L）、餐后 < 8.3~10 mmol/L（150~180 mg/L），每日平均血糖 < 8.3 mmol/L（150 mg/L），微血管并发症的发生可以明显减少。

2. 糖化血红蛋白（HbA1c）测定

应每 3~4 个月检测一次。糖尿病患者 HbA1c < 7% 为控制理想，> 9% 为控制不当，超过 11% 则表示控制差。

3. 尿微量白蛋白排泄率测定

一般每年检测 1~2 次，以监测早期糖尿病肾病的发生。同时严密观察血压，若发生高血压应给予治疗。

（王景波）

第十章

血液系统疾病

第一节　营养性贫血

营养性贫血是一组由于各种原因导致造血原料供应不足，表现为红细胞及血红蛋白水平低于正常的血液系统疾病。其临床表现并不局限于血液系统。尽管国人生活水平有了明显提高，营养性贫血的发病率仍然较高，科学营养是降低本组疾病发生的重要措施。

一、缺铁性贫血

缺铁性贫血是体内铁缺乏导致血红蛋白合成减少，临床上以小细胞低色素性贫血、血清铁蛋白减少和铁剂治疗有效为特点的贫血症。本病以婴幼儿发病率最高，严重危害儿童健康，是我国重点防治的儿童常见病之一。

（一）铁的代谢

1. 人体内铁元素的含量及分布

正常人体内的含铁总量随着年龄、体重、性别和血红蛋白水平的不同而异。正常成人男性体内总铁量约为 50 mg/kg，女性约为 35 mg/kg，新生儿约为 75 mg/kg。总铁量中约 64% 用于合成血红蛋白，32% 以铁蛋白及含铁血黄素形式贮存于骨髓、肝和脾内，3.2% 合成肌红蛋白；<1% 存在于含铁酶内和以运转铁的形式存在于血浆中。

2. 铁的来源

（1）外源性铁：主要来自食物，占人体铁摄入量的 1/3。分为血红素铁和非血红素铁，前者吸收率高于后者。动物性食物含铁量高且为血红素铁，吸收率达 10%~25%；母乳与牛乳含铁量均低，但母乳的铁吸收率比牛乳高 2~3 倍。植物性食物中的铁是非血红素铁，吸收率为 1.7%~7.9%。

（2）内源性铁：体内红细胞衰老或破坏所释放的血红蛋白铁占人体铁摄入量的 2/3，几乎全部被再利用。

3. 铁的吸收和运转

食物中的铁主要以 Fe^{2+} 的形式在十二指肠和空肠上段被吸收。进入肠黏膜细胞的 Fe^{2+} 被氧化成 Fe^{3+}，一部分与细胞内的去铁蛋白结合形成铁蛋白（SF），暂时保存在肠黏膜细胞中；另一部分与细胞质中载体蛋白结合后移出胞外进入血液，与血浆中的转铁蛋白（Tf）结合，随血液循环将铁运送到需铁和贮铁组织，供给机体利用，红细胞破坏后释放出的铁也同样通过与 Tf 结合运送到骨髓等组织，被利用或贮存。

肠黏膜细胞调节铁的吸收，这种调节作用又通过体内贮存铁和转铁蛋白受体（TfR）来调控。当体内贮存铁充足或造血功能减退时，转铁蛋白受体（TfR）与铁复合物合成减少，铁蛋白合成增加，肠黏膜细胞内的铁大部分以铁蛋白形式贮存，随肠黏膜细胞的自然脱落而被排出体外，因而吸收减少；当体内缺铁或造血功能增强时，TfR 合成增加，铁蛋白合成减少，肠黏膜细胞内的 TfR-铁复合物进入血流，铁的吸收增加。

肠腔内的一些因素也影响铁的吸收。维生素 C、稀盐酸、果糖、氨基酸等还原物质使 Fe^{3+} 变成 Fe^{2+}，有利于铁的吸收；磷酸、草酸等可与铁形成不溶性铁酸盐，难于吸收；植物纤维、茶、咖啡、蛋、牛奶、抗酸药物等可抑制铁的吸收。

正常情况下，血浆中的转铁蛋白仅 1/3 与铁结合，此结合的铁称为血清铁；其余 2/3 的转铁蛋白仍具有与铁结合的能力，在体外实验时加入一定量的铁可使其达到饱和状态，所加的铁量即为未饱和铁结合力。血清铁与未饱和铁结合力之和称为血清总铁结合力。血清铁在总铁结合力中所占的百分比称为转铁蛋白饱和度。

4. 铁的利用与储存

铁到达骨髓造血组织后即进入幼红细胞，在线粒体中与原卟啉结合形成血红素，血红素与珠蛋白结合形成血红蛋白。此外，铁参与肌红蛋白和某些酶（如细胞色素 C、单胺氧化酶、核糖核酸还原酶、琥珀酸脱氢酶等）的合成。在体内未被利用的铁以铁蛋白及含铁血黄素的形式贮存。在机体需要铁时，这两种铁均可被利用，通过还原酶的作用，使铁蛋白中的 Fe^{2+} 释放，然后被氧化酶氧化成 Fe^{3+}，与转铁蛋白结合后被转运到需铁的组织。

5. 铁的排泄

正常情况下每日仅有极少量的铁排出体外。小儿每日排出量约为 15 μg/kg，约 2/3 随脱落的肠黏膜细胞、红细胞、胆汁由肠道排出，其他经肾脏和汗腺排出，表皮细胞脱落也失去极微量的铁。

6. 铁的需要量

儿童由于生长发育的需要，每日需摄入的铁量相对较成人为多。足月儿自生后 4 个月至 3 岁每天约需铁 1 mg/kg；早产儿需铁较多，约 2 mg/kg；各年龄段儿童每天摄入铁总量不宜超过 15 mg。

7. 胎儿和儿童期铁代谢特点

（1）胎儿期铁代谢特点：胎儿通过胎盘从母体获得铁，以孕后期 3 个月获得铁量最多，平均每日约 4 mg，故足月儿从母体所获得的铁足够其生后 4～5 个月的需要；未成熟儿从母体获得的铁较少，容易发生缺铁。当孕母严重缺铁，由于母体 TfR 的代偿性增加和胎盘摄铁能力下降，可影响胎儿获取铁。

（2）婴幼儿期铁代谢的特点：足月新生儿体内总铁约 75 mg/kg，其中 25% 为贮存铁。生后由于"生理性溶血"释放的铁较多，随后是"生理性贫血"期造血相对较低下，加之从母体获得的铁一般能满足 4 个月的需要，故婴儿早期不易发生缺铁。但早产儿从母体获得铁少，且生长发育更迅速，可较早发生缺铁。约 4 月龄以后，从母体获得的铁逐渐耗尽，加上此期生长发育迅速，造血活跃，因此对膳食铁的需要增加，而婴儿主食人乳和牛乳的铁含量均低，不能满足机体的需要，贮存铁耗竭后即发生缺铁，故 6 个月至 2 岁的小儿缺铁性贫血发生率高。

（3）儿童期和青春期铁代谢特点：儿童期一般较少缺铁，此期缺铁的主要原因是偏食，使摄取的铁不足，或是食物搭配不合理，使铁的吸收受抑制；肠道慢性失血也是此期缺铁的原因。青春期由于生长发育迅速，对铁的需要量增加，初潮以后少女如月经过多造成铁的丢失也是此期缺铁的原因。

（二）病因

1. 先天储铁不足

胎儿从母体获得的铁以妊娠最后 3 个月最多，故早产、双胎或多胎、胎儿失血和孕母严重缺铁等均可使胎儿储铁减少。

2. 铁摄入量不足

这是缺铁性贫血的主要原因。人乳、牛乳、谷物中含铁量均低，如不及时添加含铁较多的辅食，容易发生缺铁性贫血。

3. 生长发育因素

婴儿期生长发育较快，3~4 个月和 1 岁时体重分别为出生时的 2 倍和 3 倍。随着体重增加，血容量也增加较快，1 岁时血液循环中的血红蛋白增加 2 倍，未成熟儿的体重及血红蛋白增加倍数更高，如不及时添加含铁丰富的食物，则易致缺铁。

4. 铁的吸收障碍

食物搭配不合理可影响铁的吸收。慢性腹泻不仅铁的吸收不良，而且铁的排泄也增加。

5. 铁的丢失过多

正常婴儿每天排泄铁量相比成人多。每 1 mL 血约含铁 0.5 mg，长期慢性失血可致缺铁，如肠息肉、梅克尔憩室、膈疝、钩虫病等可致慢性失血，用不经加热处理的鲜牛乳喂养的婴儿可因对牛乳过敏而致肠出血（每天失血约 0.7 mL）。

（三）发病机制

1. 缺铁对血液系统的影响

铁是合成血红蛋白的原料，缺铁时血红素生成不足，进而血红蛋白合成减少，导致新生的红细胞内血红蛋白含量不足，细胞质减少，细胞变小；而缺铁对细胞的分裂、增殖影响较小，故红细胞数量减少程度不如血红蛋白明显，从而形成小细胞低色素性贫血。缺铁通常经过以下 3 个阶段才发生贫血：①铁减少期，此阶段体内贮存铁已减少，但供红细胞合成血红蛋白的铁尚未减少；②红细胞生成缺铁期，此期贮存铁进一步耗竭，红细胞生成所需的铁也不足，但循环中血红蛋白的量尚未减少；③缺铁性贫血期，此期出现小细胞低色素性贫血，还有一些非造血系统的症状。

2. 缺铁对其他系统的影响

缺铁可影响肌红蛋白的合成，并可使多种含铁酶（如细胞色素 C、单胺氧化酶、核糖核苷酸还原酶、琥珀酸脱氢酶等）的活性减低。由于这些含铁酶与生物氧化、组织呼吸、神经介质分解与合成有关，故铁缺乏时造成细胞功能紊乱，尤其是单胺氧化酶的活性降低，造成重要的神经介质，如 5-羟色胺、去甲肾上腺素、肾上腺素及多巴胺发生明显变化，不能正常发挥功能，因而产生一些非造血系统的表现，如体力减弱、易疲劳、表情淡漠、注意力难于集中、注意力减退和智力减低等。缺铁还可引起组织器官的异常，如口腔黏膜异常角化、舌炎、胃酸分泌减少、脂肪吸收不良和反甲等。此外，缺铁还可引起细胞免疫功能降低，易患感染性疾病。

（四）临床表现

任何年龄均可发病，以 6 个月至 2 岁最多见。发病缓慢，其临床表现随病情轻重而有所不同。

1. 一般表现

皮肤黏膜逐渐苍白，以唇、口腔黏膜及甲床较明显，易疲乏，不爱活动。年长儿可诉头晕、眼前发黑、耳鸣等。

2. 髓外造血表现

由于髓外造血，肝、脾可轻度肿大；年龄越小，病程越久，贫血越重，肝脾肿大越明显。

3. 非造血系统症状

（1）消化系统症状：食欲减退，少数有异食癖（如嗜食泥土、墙皮、煤渣等）；可有呕吐、腹泻；可出现口腔炎、舌炎或舌乳头萎缩；重者可出现萎缩性胃炎或吸收不良综合征。

（2）神经系统症状：表现为烦躁不安或萎靡不振、精神不集中、记忆力减退，智力多数低于同龄儿。

（3）心血管系统症状：明显贫血时心率增快，严重者心脏扩大，甚至发生心力衰竭。

（4）其他：因细胞免疫功能降低，常合并感染。可因上皮组织异常而出现反甲。

（五）辅助检查

1. 外周血象

血红蛋白降低比红细胞数减少明显，呈小细胞低色素性贫血。外周血涂片可见红细胞大小不等，以小细胞为多，中央淡染区扩大。平均红细胞容积（MCV）< 80 fl，平均红细胞血红蛋白量（MCH）< 26 pg，平均红细胞血红蛋白浓度（MCHC）< 310 g/L。网织红细胞数正常或轻度减少。白细胞、血小板一般无改变。

2. 骨髓象

呈增生活跃，以中、晚幼红细胞增生为主。各期红细胞均较小，胞质少，染色偏蓝，显示胞质成熟程度落后于胞核。粒细胞和巨核细胞系一般无明显异常。

3. 有关铁代谢的检查

（1）血清铁蛋白（SF）：可较敏感地反映体内贮存铁的情况，因而是诊断缺铁铁减少期（ID 期）的敏感指标。其放射免疫法测定的正常值：< 3 个月婴儿为 194 ~ 238 μg/L，3 个月后为 18 ~ 91 μg/L；< 12 μg/L，提示缺铁。由于感染、肿瘤、肝脏和心脏疾病时铁蛋白明显升高，故当缺铁合并这些疾病时其铁蛋白值可不降低，此时测定红细胞内碱性铁蛋白有助诊断。

（2）红细胞游离原卟啉（FEP）：红细胞内缺铁时 FEP 不能完全与铁结合成血红素，血红素减少又反馈性地使 FEP 合成增多，未被利用的 FEP 在红细胞内堆积，导致 FEP 值增高，当 FEP > 0.9 μmol/L（500 μg/dL）即提示细胞内缺铁。如 SF 值降低、FEP 升高而未出现贫血，这是红细胞生成缺铁期（IDE 期）的典型表现。FEP 增高还见于铅中毒、慢性炎症和先天性原卟啉增多症。

（3）血清铁（SI）、总铁结合力（TIBC）和转铁蛋白饱和度（TS）：这 3 项检查反映血浆中的铁含量，通常在缺铁性贫血期（IDA 期）才出现异常，即 SI 和 TS 降低，TIBC 升高。SI 正常值为 $12.8 \sim 31.3$ $\mu mol/L$（$75 \sim 175$ $\mu g/dL$），$< 9.0 \sim 10.7$ $\mu mol/L$（$50 \sim 60$ $\mu g/dL$）有意义，但其生理变异大，并且在感染、恶性肿瘤、类风湿关节炎等疾病时也可降低。TIBC > 62.7 $\mu mol/L$（350 $\mu g/dL$）有意义，其生理变异较小，在病毒性肝炎时可增高。TS $< 15\%$ 有诊断意义。

4. 骨髓可染铁

骨髓涂片用普鲁士蓝染色镜检，细胞外铁减少。观察红细胞内铁粒细胞数，如 $< 15\%$，提示贮存铁减少（细胞内铁减少），这是一项反映体内贮存铁的敏感而可靠的指标。

（六）诊断

根据病史，特别是喂养史、临床表现和血象特点，一般可作出初步诊断。进一步进行有关铁代谢的生化检查有确诊意义。必要时可进行骨髓检查。用铁剂治疗有效可证实诊断。

地中海贫血、异常血红蛋白病、维生素 B_6 缺乏性贫血、铁粒幼红细胞性贫血和铅中毒等也表现为小细胞低色素性贫血，应根据各病临床特点和实验室检查特征加以鉴别。

（七）治疗

主要原则为去除病因和补充铁剂。

1. 一般治疗

加强护理，保证充足睡眠；避免感染，如伴有感染者应积极控制感染；重度贫血者注意保护心脏功能。根据患者消化能力，适当增加含铁质丰富的食物，注意饮食的合理搭配，以增加铁的吸收。

2. 去除病因治疗

对饮食不当者应纠正不合理的饮食习惯和食物组成，有偏食习惯者应予以纠正。如有慢性失血性疾病，如钩虫病、肠道畸形等，应给予及时治疗。

3. 铁剂治疗

（1）口服铁剂：铁剂是治疗缺铁性贫血的特效药，若无特殊原因，应采用口服给药；二价铁盐容易吸收，故临床均选用二价铁盐制剂。常用的口服铁剂有硫酸亚铁（含元素铁 20%）、富马酸亚铁（含元素铁 33%）、葡萄糖酸亚铁（含元素铁 12%）、琥珀酸亚铁（含元素铁 35%）等，口服铁剂的剂量为元素铁每日 $4 \sim 6$ mg/kg，分 3 次口服，以两餐之间口服为宜；为减少胃肠道不良反应，可从小剂量开始，如无不良反应，可在 $1 \sim 2$ 日内加至足量。近年的研究显示，蛋白琥珀酸铁每天 1 次的临床疗效与传统铁剂每天 3 次相当，但依从性增高。牛奶、茶、咖啡及抗酸药等与铁剂同服均可影响铁的吸收。

（2）注射铁剂：注射铁剂较容易发生不良反应，甚至可发生过敏反应致死，故应慎用。其适应证是：①诊断肯定，但口服铁剂后无治疗反应者；②口服后胃肠道反应严重，虽改变制剂种类、剂量及给药时间仍无改善者；③由于胃肠道疾病、胃肠道手术后不能应用口服铁剂或口服铁剂吸收不良者。常用注射铁剂有山梨醇柠檬酸铁复合物，专供肌内注射用；右旋糖酐铁复合物，为氢氧化铁与右旋糖酐铁复合物，可供肌内注射或静脉注射；葡萄糖氧化铁，供静脉注射用。

补给铁剂 $12 \sim 24$ 小时后，细胞内含铁酶开始恢复，烦躁等精神症状减轻，食欲增加。网织红细胞于服药 $2 \sim 3$ 天后开始上升，$5 \sim 7$ 天达高峰，$2 \sim 3$ 周后下降至正常。治疗 $1 \sim 2$ 周后血红蛋白逐渐上升，通常于治疗 3 ~ 4 周达到正常。如 3 周内血红蛋白上升不足 20 g/L，应注意寻找原因。如治疗反应满意，血红蛋白恢复正常后再继续服用铁剂 6 ~ 8 周，以增加铁贮存。

4. 输注红细胞

一般不必输注红细胞，输注红细胞的适应证是：①贫血严重，尤其是发生心力衰竭者；②合并感染者；③急需外科手术者。贫血越严重，每次输注量应越少。Hb 在 30 g/L 以下者，应采用等量换血方法；Hb 在 30 ~ 60 g/L 者，每次可输注红细胞悬液 4 ~ 6 mL/kg；Hb 在 60 g/L 以上者，不必输注红细胞。

（八）预防

做好卫生宣教工作，使全社会认识到缺铁对儿童的危害性及做好预防工作的重要性，使之成为儿童保健工作中的重要内容。主要预防措施包括：①提倡母乳喂养，因母乳中铁的吸收利用率较高；②做好喂养指导，无论是母乳或人工喂养的婴儿，均应及时添加含铁丰富且铁吸收率高的辅助食品，如精肉、动物血、动物内脏、鱼等，并注意膳食合理搭配，婴儿如以鲜牛乳喂养，必须加热处理，以减少牛奶过敏所致肠道失血；③婴幼儿食品（谷类制品、牛奶制品等）应加入适量铁剂加以强化；④对早产儿，尤其是非常低体重的早产儿，宜自出生后 2 个月左右给予铁剂预防。

二、营养性巨幼细胞性贫血

营养性巨幼细胞性贫血是由于维生素 B_{12} 和（或）叶酸缺乏所致的一种大细胞性贫血。主要临床特点是贫血、神经及精神症状、红细胞的胞体变大、骨髓中出现巨幼红细胞、用维生素 B_{12} 和（或）叶酸治疗有效。

（一）病因

1. 摄入量不足

单纯母乳喂养而未及时添加辅食、人工喂养不当及严重偏食的婴幼儿，其饮食中缺乏肉类，动物肝、肾及蔬菜，可致维生素 B_{12} 和叶酸缺乏。羊乳含叶酸量很低，单纯以羊乳喂养者可致叶酸缺乏。

2. 需要量增加

婴儿生长发育较快，对叶酸、维生素 B_{12} 的需要量也增加，严重感染者维生素 B_{12} 的消耗量增加，需要量相应增加。

3. 吸收或代谢障碍

食物中维生素 B_{12} 必须与胃底部壁细胞分泌的糖蛋白结合成复合物才能在末端回肠黏膜吸收，进入血液循环后再与转钴胺素蛋白结合，运送到肝脏。慢性腹泻影响叶酸吸收，先天性叶酸代谢障碍（如小肠吸收叶酸缺陷及叶酸转运功能障碍）也可致叶酸缺乏。

（二）发病机制

叶酸在叶酸还原酶的还原作用和维生素 B_{12} 的催化作用下变成四氢叶酸，后者是 DNA 合成过程中必需的辅酶。当维生素 B_{12} 或叶酸缺乏，使四氢叶酸减少，导致 DNA 合成减少。幼稚红细胞内的 DNA 合成减少，使其分裂和增殖时间延长，出现细胞核的发育落后于胞质而血红蛋白的合成不受影响的发育，红细胞的胞体变大，形成巨幼红细胞。由于红细胞生成速度变慢，巨幼红细胞在骨髓内易被破坏，进入血液循环的红细胞寿命也较短，从而出现贫血。

DNA 合成不足也导致粒细胞核成熟障碍，使其胞体增大，出现巨大幼稚粒细胞和中性粒细胞分叶过多现象，而且可使巨核细胞的核发育障碍而致巨大血小板。

维生素 B_{12} 能促使脂肪代谢产生的甲基丙二酸转变成琥珀酸而参与三羧酸循环，此作用与神经髓鞘中脂蛋白形成有关，因而能保持中枢和外周髓鞘神经纤维的功能完整性。当其缺乏时，可导致中枢和外周神经髓鞘受损，出现神经及精神症状。叶酸缺乏主要引起情感改变，偶见深感觉障碍，其机制尚不明了。

维生素 B_{12} 缺乏还可使中性粒细胞和巨噬细胞吞噬细菌后的杀灭细菌作用减弱，使组织、血浆及尿液中甲基丙二酸堆积，后者是结核分枝杆菌细胞壁成分的原料，有利于结核分枝杆菌生长，故维生素 B_{12} 缺乏者易伴结核。

（三）临床表现

以 6 个月至 2 岁的婴幼儿多见，起病缓慢。

1. 一般表现

多呈虚胖或颜面轻度水肿，毛发纤细、稀疏、黄色，严重者皮肤有出血点或瘀斑。

2. 贫血表现

皮肤常呈蜡黄色，睑结膜、口唇、指甲等处苍白，偶有轻度黄疸；疲乏无力，常伴肝脾肿大。

3. 神经及精神症状

可出现烦躁不安、易怒等症状。维生素 B_{12} 缺乏者表现为表情呆滞、目光发直，对周围反应迟钝，嗜睡，不认亲人，少哭不笑，智力、动作发育落后甚至退步。重症病例可出现不规则性震颤、手足无意识运动，甚至抽搐、感觉异常、共济失调、踝阵挛和 Babinski 征阳性等。叶酸缺乏不发生神经系统症状，但可导致神经及精神异常。

4. 消化系统症状

常出现较早，如厌食、恶心、呕吐、腹泻和舌炎等。

（四）辅助检查

1. 外周血象

呈大细胞性贫血，MCV > 94 fl，MCH > 32 pg。血涂片可见红细胞大小不等，以大细胞为多，易见嗜多色性和嗜碱点彩红细胞，可见巨幼变的有核红细胞，中性粒细胞呈分叶过多现象。网织红细胞、白细胞、血小板计数常减少。

2. 骨髓象

增生明显活跃，以红系增生为主，粒系、红系均出现巨幼变，表现为胞体变大，核染色质粗而松，副染色质明显。中性粒细胞的胞质空泡形成，核分叶过多。巨核细胞的核有过度分叶现象，血小板巨大。

3. 血清维生素 B_{12} 和叶酸测定

血清维生素 B_{12} 正常值为 200 ~ 800 ng/L，< 100 ng/L 为缺乏。血清叶酸水平正常值为 5 ~ 6 μg/L，< 3 μg/L 为缺乏。

（五）诊断

根据临床表现、血象和骨髓象可诊断为巨幼细胞性贫血。在此基础上，如神经及精神症状明显，则考虑为维生素 B_{12} 缺乏所致。有条件时测定血清维生素 B_{12} 或叶酸水平可进一步协助诊断。

（六）治疗

1. 一般治疗

注意营养，及时添加辅食；加强护理，防止感染。

2. 去除病因治疗

对引起维生素 B_{12} 和叶酸缺乏的原因应予以去除。

3. 维生素 B_{12} 和叶酸补充治疗

有神经及精神症状者，应以维生素 B_{12} 治疗为主，如单用叶酸反而有加重症状的可能。维生素 B_{12} 500～1 000 μg 一次肌内注射；或每次肌内注射100 μg，每周2～3次，连用数周，直至临床症状好转，血象恢复正常为止；当有神经系统受累表现时，可给予每日1 mg，连续肌内注射2周以上；由于维生素 B_{12} 吸收缺陷所致的患者，每月肌内注射1 mg，长期应用。用维生素 B_{12} 治疗后6～7小时骨髓内巨幼红细胞可转为正常幼红细胞；一般精神症状2～4天后好转；网织红细胞2～4天开始增加，6～7天达高峰，2周后降至正常；神经及精神症状恢复较慢。

叶酸口服剂量为5 mg，每日3次，连续数周至临床症状好转、血象恢复正常为止。同时口服维生素 C 有助于叶酸的吸收。服叶酸1～2天后食欲好转，骨髓中巨幼红细胞转为正常；2～4天网织红细胞增加，4～7天达高峰；2～6周红细胞和血红蛋白恢复正常。因使用抗叶酸代谢药物而致病者，可用亚叶酸钙治疗。先天性叶酸吸收障碍者，口服叶酸剂量应增至每日15～50 mg 才有效。

治疗初期，由于大量新生红细胞，使细胞外钾转移至细胞内，可引起低血钾，甚至发生低血钾性婴儿猝死，应预防性补钾。

（七）预防

改善哺乳母亲的营养，婴儿应及时添加辅食，注意饮食均衡，及时治疗肠道疾病，注意合理应用抗叶酸代谢药物。

（王景波）

第二节　溶血性贫血

溶血性贫血是多种病因引起红细胞寿命缩短或过早破坏，且超过骨髓代偿造红细胞能力的一组疾病。

正常红细胞寿命为120天左右，每天约1%的衰老红细胞在脾脏清除，同时，相当量的新生红细胞从骨髓中释放进入血液循环，当红细胞破坏的速度过快和（或）量大于骨髓的代偿能力，即发生本病。

一、遗传性球形红细胞增多症

遗传性球形红细胞增多症是红细胞膜先天性缺陷的溶血性贫血，以不同程度的贫血，反复出现黄疸、脾肿大，球形红细胞增多及红细胞渗透脆性增加为特征。

（一）病因与发病机制

本病大多数为常染色体显性遗传，少数为常染色体隐性遗传。正常红细胞膜由双层脂质和膜蛋白组成。本病由于调控红细胞膜蛋白的基因突变，造成膜骨架蛋白（膜收缩蛋白、锚蛋白）单独或联合缺陷。缺陷造成红细胞的病理生理改变如下：①红细胞膜双层脂质不稳定，以出芽形式形成囊状而丢失，使红细胞表面积减小，表面积与体积比值下降，红细胞变成球形；②红细胞膜阳离子通透性增加，钠和水进入胞内而钾透出胞外，为了维持红细胞内外钠离子平衡，钠泵作用加强致 ATP 缺乏，钙-ATP 酶受抑，致细胞内钙离子浓度升高并沉积在红细胞膜上；③红细胞膜蛋白磷酸化功能下降，过氧化物酶增加，与膜结合的血红蛋白增加，导致红细胞变形性下降。球形红细胞的细胞膜变形性和柔韧性减弱，少量水分进入胞内即易胀破而溶血，红细胞通过脾时易被破坏而溶解，发生血管外溶血。

（二）临床表现

贫血、黄疸、脾肿大是本病的三大特征，而且在慢性溶血性贫血的过程中易出现急性溶血发作。发病年龄越小，症状越重。新生儿期起病者出现急性溶血性贫血和高胆红素血症；婴儿和儿童患者贫血的程度差异较大，大多为轻至中度贫血。黄疸可见于大部分患者，多为轻度，呈间歇性。几乎所有患者均有脾肿大，且随年龄增长而逐渐显著，溶血危象时肿大明显。肝脏多为轻度肿大。未行脾切除的年长儿可并发色素性胆石症，10 岁以下发生率为5%，发现胆结石最小年龄为 4～5 岁。长期贫血可因骨髓代偿造血而致骨骼改变，但程度一般较地中海贫血轻。偶见踝部溃疡。

在慢性病程中，常因感染、劳累或情绪紧张等因素诱发"溶血危象"：贫血和黄疸突然加重，伴有发热、寒战、呕吐，脾肿大显著并有疼痛。也可出现"再生障碍危象"：表现为以红系造血受抑为主的骨髓造血功能暂时性抑制，出现严重贫血，可有不同程度的白细胞和血小板减少。后者与微小病毒 B19 感染有关，呈自限性过程，持续数天或 1～2 周缓解。

（三）辅助检查

1. 外周血象

贫血多为轻至中度，发生危象时可呈重度；网织红细胞升高；红细胞平均体积（MCV）和红细胞平均血红蛋白量（MCH）多正常，红细胞平均血红蛋白浓度（MCHC）可增加；白细胞及血小板多正常。外周血涂片见胞体小、染色深、中心浅染区消失的球形红细胞增多，是本病的特征，约占红细胞数的 0.2～0.4。仅少数患者球形红细胞数量少或红细胞形态改变不明显。

2. 红细胞渗透脆性试验

大多数病例红细胞渗透脆性增加，0.5%～0.75% 盐水开始溶血，0.40% 完全溶血。24 小时孵育脆性试验则 100% 病例阳性。

3. 其他

溶血的证据，如血清非结合胆红素和游离血红蛋白增高，结合珠蛋白降低，尿中尿胆原增加。红细胞自身溶血试验阳性，加入葡萄糖或 ATP 可以纠正。骨髓象示红细胞系统明显增生，但有核红细胞形态无异常。酸化甘油试验阳性。采用十二磺酸钠聚丙烯酰胺凝胶电泳或放射免疫法测定膜蛋白含量有助于判断膜蛋白的缺陷。分子生物学方法可确定基因突变位点。

（四）诊断与鉴别诊断

根据贫血、黄疸、脾肿大等临床表现，球形红细胞增多，红细胞渗透脆性增加或孵育后红细胞渗透脆性试验增加即可作出初步诊断；并应行家族调查，阳性家族史即可确诊。须注意当本病合并缺铁时，红细胞渗透脆性可能正常。自身免疫性溶血患者既有溶血的表现，球形红细胞也明显增多，易与本病混淆，Coombs 试验阳性、肾上腺皮质激素治疗有效等可资鉴别。轻型溶血性贫血溶血发作时可误诊为黄疸型肝炎，应注意鉴别。

（五）治疗

1. 一般治疗

注意防治感染，避免劳累和情绪紧张。适当补充叶酸。

2. 防治高胆红素血症

见于新生儿发病者。

3. 输注红细胞

贫血轻者无须输注红细胞，重度贫血或发生溶血危象时应输注红细胞。发生再生障碍危象时除输注红细胞外，必要时输注血小板。

4. 脾切除

有显著疗效，术后黄疸消失、贫血纠正，不再发生溶血危象和再生障碍危象，红细胞寿命延长，但不能根除先天缺陷。手术应于 5 岁以后进行，因过早切脾可降低机体的免疫功能，易发生严重感染。若反复发生再生障碍危象或重度溶血性贫血致生长发育迟缓，则手术年龄可提早。切脾时注意有无副脾，如有应同时切除。为防止术后感染，应在术前 1～2 周注射多价肺炎球菌疫苗，术后应用长效青霉素预防治疗 1 年。脾切除术后血小板数于短期内升高，如 $>800 \times 10^9/L$，应予抗血小板凝集药物，如双嘧达莫等。

二、红细胞葡萄糖-6-磷酸脱氢酶缺乏症

红细胞葡萄糖-6-磷酸脱氢酶（G-6-PD）缺乏症是一种 X 连锁不完全显性红细胞酶缺陷病。本病分布遍及世界各地，估计全世界有 2 亿以上的人患有 G-6-PD 缺乏症。但各地区、各民族间的发病率差异很大。高发地区为地中海沿岸国家、东印度、菲律宾、巴西和古巴等。在我国，此病主要见于长江流域及其以南各省，以云南、海南、广东、广西、福建、四川、江西、贵州等省（自治区）的发病率较高，北方地区较为少见。

（一）病因

本病是由于 G-6-PD 的基因突变所致。G-6-PD 基因定位于 X 染色体长臂 2 区 8 带（Xq28），全长约 18.5 kb，含 13 个外显子，编码 515 个氨基酸。男性半合子和女性纯合子均表现为 G-6-PD 显著缺乏；女性杂合子发病与否取决于其 G-6-PD 缺乏的细胞数量在细胞群中所占的比例，在临床上有不同的表现度，故称为不完全显性。

迄今，G-6-PD 基因的突变已达 122 种以上；中国人（含海外华裔）的 G-6-PD 基因突变型即有 17 种，其中最常见的是 nt1376G→T（占 57.6%）、nt1388G→A（占 14.9%），其他突变有 nt95A→G、nt493A→G、nt1024G→T 等。同一地区的不同民族其基因突变型相似，而分布在不同地区的同一民族其基因突变型则差异很大。

（二）发病机制

本病发生溶血的机制尚未完全明了，目前认为服用氧化性药物（如伯氨喹）诱发溶血的机制为：G-6-PD 在磷酸戊糖旁路中是 6-磷酸葡萄糖（G-6-P）转变为 6-磷酸葡萄糖酸

（G-6-PG）反应中必需的酶。G-6-PD 缺乏时，使还原型三磷酸吡啶核苷（NADPH）减少，不能维持生理浓度的还原型谷胱甘肽（GSH），从而使红细胞膜蛋白和酶蛋白中的巯基遭受氧化，破坏了红细胞膜的完整性。NADPH 减少使高铁血红蛋白（MHb）不能转变为氧合血红蛋白，MHb 增加致使红细胞内不可溶性变性珠蛋白小体形成明显增加，红细胞膜变硬，通过脾脏时被破坏，导致溶血。新生的红细胞 G-6-PD 活性较高，对氧化性药物有较强的"抵抗性"，当衰老红细胞酶活性过低而被破坏后，新生红细胞即代偿性增加，故不再发生溶血，呈"自限性"。蚕豆诱发溶血的机制不明，蚕豆浸液中含有多巴、多巴胺、蚕豆嘧啶类、异脲咪等类似氧化剂的物质，可能与蚕豆病的发病有关，但很多 G-6-PD 缺乏者在进食蚕豆后并不一定发病，故认为还有其他因素参与，尚待进一步研究。

（三）临床表现

根据诱发溶血的不同原因，可分为以下 5 种临床类型。

1. 伯氨喹型药物性溶血性贫血

是由于服用某些具有氧化特性的药物而引起的急性溶血，此类药物包括：抗疟药（伯氨喹、奎宁等）、解热镇痛药（阿司匹林、氨基比林等）、硝基呋喃类、磺胺类、砜类、萘苯胺、大剂量维生素 K、丙磺舒、川莲、腊梅花等。常于服药后 1～3 天出现急性血管内溶血。有头晕、厌食、恶心、呕吐、疲乏等症状，继而出现黄疸、血红蛋白尿，溶血严重者可出现少尿、无尿、酸中毒和急性肾衰竭。溶血过程呈自限性是本病的重要特点，轻症的溶血持续 1～2 天或 1 周左右临床症状逐渐改善而自愈。

2. 蚕豆病

常见于 <10 岁的儿童，男孩多见，常在蚕豆成熟季节流行，进食蚕豆或蚕豆制品（如粉丝）均可致病，母亲食蚕豆后哺乳可使婴儿发病。通常于进食蚕豆或其制品后 24～48 小时内发病，表现为急性血管内溶血，其临床表现与伯氨喹型药物性溶血性贫血相似。

3. 新生儿黄疸

在 G-6-PD 缺乏症高发地区，由 G-6-PD 缺乏引起的新生儿黄疸并不少见。感染、病理产、缺氧、哺乳的母亲服用了氧化剂药物，或新生儿穿戴有樟脑丸气味的衣服等均可诱发溶血，但也有不少病例无诱因可查。黄疸大多于出生 2～4 天后达高峰，半数患者可有肝脾肿大，贫血大多数为轻度或中度，重者可致胆红素脑病。

4. 感染诱发的溶血

细菌、病毒感染可诱发 G-6-PD 缺乏者发生溶血，一般于感染后几天之内突然发生溶血，程度大多较轻，黄疸多不显著。

5. 先天性非球形细胞性溶血性贫血

在无诱因的情况下出现慢性溶血，常于婴儿期发病，表现为贫血、黄疸、脾肿大；可因感染或服药而诱发急性溶血。约有半数病例在新生儿期以高胆红素血症起病。

（四）辅助检查

1. 红细胞 G-6-PD 缺乏的筛选试验

常用 3 种方法。

（1）高铁血红蛋白还原试验：正常还原率 >0.75，中间型为 0.74～0.31，显著缺乏者 <0.30。此试验可出现假阳性或假阴性，故应配合其他相关实验室检查。

（2）荧光斑点试验：正常10分钟内出现荧光；中间型者10~30分钟出现荧光；严重缺乏者30分钟仍不出现荧光。本试验敏感性和特异性均较高。

（3）硝基四氮唑蓝（NBT）纸片法：正常滤纸片呈紫蓝色，中间型呈淡蓝色，显著缺乏者呈红色。

2. 红细胞 G-6-PD 的活性测定

这是特异性的直接诊断方法，正常值随测定方法而不同。

（1）世界卫生组织（WHO）推荐的 Zinkham 法为（12.1±2.09）IU/gHb。

（2）国际血液学标准化委员会（SICSH）推荐的 Clock 与 Mclean 法为（8.34±1.59）IU/gHb。

（3）NBT 定量法为13.1~30.0BNT单位。

（4）近年开展 G-6-PD/6-PGD 比值测定，可进一步提高杂合子的检出率，正常值为成人1.0~1.67，脐带血1.1~2.3，低于此值为 G-6-PD 缺乏。

3. 变性珠蛋白小体生成试验

在溶血时阳性细胞 >0.05，溶血停止时呈阴性。不稳定血红蛋白病患者此试验也可为阳性。

4. G-6-PD 基因检测

可采用限制性内切酶片段长度多态性（RFLP）连锁分析、PCR-限制酶切、等位基因特异性寡核苷酸探针点杂交（PCR-ASO）、反向点杂交（RDB）、多重 SNaPshot 基因诊断和 DNA 测序等方法检测 G-6-PD 基因突变位点。

（五）诊断

阳性家族史或既往病史均有助于临床诊断。病史中有急性溶血特征，并有食用蚕豆或服药物史，或新生儿黄疸，或自幼即出现原因未明的慢性溶血者，均应考虑本病。结合实验室检查即可确诊。

（六）治疗

对急性溶血者，应去除诱因。在溶血期应供给足够水分，注意纠正电解质失衡，口服碳酸氢钠，使尿液保持碱性，以防止血红蛋白在肾小管内沉积。贫血较轻者不需要输血，去除诱因后溶血大多于1周内自行停止。严重贫血时，可输注 G-6-PD 正常的红细胞。应密切注意肾功能，如出现肾衰竭，应及时采取有效措施。

新生儿黄疸可用蓝光治疗，个别严重者应考虑换血疗法，以防止胆红素脑病的发生。

（七）预防

在 G-6-PD 缺陷高发地区，应进行群体 G-6-PD 缺乏症的普查。已知为 G-6-PD 缺乏者应避免进食蚕豆及其制品，忌服有氧化作用的药物，并加强对各种感染的预防。

三、地中海贫血

地中海贫血又称为海洋性贫血、珠蛋白生成障碍性贫血，是遗传性溶血性贫血的一组疾病。其共同特点是珠蛋白基因的缺陷使一种或几种珠蛋白肽链合成减少或不能合成，导致血红蛋白的组成成分改变。本组疾病的临床症状轻重不一。

本病以地中海沿岸国家和东南亚各国多见，我国长江以南各省均有报道，以广东、广西、海南、四川、重庆等省、自治区、直辖市发病率较高，北方较为少见。

（一）病因与发病机制

正常人血红蛋白（Hb）中的珠蛋白含 4 种肽链，即 α、β、γ 和 δ。根据珠蛋白肽链组合的不同，形成 3 种血红蛋白，即 HbA（$\alpha_2\beta_2$）、HbA_2（$\alpha_2\delta_2$）和 HbF（$\alpha_2\gamma_2$）。当遗传缺陷时，珠蛋白基因功能障碍，珠蛋白肽链合成障碍，从而出现慢性溶血性贫血。根据肽链合成障碍的不同，分别称为 α、β、δ、β 和 δ 等地中海贫血。其中以 α 和 β 地中海贫血较常见。

1. β 地中海贫血

人类 β 珠蛋白基因簇位于第 11 号染色体短臂 1 区 2 节（11p1.2）。β 地中海贫血的病因主要是该基因的点突变，少数为基因缺失。基因缺失和有些点突变可致 β 链的生成完全受抑制，称为 $β_0$ 地中海贫血；有些点突变或缺失使 β 链的生成部分受抑制，则称为 β + 地中海贫血。染色体上的两个等位基因突变点相同者称为纯合子；同源染色体上只有一个突变点者称为杂合子；等位基因的突变点不同者称为复合杂合子。

重型 β 地中海贫血是纯合子或复合杂合子状态。因 β 链生成完全或明显受到抑制，以致含有 β 链的 HbA 合成减少或消失，而多余的 α 链与 γ 链结合而成为 HbF（$\alpha_2\gamma_2$），使 HbF 明显增加。由于 HbF 的氧亲和力高，致患儿组织缺氧。过剩的 α 链沉积于幼红细胞和红细胞中，形成 α 链包涵体附着于红细胞膜上，使其变僵硬，在骨髓内大多被破坏而导致"无效造血"。部分含有包涵体的红细胞虽能成熟并被释放至外周血，但当它们通过微循环时就容易被破坏；这种包涵体还影响红细胞膜的通透性，从而导致红细胞寿命缩短。所以，患儿在临床上呈慢性溶血性贫血。贫血和缺氧刺激红细胞生成素的分泌量增加，促使骨髓增加造血，因而引起骨骼的改变。贫血使肠道对铁的吸收增加，加上在治疗过程中的反复输血，使铁在组织中大量贮存，导致含铁血黄素沉着症。

轻型 β 地中海贫血是杂合子状态，β 链的合成仅轻度减少，其病理生理改变极轻微。中间型 β 地中海贫血是复合杂合子和某些变异型的纯合子或复合杂合子状态，其病理生理改变介于重型和轻型之间。

2. α 地中海贫血

人类 α 珠蛋白基因簇位于第 16 号染色体短臂末端（16p13.3）。每条染色体各有 2 个 α 珠蛋白基因，一对染色体共有 4 个 α 珠蛋白基因。α 地中海贫血可由于 α 珠蛋白基因缺失或点突变所致。若一条染色体上仅一个 α 基因缺失或缺陷，则 α 链的合成减少，称为 α + 地中海贫血；若染色体上共有两个 α 基因缺失或缺陷，则无 α 链合成，称为 $α_0$ 地中海贫血。

重型 α 地中海贫血是 $α_0$ 地中海贫血的纯合子状态，其 4 个 α 珠蛋白基因均缺失或缺陷，以致完全无 α 链生成，含有 α 链的 HbA、HbA_2 和 HbF 的合成均减少。患者在胎儿期即发生大量 γ 链合成 γ_4（Hb Bart）。Hb Bart 对氧的亲和力极高，造成组织缺氧而引起胎儿水肿综合征。中间型 α 地中海贫血是 $α_0$ 和 α + 地中海贫血的双重杂合子状态，是由 3 个 α 珠蛋白基因缺失或缺陷所致，患者仅能合成少量 α 链，其多余的 β 链即合成 HbH（β_4）。HbH 对氧亲和力较高，又是一种不稳定的血红蛋白，容易在红细胞内变性沉淀而形成包涵体，造成红细胞膜僵硬而使红细胞寿命缩短。

轻型 α 地中海贫血是 α + 地中海贫血纯合子或 $α_0$ 地中海贫血杂合子状态，它有 2 个 α 珠蛋白基因缺失或缺陷，故有相当数量的 α 链合成，病理生理改变轻微。静止型 α 地中海

贫血仅有一个 α 基因缺失或缺陷，是 α + 地中海贫血杂合子状态，α 链的合成略为减少，病理生理可没有改变。

（二）临床表现与辅助检查

1. β 地中海贫血

根据病情轻重的不同，分为以下 3 型。

（1）重型：又称 Cooley 贫血。患儿出生时无症状，至 3 ~ 12 个月开始发病，呈慢性进行性贫血，面色苍白，肝脾肿大，发育不良，常有轻度黄疸，症状随年龄增长而日益明显。常需每 4 周左右输注红细胞以纠正严重贫血。长期中度或以上贫血者，由于骨髓代偿性增生，将导致骨骼变大、髓腔增宽，先发生于掌骨，以后为长骨和肋骨；1 岁后颅骨改变明显，表现为头颅变大，额部隆起，颧高，鼻梁塌陷，两眼距增宽，形成地中海贫血特殊面容。患儿易并发支气管炎或肺炎。本病如不输注红细胞以纠正严重贫血，多于 5 岁前死亡。若只纠正贫血，不进行铁螯合剂治疗，易并发含铁血黄素沉着症；过多的铁沉着于心肌和其他脏器，如肝、胰腺、脑垂体等而引起该脏器损害，其中最严重的是心力衰竭，是导致患儿死亡的重要原因之一。自 20 世纪 90 年代开始，经推广规律地输注红细胞和铁螯合剂治疗，本病的临床症状和体征可不典型，且预期寿命也明显延长。

实验室检查：外周血象呈小细胞低色素性贫血，红细胞大小不等，中央浅染区扩大，出现异形、靶形、碎片红细胞和有核红细胞、点彩红细胞、嗜多染性红细胞、豪—周小体等；网织红细胞正常或增高。骨髓象红系增生明显活跃，以中、晚幼红细胞占多数，成熟红细胞改变与外周血相同。红细胞渗透脆性明显减低。HbF 含量明显增高，大多 > 0.40，这是诊断重型 β 地中海贫血的重要依据。颅骨 X 线片可见颅骨内外板变薄、板障增宽，在骨皮质间出现垂直短发样骨刺。

（2）轻型：患者无症状或轻度贫血，脾不肿大或轻度肿大。病程经过良好，能存活至老年。本病易被忽略，多在重型患者家族调查时被发现。

实验室检查：成熟红细胞有轻度形态改变，红细胞渗透脆性正常或减低，血红蛋白电泳显示 HbA_2 含量增高（0.035 ~ 0.060），这是本型的特点。HbF 含量正常。

（3）中间型：多于幼童期出现症状，其临床表现介于轻型和重型之间，中度贫血，脾脏轻度或中度肿大，黄疸可有可无，骨骼改变较轻。

实验室检查：外周血象和骨髓象的改变，如为重型红细胞渗透脆性减低，HbF 含量约为 0.40 ~ 0.80，HbA_2 含量正常或增高。

2. α 地中海贫血

（1）静止型：患者无症状，也可呈现正常血红蛋白量；红细胞形态正常，甚至没有红细胞体积变小，出生时脐带血中 Hb Bart 含量为 0.01 ~ 0.02，但 3 个月后即消失，故容易漏诊。

（2）轻型：患者无症状。红细胞形态有轻度改变，如大小不等、中央浅染、异形等；红细胞渗透脆性正常/降低；变性珠蛋白小体阳性；HbA_2 和 HbF 含量正常或稍低。患儿脐血 Hb Bart 含量为 0.034 ~ 0.140，于生后 6 个月时完全消失。

（3）中间型：又称为血红蛋白 H 病。患儿出生时无明显症状；婴儿期以后逐渐出现贫血、疲乏无力、肝脾肿大、轻度黄疸；学龄期后可出现类似重型 β 地中海贫血的特殊面容。合并呼吸道感染或服用氧化性药物、抗疟药物等可诱发急性溶血而加重贫血，甚至发生溶血危象。

实验室检查：外周血象和骨髓象的改变类似重型 B 地中海贫血；红细胞渗透脆性减低；变性珠蛋白小体阳性；HbA_2 及 HbF 含量正常。出生时血液中含有约 0.25Hb Bart 及少量 HbH；随年龄增长，HbH 逐渐取代 Hb Bart，其含量约为 0.024 ~ 0.44。包涵体生成试验阳性。

（4）重型：又称为 Hb Bart 胎儿水肿综合征。胎儿常于 30 ~ 40 周流产、死胎或娩出后半小时内死亡，胎儿呈重度贫血、黄疸、水肿、肝脾肿大、腹腔积液、胸腔积液。胎盘巨大且质脆。

实验室检查：外周血成熟红细胞形态改变如重型 B 地中海贫血，有核红细胞和网织红细胞明显增高。血红蛋白中几乎全是 Hb Bart 或同时有少量 HbH，无 HbA、HbA_2 和 HbF。

（三）诊断与鉴别诊断

根据临床特点和实验室检查，结合阳性家族史，一般可作出诊断。有条件时，可进行基因诊断。本病须与下列疾病鉴别。

1. 缺铁性贫血

轻型地中海贫血的临床表现和红细胞的形态改变与缺铁性贫血有相似之处，故易被误诊。但缺铁性贫血常有缺铁诱因，血清铁蛋白含量减低，骨髓外铁粒幼红细胞减少，红细胞游离原卟啉升高，铁剂治疗有效等可资鉴别。对可疑病例可借助血红蛋白碱变性试验和血红蛋白电泳鉴别。

2. 遗传性球形红细胞增多症

见本节遗传性球形红细胞增多症。

3. 传染性肝炎或肝硬化

因地中海贫血的贫血较轻，还伴有肝脾肿大、黄疸，少数病例还可有肝功能损害，故易被误诊为黄疸型肝炎或肝硬化。但通过病史询问、家族调查以及红细胞形态观察、血红蛋白电泳检查即可鉴别。

（四）治疗

静止型/轻型地中海贫血无须特殊治疗。中间型和重型地中海贫血应采取下列一种或数种方法给予治疗。

1. 一般治疗

注意休息和营养，积极预防感染。适当补充叶酸和维生素 E。

2. 输血和祛铁治疗

是基础治疗。

（1）红细胞输注：少量输注法仅适用于中间型 α 和 β 地中海贫血，不主张用于重型 β 地中海贫血。对于重型 β 地中海贫血应从早期开始给予适量的红细胞输注，以使患儿生长发育接近正常和防止骨骼病变。其方法是先 2 ~ 4 周内分次输注浓缩红细胞，使患儿血红蛋白含量达 120 g/L 左右；然后每隔 4 ~ 5 周输注浓缩红细胞 10 ~ 15 mL/kg，使血红蛋白含量维持在 90 ~ 140 g/L。但本法容易导致含铁血黄素沉着症，故应同时给予铁螯合剂治疗。

（2）铁螯合剂：除铁治疗是改善重型地中海贫血患者生存质量和延长寿命的主要措施。目前临床上使用的药物有去铁胺、去铁酮和地拉罗司。建议在规则输注红细胞 1 年或 10 单位后进行铁负荷评估，如有铁过载（SF > 1 000 μg/L），则开始应用铁螯合剂。去铁胺每日25 ~ 40 mg/kg，每晚 1 次连续皮下注射 12 小时，或加入等渗葡萄糖注射液中静脉滴注 8 ~ 12小时；每周 5 ~ 7 天，长期应用。去铁胺不良反应不大，偶见过敏反应，长期使用偶可致白内障和长骨发育障碍，剂量过大可引起视力和听觉减退。维生素 C 与去铁胺联合应用可加强其从尿中排铁的作用，剂量为每天 2 ~ 3 mg/kg，最大量为 200 mg/d。

3. 脾切除

对中间型 β 地中海贫血的疗效较好，对重型 β 地中海贫血效果差。脾切除应在 5 ~ 6 岁以后施行并严格掌握适应证。

4. 造血干细胞移植

异基因造血干细胞移植是目前能根治重型 β 地中海贫血的方法。如有 HLA 相配的造血干细胞供者，应作为治疗重型 β 地中海贫血的首选方法。

5. 基因活化治疗

应用化学药物可增加 γ 基因的表达或减少 α 基因的表达，以改善 β 地中海贫血的症状，已用于临床研究的药物有羟基脲、沙利度胺，5-氮杂胞苷（5-AZC）、阿糖胞苷、白消安、异烟肼等。

（五）预防

开展人群普查和遗传咨询，做好婚前指导以避免地中海贫血基因携带者之间联姻，对预防本病有重要意义。采用基因分析法进行产前诊断，可在妊娠早期对重型 β 和 α 地中海贫血胎儿作出诊断并及时终止妊娠，以避免胎儿水肿综合征的发生和重型 β 地中海贫血患者的出生，这是目前预防本病行之有效的方法。

（王景波）

第三节　出血性疾病

一、免疫性血小板减少症

免疫性血小板减少症（ITP）又称为特发性血小板减少性紫癜，是小儿最常见的出血性疾病。其主要临床特点是：皮肤、黏膜自发性出血，血小板减少，束臂试验阳性，出血时间延长和血块收缩不良。

（一）病因与发病机制

患儿在发病前常有病毒感染史。目前认为病毒感染不是导致血小板减少的直接原因，而是由于病毒感染后使机体产生相应的抗体，这类抗体可与血小板膜发生交叉反应，使血小板受到损伤而被单核—巨噬细胞系统所清除。此外，病毒感染后，体内形成的抗原—抗体复合物可附着于血小板表面，使血小板易被单核—巨噬细胞系统吞噬和破坏，使血小板的寿命缩短，导致血小板减少。患者血清中血小板相关抗体（PAIgG）含量多增高。研究证实，辅助性 T 细胞（Th）和细胞毒 T 细胞（CTL）的活化及相关细胞因子紊乱是导致本病慢性化过程的重要原因。现已知道，血小板和巨核细胞有共同抗原性，抗血小板抗体同样作用于骨髓中的巨核细胞，导致巨核细胞成熟障碍，巨核细胞生成和释放均受到严重影响，使血小板生成进一步减少。

免疫性血小板减少症的发生可以是原发性，也可以继发于其他病症。继发性常见于下列情况：疫苗接种、感染（CMV、Hp、HCV、HIV 等）、抗磷脂综合征、系统性红斑狼疮（SLE）、免疫缺陷病、药物、淋巴增殖性病变、骨髓移植的并发症等。

（二）临床表现

本病见于各年龄段小儿，以 1~5 岁小儿多见，男女发病无差异，冬春季发病率较高。新诊断的 ITP 患儿于发病前 1~3 周常有急性病毒感染史，如上呼吸道感染、流行性腮腺炎、水痘、风疹、麻疹、传染性单核细胞增多症等，偶见于免疫接种后。大多数患儿发疹前无任何症状，部分可有发热。以自发性皮肤和黏膜出血为突出表现，多为针尖大小的皮内或皮下出血点，或为瘀斑和紫癜，少见皮下血肿。分布不均匀，通常以四肢为多，在易于碰撞的部位更多见。常伴有鼻出血或齿龈出血，胃肠道大出血少见，偶见肉眼血尿。青春期女性患者可有月经过多。少数患者可有结膜下和视网膜出血。颅内出血少见，一旦发生，则预后不良。出血严重者可致贫血，一般无肝脾肿大，淋巴结不肿大。部分患儿病程中没有任何出血表现。

80%~90% 的患儿于发病后 1~6 个月内痊愈，10%~20% 的患儿呈慢性病程。病死率为 0.5%~1%，主要致死原因为颅内出血。

（三）辅助检查

1. 外周血象

血小板计数 $< 100 \times 10^9/L$，出血轻重与血小板数多少有关，血小板 $< 50 \times 10^9/L$ 时可见自发性出血，$< 20 \times 10^9/L$ 时出血明显，$< 10 \times 10^9/L$ 时出血严重。慢性型可见血小板大小不等，染色较浅。失血较多时可致贫血，白细胞数正常。

2. 骨髓象

国外学者不建议常规做骨髓细胞学检查。国内专家仍充分肯定骨髓检查对于 ITP 的鉴别诊断价值。特别是在临床表现不典型或对治疗反应差时，骨髓检查是必要的，有时甚至需多次骨穿。新诊断的 ITP 和持续性 ITP 骨髓巨核细胞数增多或正常。慢性 ITP 巨核细胞显著增多，幼稚巨核浆细胞增多，核分叶减少，核—质发育不平衡，产生血小板的巨核细胞明显减少，其细胞质中有空泡形成、颗粒减少和量少等现象。

3. 血小板抗体

主要是 PAIgG 增高，但 PAIgG 增高并非 ITP 的特异性改变，其他免疫性疾病也可增高。如同时检测 PAIgM 和 PAIgA，以及结合在血小板表面的糖蛋白、血小板内的抗 GP Ⅱb/Ⅲa 自身抗体和 GP Ⅰb/Ⅸ 自身抗体等可提高临床诊断的敏感性和特异性。

4. 其他

血小板减少使毛细血管脆性增加，束臂试验阳性。出血时间延长，凝血时间正常，当血小板数量明显减少时血块收缩不良。血清凝血酶原消耗不良：慢性 ITP 患者的血小板黏附和聚集功能可以异常。

（四）诊断与鉴别诊断

根据病史、临床表现和实验室检查，即可作出诊断。美国血液学会（ASH）根据临床病程的长短将本病分为 3 型：①新诊断的 ITP，确诊后 <3 个月；②持续性 ITP，确诊后 3~12 个月；③慢性 ITP，确诊后 >12 个月。以上分型不适用于继发性 ITP。ASH 还界定：重型

ITP，患者发病时有需要紧急处理的出血症状或病程中新的出血症状必须应用提升血小板的药物治疗，包括增加原有药物的剂量。难治性ITP是指脾脏切除术后仍为重型ITP的患儿。

本病需与下列疾病相鉴别。

1. 急性白血病

外周血白细胞不增高的急性白血病易与ITP相混淆，通过血涂片和骨髓涂片检查见到白血病细胞即可确诊。

2. 再生障碍性贫血

患者表现为发热、贫血和出血，肝、脾和淋巴结不肿大，与ITP合并贫血者相似。但再生障碍性贫血时贫血较重，外周血白细胞数和中性粒细胞数减少，骨髓造血功能减退，巨核细胞减少有助于诊断。

3. 过敏性紫癜

为出血性斑丘疹，对称分布，成批出现，多见于下肢和臀部，血小板数正常，一般易于鉴别。

4. 继发性血小板减少症

严重细菌感染和病毒血症均可引起血小板减少。化学药物、脾功能亢进、部分自身免疫性疾病（如系统性红斑狼疮等）、先天性免疫缺陷病（如 Wiscott-Aldrich 综合征等）、恶性肿瘤侵犯骨髓和某些溶血性贫血等均可导致血小板减少，应注意鉴别。

（五）治疗

1. 一般治疗

治疗原则：对于新诊断ITP病例，患儿无出血或轻微出血（皮肤出血点或瘀斑）可不考虑血小板计数，处理措施为严密观察；鼻出血持续15分钟或以上，应根据出血状况选择治疗方法。对于血小板计数稳定在 30×10^9/L 以上的持续性和慢性病例，要充分考虑激素和免疫抑制剂等治疗给患儿带来的风险。在急性出血期间以住院治疗为宜，尽量减少活动，避免外伤，明显出血时应卧床休息。应积极预防及控制感染，避免服用影响血小板功能的药物（如阿司匹林等）。

2. 糖皮质激素

其主要药理作用是：降低毛细血管通透性；抑制血小板抗体产生；抑制单核—巨噬细胞系统破坏有抗体吸附的血小板。常用泼尼松，剂量为 1.5 ~ 2 mg/（kg·d），分3次口服，血小板正常后缓慢减量、停药。激素治疗2~3周无反应者，应迅速减量、停药，查寻病因。出血严重者可用冲击疗法：地塞米松 0.5 ~ 2 mg/（kg·d），或甲泼尼龙 20 ~ 30 mg/（kg·d）静脉滴注，连用3天，症状缓解后改口服泼尼松。用药至血小板数回升至接近正常水平即可逐渐减量，疗程一般不超过4周。停药后如有复发，可再用泼尼松治疗。国际上推荐：儿童慢性型ITP，泼尼松 4 ~ 5 mg/（kg·d），分3次服用，连用3~4天，2~3周为1个疗程，可连续4~5个疗程。

3. 免疫球蛋白

其主要作用是：①封闭巨噬细胞受体，抑制巨噬细胞对血小板的结合与吞噬，从而干扰单核—巨噬细胞系统吞噬血小板的作用；②在血小板上形成保护膜抑制血浆中的IgG或免疫复合物与血小板结合，从而使血小板免受吞噬细胞破坏；③抑制自身免疫反应，使抗血小板抗体减少。单独应用大剂量静脉免疫球蛋白的升血小板效果与糖皮质激素相似，常用剂量为每日 0.4 ~ 0.5 g/kg，连续 5 天静脉滴注；或每次 1 g/kg 静脉滴注，必要时次日可再用 1 次；以后每 3 ~ 4 周 1 次。不良反应少，偶有过敏反应。

4. 血小板输注

因患儿血液循环中含有大量抗血小板抗体，输入的血小板很快被破坏，故通常不主张输注血小板；只有在发生颅内出血或急性内脏大出血危及生命时才输注血小板，并同时予以肾上腺皮质激素，以减少输入血小板的破坏。

5. 脾切除

现多主张采用腹腔镜脾切除术。脾切除有效率约为 70%，适用于病程超过 1 年，血小板持续 $< 50 \times 10^9/L$（尤其是 $< 20 \times 10^9/L$），有较严重的出血症状，内科治疗效果不好者，手术宜在 6 岁以后进行。10 岁以内发病的患者，其 5 年自然缓解机会较大，尽可能不做脾切除。术前必须做骨髓检查，巨核细胞数减少者不宜做脾切除。术前 PAIgG 极度增高者，脾切除的疗效较差。

6. 利妥昔单抗

目前主要用于治疗慢性 ITP 和难治性 ITP。剂量为 375 mg/m^2，静脉滴注，每周 1 次，共 4 次。一般在首次注射 4 ~ 8 周内起效。

7. TPO 和 TPO 受体激动剂

目前主要用于治疗难治性 ITP。重组 TPO，每日 1 μg/kg，连用 14 天，不良反应轻微。血小板生成素拟肽，首次应用从 1 μg/kg，每周 1 次皮下注射开始，根据血小板计数每周增加 1 μg/kg，最大剂量 10 μg/kg。若持续 2 周 $PLT \geq 200 \times 10^9/L$，开始每周减量 1 μg/kg。$PLT \geq 400 \times 10^9/L$ 时停药。若最大剂量应用 4 周，血小板计数未见上升，视为无效，停药。

8. 免疫抑制剂

目前主要用于治疗慢性 ITP。环孢素 3 ~ 5 mg/（kg·d），分 2 次口服，开始治疗剂量可稍大，应根据血药浓度调整剂量，疗程 3 ~ 4 个月，主要不良反应是肝肾功能损害。其他如长春新碱每次 0.75 ~ 1 mg/m^2，加 0.9% 氯化钠溶液静脉注射，每周 1 次，可连续用 4 ~ 6 次；环磷酰胺每次 300 ~ 400 mg/m^2，加 5% 葡萄糖注射液静滴，每 1 ~ 2 周 1 次，可连续用 3 ~ 4 次。也可用硫唑嘌呤 1.5 ~ 2.5 mg/（kg·d），口服 8 ~ 12 周，观察疗效。对儿童慢性 ITP 应用细胞毒药物治疗一定要慎重，对其利弊要做综合评价。

9. 其他

达那唑是一种合成的雄性激素，对部分病例有效，剂量为 10 ~ 15 mg/（kg·d），分次口服，连用 2 ~ 4 个月。干扰素 α2b 对部分顽固病例有效，剂量为每次（5 万 ~ 10 万 U）/kg，皮下或肌内注射，每周 3 次，连用 3 个月。

现国内外许多学者把糖皮质激素和静脉免疫球蛋白列为儿童 ITP 治疗的一线药物，把脾脏切除、利妥昔单抗、TPO 及其受体激动剂列为二线治疗药物，把部分免疫抑制剂和细胞毒药物列为本病治疗的三线药物，如环孢素、霉酚酸酯、硫唑嘌呤、长春新碱和环磷酰胺等。由于三线药物缺乏充分的安全性分析，仅对于一线或二线治疗无效的患儿谨慎应用。

二、血友病

血友病是一组遗传性凝血功能障碍的出血性疾病，包括：①血友病 A，又称为遗传性抗血友病球蛋白缺乏症；②血友病 B，又称为遗传性 FIX 缺乏症。其发病率为（5 ~ 10）/10

万，以血友病 A 较为常见（占 80%～85%），血友病 B 次之。其共同特点为终身轻微损伤后发生长时间出血。

（一）病因与发病机制

血友病 A 和 B 为 X 连锁隐性遗传。因子Ⅷ和因子Ⅸ基因均位于 X 染色体长臂末端（分别为 Xq28 和 Xq27），由女性传递、男性发病。因子Ⅷ、Ⅸ缺乏均可使凝血过程第一阶段中的凝血活酶生成减少，引起血液凝固障碍，导致出血倾向。因子Ⅷ是血浆中的一种球蛋白（其抗原为Ⅷ：Ag，功能部分称为Ⅷ：C），它与 von Willebrand 因子（vWF）以非共价形式结合成复合物存在于血浆中。因子Ⅷ和 vWF 是由不同基因编码、性质和功能完全不同的两种蛋白质。Ⅷ：C 仅占复合物的 1%，水溶性，80% 由肝脏合成，余 20% 由脾、肾和单核—巨噬细胞等合成，其活性易被破坏，在 37 ℃条件下储存 24 小时后可丧失 50%。vWF 由血管内皮细胞合成，其功能主要有：①作为因子Ⅷ的载体对因子Ⅷ起稳定作用；②参与血小板黏附和聚集功能。vWF 缺乏时，可引起出血和因子Ⅷ缺乏。因子Ⅸ是一种由肝脏合成的糖蛋白，在其合成过程中需要维生素 K 的参与。

血友病的遗传方式：女性携带者与正常男性所生的儿子有 50% 概率为血友病患者，所生的女儿有 50% 概率成为致病基因携带者；男性患者与正常女性所生儿子均为正常，所生女儿均为携带者；女性携带者与男性患者所生的儿子有 50% 概率为血友病患者，所生的女儿致病基因携带者和血友病患者概率各占 50%；男性患者与女性患者所生的儿子和女儿都是患者，但这种情况极为罕见。

（二）临床表现

出血症状的轻重及发病的早晚与凝血因子活性水平相关。血友病 A 和 B 大多在 2 岁时发病，也可在新生儿期即发病。

1. 皮肤、黏膜出血

由于皮下组织、口腔、齿龈黏膜易于受伤，为出血好发部位。幼儿常见于头部碰撞后出血和血肿。

2. 关节积血

是血友病最常见的临床表现之一，多见于膝关节，其次为踝、髋、肘、肩关节等。关节出血可以分为 3 期。①急性期，关节腔内及周围组织出血，引起局部红、肿、热、痛和功能障碍。由于肌肉痉挛，关节多处于屈曲位置。②关节炎期，因反复出血、血液不能完全被吸收，刺激关节组织，形成慢性炎症，滑膜增厚。③后期，关节纤维化、僵硬、畸形，肌肉萎缩，骨质破坏，导致功能丧失。膝关节反复出血，常引起膝屈曲、外翻，腓骨半脱位，形成特征性的血友病步态。

3. 肌肉出血和血肿

重型血友病 A 常发生肌肉出血和血肿，多发生在创伤或活动过久后，多见于用力的肌群。深部肌肉出血时可形成血肿，导致局部肿痛和活动受限，可引起局部缺血性损伤和纤维变性。在前臂可引起手挛缩，小腿可引起跟腱缩短，腰肌痉挛可引起下腹部疼痛。

4. 创伤或手术后出血

不同程度的创伤，小手术如拔牙、扁桃体摘除、脓肿切开、肌内注射或针灸等，均可以引起严重的出血。

5. 其他部位出血

如鼻出血、咯血、呕血、黑便、血便和血尿等，也可发生颅内出血，是最常见的致死原因。

血友病 B 的出血症状与血友病 A 相似，患者多为轻型，出血症状较轻。

（三）辅助检查

1. 过筛试验

血小板计数正常，凝血酶原时间（PT）、凝血酶时间（TT）和纤维蛋白原定量正常。活化部分凝血活酶时间（APTT）延长，轻型患儿仅轻度延长或正常。延长的 APTT 如能被正常新鲜血浆及吸附血浆纠正、不能被血清纠正，即为血友病 A；如能被正常新鲜血浆及血清纠正、不能被硫酸钡吸附血浆纠正，则为血友病 B。

2. 确诊试验

因子Ⅷ或因子Ⅸ促凝活性（FⅧ：C 或 FⅨ：C）减少或极少，有助于判断血友病的类型、病情的轻重以及指导治疗。正常新鲜血浆所含因子Ⅷ：C 或因子Ⅸ：C 平均活性均为 IU/mL（以 100% 表示）。正常参考值，Ⅷ：C 78%~128%，Ⅸ：C 68%~128%。vWF 抗原（vWF：Ag）正常。

3. 基因诊断

可用基因探针、DNA 印迹技术、限制性内切酶片段长度多态性等检出血友病携带者及进行产前诊断。产前诊断：妊娠第 10 周左右行绒毛膜活检，第 16 周左右行羊水穿刺，通过胎儿的 DNA 检测致病基因。

4. 抑制物检测

由于血友病 A 患儿缺乏对 FⅧ的免疫耐受而产生中和性 FⅧ抗体（抑制物）。25%~30% 的血友病 A 儿童（多见于重度）在替代治疗过程中会产生抑制物，导致后续治疗效果下降甚或无效。血友病 B 患儿很少会产生抑制物。根据抑制物滴度水平，分为低滴度（≤5BU）和高滴度（>5BU）。

（四）诊断与分型

根据病史、出血症状和家族史，即可诊断血友病，进一步确诊须做有关实验室检查。患儿出血的频率和严重程度与凝血因子水平有关，根据因子Ⅷ或因子Ⅸ的活性水平将血友病分为 3 型（表 10-1）。

表 10-1　血友病 A/B 临床分型

临床分型	因子活性水平	临床特点
重型	<1%	肌肉和关节自发出血
中型	1%~5%	偶有自发出血，小手术或外伤后可有严重出血
轻型	5%~40%	大手术或外伤可致严重出血，罕见自发出血

（五）鉴别诊断

1. 凝血因子XI缺乏症

既往称为血友病 C，为常染色体隐性遗传，男女发病率没有明显差异，自发性出血少见。临床症状极轻而 APTT 延长较明显是本病的特点之一，FXI：C 降低。

2. 血管性血友病（vWD）

为常染色体遗传性出血性疾病，男女均可患病。患儿表现为出血倾向和 APTT 延长。可通过 vWF：Ag、瑞斯托霉素辅助因子活性、FⅧ：C 等检查确诊。

3. 获得性血友病

可继发于儿童自身免疫性疾病和恶性肿瘤等。临床出现自发性出血，APTT 延长，FⅧ：C/FⅨ：C 减低。抑制物筛选试验阳性，可行抑制物滴度测定。

（六）治疗

1. 预防出血

自幼养成安静的生活习惯，以减少和避免外伤出血，应避免使用阿司匹林和非甾体抗炎药（NSAIDs），尽量避免肌内注射，如因患外科疾病需进行手术治疗，应注意在术前、术中和术后补充所缺乏的凝血因子。

2. RICE（rest、ice、compression、elevation）原则

即急性出血期休息、冷敷、压迫和抬高患肢原则。对表面创伤、鼻或口腔出血可局部压迫止血，或用纤维蛋白泡沫、吸收性明胶海绵蘸组织凝血活酶或凝血酶敷于伤口处。早期关节出血者，宜卧床休息，并用夹板固定肢体，放于功能位，也可局部冷敷，并用弹力绷带缠扎。关节出血停止、肿痛消失时，可做适当体疗，以防止关节畸形。严重关节畸形可用手术矫形治疗。

3. 替代疗法

凝血因子替代治疗是最有效的止血和预防出血措施。一旦出血，应立即治疗。血友病 A，每输注 FⅧ 1 IU/kg 可使体内 FⅧ：C 提升 2%；血友病 B，每输注 FⅨ 1 IU/kg 可使体内 FⅨ：C 提升 1%。常用替代治疗的 FⅧ 和 FⅨ 制剂见表 10-2。

表 10-2　常用 FⅧ 和 FⅨ 制剂

名称	优点	缺点
新鲜冷冻血浆	含各种凝血因子	含量低，有输注量限制，血源感染风险
冷沉淀	含 FⅧ约 80 IU/1 U，含 vWF 和纤维蛋白原	血源感染风险
血浆浓缩 FⅧ	纯度高，容易保存和使用	血源感染风险
凝血酶原复合物	含有 FⅡ/Ⅶ/Ⅸ/Ⅹ，易保存和使用	血源感染风险，大剂量可形成血栓
基因重组 FⅧ/FⅨ	纯度高，使用方便，无血源感染风险	费用较高

（1）按需治疗：出血后输注 FⅧ/FⅨ 制剂止血称为按需治疗。发生出血后 2 小时内治疗效果最佳。FⅧ体内半衰期为 8~12 小时，因此需 12 小时输注 1 次；FⅨ体内半衰期为 18~24 小时，需要每天输注 1 次。具体剂量及疗程见表 10-3。

表 10-3　按需替代治疗 FⅧ 和 FⅨ 剂量与疗程

出血部位	预期水平（%）	FⅧ剂量 （IU/kg 体重）	FⅨ剂量 （IU/kg 体重）	疗程（天）
关节	30~50	15~25	30~50	1~2
肌肉	30~50	15~25	30~50	1~2
胃肠道	40~60	20~30	40~60	7~10

续表

出血部位	预期水平（%）	FⅧ剂量 （IU/kg 体重）	FIX剂量 （IU/kg 体重）	疗程（天）
口腔黏膜	30～50	15～25	30～50	直到出血停止
鼻出血	30～50	15～25	30～50	直到出血停止
血尿	30～50	15～50	30～50	直到出血停止
中枢神经系统	60～100	30～50	60～100	7～10
腹膜后	50～100	25～50	50～100	7～10
损伤或手术部位	50～100	25～50	50～100	出血停止或拆线

（2）预防治疗：在患儿发生出血前定期给予凝血因子替代治疗，以达到预防出血的目的，称为预防治疗。标准预防方案：血友病 A 每次 25～40 IU/kg，每周 3 次；血友病 B 每次 25～40 IU/kg，每周 2 次。中剂量方案：血友病 A 每次 15～25 IU/kg，每周 2～3 次；血友病 B 每次 30～50 IU/kg，每周 1～2 次。小剂量方案：血友病 A 每次 10 IU/kg，每周 2～3 次；血友病 B 每次 20 IU/kg，每周 2 次。应根据患儿年龄、出血情况和替代治疗制剂供应等实际情况制定个体化治疗方案。

4. 辅助药物治疗

1-脱氧-8-精氨酸加压素（DDAVP）有提高血浆内因子Ⅷ活性和抗利尿作用，常用于治疗轻型血友病 A 患者，可减轻其出血症状，剂量为 0.2～0.3 μg/kg，溶于 20 mL 生理盐水中缓慢静注，此药能激活纤溶系统，故需与 6-氨基己酸或氨甲环酸联用。如用滴鼻剂（100 μg/mL），每次 0.25 mL，作用相同。因其抗利尿作用有导致严重低钠血症的可能，故应用过程中需监测血钠水平。

5. 外科治疗

反复关节出血致关节强直及畸形的患儿，可在补充足量 FⅧ或 FIX 的前提下，行关节成形术或人工关节置换术。

6. 物理治疗和康复训练

可以促进肌肉和关节积血的吸收，消肿，减轻疼痛，维持和改善关节活动范围。在非出血期，应积极进行康复训练。物理治疗和康复训练均应在有经验的理疗师指导下进行。

7. 基因治疗

正在进行动物实验和临床前期验证。随着研究的不断深入，基因治疗有望成为治愈血友病的有效手段。

（七）预防

根据本病的遗传方式，应对患儿的家族成员进行筛查，以确定可能的其他患者和携带者，通过遗传咨询，使他们了解遗传规律（也有部分患儿没有家族史）。运用现代诊断技术对家族中的孕妇进行基因分析和产前诊断，如确定胎儿为血友病，可及时终止妊娠。在医生指导下，对血友病患儿进行有计划的家庭治疗非常重要，尤其适合我国国情。除病情不稳定和 3 岁以下婴幼儿外，其他患儿均可进行家庭治疗。患儿及其家属应接受本病相关知识的培训，要熟知当关节出血时的处理方法，如 RICE 原则等。血友病患儿因各种原因必须接受手术治疗时，应选择全身麻醉，不宜行局部或神经阻滞麻醉，尤以深部阻滞麻醉为禁忌证。

三、弥散性血管内凝血

弥散性血管内凝血（DIC）是由多种病因引起、发生于许多疾病过程中的一种获得性出血综合征。其主要特征是在某些致病因素作用下，血液凝固机制被激活，凝血功能亢进，在毛细血管和（或）小动脉、小静脉内有大量纤维蛋白沉积和血小板凝集，形成广泛的微血栓。由于凝血过程加速，消耗了大量的血浆凝血因子和血小板，同时激活了纤维蛋白溶解系统，引起继发性纤维蛋白溶解亢进，从而导致广泛性出血、循环障碍、栓塞和溶血等一系列临床表现。

（一）病因与发病机制

1. 病因

许多疾病或理化因素都可诱发 DIC，主要有：①各种感染，包括细菌、病毒、支原体、疟原虫等；②组织损伤，如严重外伤或挤压伤、颅脑损伤、大面积烧伤、大手术和产科并发症等；③免疫性疾病，如溶血性输血反应、暴发型紫癜、狼疮肾炎等；④新生儿疾病，如新生儿寒冷损伤综合征、窒息、呼吸窘迫综合征、新生儿溶血症等；⑤恶性肿瘤，如白血病、恶性淋巴瘤等；⑥巨大血管瘤、动脉瘤、急性出血性坏死性小肠炎等。

2. 发病机制

目前认为血管内皮细胞损伤在内毒素致 DIC 的过程中发挥关键作用。血管内皮细胞可以合成和释放多种生物活性物质，在生理条件下，血管内皮细胞主要表现抗血栓形成特性。引起 DIC 的病因，如内毒素、严重感染、免疫复合物、酸中毒和游离脂肪酸等都可损伤血管内皮细胞，致使内皮下组织暴露，从而激活因子Ⅻ，继而启动内源性凝血系统；同时损伤的血管内皮细胞可释放多种生物活性物质，激活外源性凝血系统，促进止血或血栓形成以及炎症过程的发展。DIC 的病因复杂，但都与血管内皮细胞损伤伴血浆凝血因子活化和凝血活酶类物质进入血液有关。可以概括地分为下述两个基本病理过程。

（1）凝血系统被激活：在致病因子作用下，机体产生白介素 6（IL-6）和 IL-1、肿瘤坏死因子、血小板活化因子等多种前炎症因子，促使组织因子释放，导致血管内皮细胞损伤。内毒素可诱发单核细胞产生组织因子，组织损伤可直接释放组织因子，红细胞和血小板损伤可直接释放促凝物质。组织因子结合并活化因子Ⅶ，进而激活外源性凝血系统，这是 DIC 发病的最重要机制。内皮细胞损伤后胶原组织暴露，活化因子Ⅶ，或直接活化因子Ⅺ，进而激活内源性凝血系统。凝血系统激活后产生大量病理性凝血酶，使血液呈高凝状态，导致微循环内广泛血栓形成。

单核—巨噬细胞功能损伤，不能及时清除血液循环内的凝血酶等凝血物质；代谢性酸中毒可使血管内皮损伤并抑制肝素的抗凝作用；循环障碍时因血液淤滞和浓缩易使血小板破坏，这些因素均可诱发或加重 DIC。

在凝血系统被激活的同时，体内生理性抗凝血因子被消耗和功能受抑制，如抗凝血酶Ⅲ水平下降、蛋白 C 和蛋白 S 水平下降、组织因子通路抑制物（TFPI）缺乏，进一步促进微血栓形成。

体内广泛性凝血过程，消耗了血小板和大量凝血因子，使血液由高凝状态转变为消耗性低凝状态引起出血。

（2）纤维蛋白溶解亢进：①凝血过程中所形成的纤维蛋白沉积于微血管内和肝、脾等脏器，刺激血管内皮释放活化素，并使肝、脾等脏器损伤后释放出纤溶酶原激活物进入血流；②活化的因子Ⅹ、Ⅻ能使血浆活化素原转化为活化素，并能使血管舒缓素原转变为血管舒缓素，激活纤溶酶原转变为纤溶酶；③缺氧和各种引起 DIC 的原因通过交感神经—肾上腺作用，刺激血管内皮释放活化素；④病理性凝血酶能激活纤溶酶原转化为纤溶酶，大量纤溶酶导致纤维蛋白溶解亢进。纤维蛋白降解产物（FDP）可干扰纤维蛋白单体聚合，又可与血小板膜结合造成血小板功能缺陷，同时 FDP 还有抗凝血酶作用，从而进一步损害凝血功能；加之缺氧、酸中毒、创伤等可致部分凝血因子失活，加重出血倾向。

以上两个基本病理过程虽为相继发生，但几乎同时进行，两者的进展程度则随病程的早晚有所差异，早期以凝血过程为主，晚期以纤溶亢进为主。

激活的因子Ⅻ可激活缓激肽原，使之转化为缓激肽，导致小血管扩张和通透性增加，加之小血管栓塞后微循环受阻，回心血量及心排出量减少而导致血压下降，进而发生休克。

由于血管内凝血形成的纤维蛋白条状物与网眼使红细胞通过时受到机械损伤；同时红细胞因缺血、缺氧、毒素以及表面有纤维蛋白附着而脆性增加，导致红细胞变形、破裂而出现溶血。

（二）临床表现

由于基础疾病的不同和疾病的发展缓急不一，因而临床上将 DIC 分为 3 型。①急性型，大多数 DIC 表现为本型，常见于严重感染、大手术后、输血后溶血反应、大面积烧伤等，起病急，病情凶险，出血严重，持续数小时至数天。②亚急性型，病情持续数天至数周，常见于急性白血病、恶性肿瘤转移等。③慢性型，起病慢，病情轻，出血不严重，病程可长达数月，见于慢性疾病如巨大血管瘤、恶性肿瘤转移、系统性红斑狼疮等。

1. 出血

最常见，常为首发症状。在病程的不同阶段，有不同的出血表现：高凝状态时一般无出血；消耗性低凝状态时，出血明显并逐渐加重；发生继发性纤溶时，出血更加严重。出血轻者仅见皮肤出血点或大便隐血试验阳性，重者则为自发性多部位出血。皮肤出血表现为出血点、瘀点或片状瘀斑，多见于躯干或四肢；鼻黏膜、牙龈、胃肠道出血也较常见；穿刺部位或伤口渗血不止，且渗出血液往往不凝固；严重者泌尿道出血或颅内出血。出血量多者可致贫血或休克，甚至死亡。

2. 休克

表现为一过性或持久性血压下降。幼婴常表现为面色青灰或苍白、黏膜青紫、肢端冰冷和发绀、精神萎靡和尿少等。休克使血流进一步缓慢，加重缺氧和酸中毒，从而加重 DIC。故 DIC 与休克互为因果，呈恶性循环，甚至发生不可逆性休克。

3. 栓塞

组织和脏器的微血栓使血流阻滞，导致受累器官缺血、缺氧、代谢紊乱和功能障碍，甚至坏死。临床表现随受累器官及其受累程度的不同而异：肺脏受累时可出现呼吸困难、发绀、咯血、呼吸衰竭，也可因肺动脉高压而引起右心衰竭；肾脏受累时表现为尿少、血尿，甚至肾衰竭；胃肠道受累时出现恶心、呕吐、腹痛和胃肠道出血等；脑栓塞时可出现昏迷、惊厥等。其他如肝功能障碍，四肢末梢坏死，皮肤坏疽等。

4. 溶血

急性溶血表现为发热、黄疸、苍白、乏力、腰背酸痛、血红蛋白尿等。如溶血严重，超过骨髓代偿能力时即出现贫血，称为微血管病性溶血性贫血。

（三）辅助检查

实验室检查为确诊 DIC 的依据。

1. 反映消耗性凝血障碍指标的检查

（1）血小板计数减少：常降至 $100 \times 10^9/L$ 以下，如呈进行性下降则更有诊断意义。

（2）出血时间和凝血时间延长：但在高凝状态时，出血时间可缩短。

（3）凝血酶原时间（PT）延长：超过正常对照 3 秒以上有意义（出生 4 天内的新生儿超过 20 秒才有意义）。

（4）纤维蛋白原减少：低于 1.6 g/L 有意义，个别高凝期病例反可升高超过 4.0 g/L。

（5）活化部分凝血活酶时间（APTT）延长：年长儿正常值为 42 秒，新生儿为 44～73 秒，早产儿范围更宽。APTT 比正常对照延长 10 秒以上才有临床意义。高凝期 APTT 可缩短，低凝期及继发性纤溶期 APTT 延长。

（6）抗凝血酶Ⅲ（AT-Ⅲ）测定：AT-Ⅲ是重要的生理抗凝物质，它使凝血酶、激活的因子Ⅹ失去活性而起抗凝作用，在此过程中 AT-Ⅲ 被消耗，故 DIC 早期血浆中 AT-Ⅲ 明显减少。正常值为 80%～100%（活性）。

（7）因子Ⅷ测定：DIC 时Ⅷ：C 减少。

2. 反映纤维蛋白形成和纤维蛋白溶解亢进指标的检查

（1）血浆鱼精蛋白副凝试验：血管内凝血时，血中纤维蛋白单体与 FDP 结合形成一种可溶性复合物，鱼精蛋白能与 FDP 结合，使纤维蛋白单体从复合物中分离出来，被分离出来的纤维蛋白单体又聚合成纤维蛋白而形成絮状沉淀，即 3P 试验阳性。此试验在 DIC 早期时多为阳性，但晚期以纤溶亢进为主时，因纤维蛋白单体形成很少，所形成的可溶性复合物也少，故 3P 试验常为阴性。此外，约 20% 脐带血 3P 试验阳性，第 2 天后转为阴性，故新生儿 3P 试验在出生 2 天检测才有诊断价值。有些疾病如恶性肿瘤、肝肾疾病及手术创伤后也可出现 3P 试验阳性。

（2）优球蛋白溶解时间：正常血浆的优球蛋白含有纤维蛋白原、血浆素原及其激活因子，而不含抗血浆素，优球蛋白溶解时间缩短反映血浆素原及激活因子的活性增强，表示纤溶亢进。正常值 >120 分钟，DIC 纤溶亢进时缩短，常 <70 分钟。

（3）FDP 含量测定：正常人血清 FDP <10 mg/L，超过 20 mg/L 提示纤溶亢进，但不能作为诊断 DIC 的指标。肺栓塞或动、静脉栓塞患者也可升高。

（4）凝血时间（TT）测定：是反映凝血第 3 阶段的试验，正常值为（20±1.6）秒，比正常对照延长 3 秒以上有诊断意义。

（5）D-二聚体测定：D-二聚体是一个新的抗原，产生于纤维蛋白原转变成纤维蛋白时，纤维蛋白交联和交联纤维蛋白降解的过程中。DIC 患者 D-二聚体异常升高，此试验对 DIC 有特异性。

3. 其他检查

除上述检验项目外，近年来还开展了一些对 DIC 有诊断价值的方法，简述于下。

（1）反映血管内皮细胞损伤的分子标志物：如组织因子（TF）和内皮素-1（ET-1）等。

（2）反映血小板激活的分子标志物：如血小板因子 4（PF-4）、β 血栓球蛋白（β-TG）和 α 颗粒膜糖蛋白（GMP-140）等。

（3）反映凝血和纤维蛋白溶解激活的分子标志物：如纤维蛋白肽 A（FPA）和纤维蛋白 B-β 15-42 肽等。

此外，观察外周血涂片中红细胞及血小板形态也有一定的诊断价值，如红细胞呈盔状、皱缩、三角形、新月形及碎片等有意义；涂片上有巨大血小板或有核红细胞也有一定意义。

（四）诊断

必须依据临床表现和实验室检查结果进行综合性分析，才能明确诊断。①临床特点：患儿有诱发 DIC 的原发病存在，并在此基础上呈现出血倾向、微血管栓塞、休克和溶血等临床征象，或对抗凝治疗有效，即应高度警惕 DIC 的可能性。②实验室检查：是诊断的重要依据，应根据病情及实验室条件选择检查项目，对检查结果的分析应结合患儿年龄、原发病性质、DIC 不同病程等特点做出判断，动态观察其结果变化对确立诊断的意义更大。

如在血小板计数减少、凝血酶原时间延长、纤维蛋白原含量降低、3P 试验阳性这 4 项中有 3 项阳性，结合临床特点即可做出诊断；如仅有 2 项阳性，则需加测血清 FDP 含量、优球蛋白溶解时间和凝血酶时间，如其中 1 项阳性，结合临床特点也可做出诊断。条件许可时，测定 AT-Ⅲ、因子Ⅷ活性和 D-二聚体等指标均较为可靠。

（五）治疗

早期诊断、及时治疗是提高 DIC 治愈率的关键。

1. 治疗原发病

积极治疗原发病、去除诱发因素是终止 DIC 病理过程的重要措施，如果原发病及诱因没有消除，凝血异常将继续进行。

2. 改善微循环

低分子右旋糖酐不但能扩充血容量、疏通微循环，还有降低血液黏稠度、减低血小板黏附和抑制红细胞凝集等作用，因而可以改善微循环，防止或减少血栓形成。首次剂量为 10 mL/kg 静滴，以后每次 5 mL/kg，每 6 小时 1 次，全日量不超过 30 mL/kg。

3. 纠正酸中毒

DIC 多伴有酸中毒，往往也是肝素治疗失败的原因之一。因此，应及时发现酸中毒并予以纠正，常用 5% 碳酸氢钠。

4. 应用血管活性药物

血管扩张剂可解除血管痉挛，改善微循环，常用山莨菪碱、异丙基肾上腺素和多巴胺等。

5. 抗凝治疗

其目的在于阻断或减缓血管内凝血过程的发展。

（1）抗血小板凝集药物：此类药物能阻抑血小板黏附和凝集，减轻微血栓形成，从而抑制 DIC 的发展。临床对轻型 DIC、疑似 DIC 而未肯定诊断者或高凝状态者，在控制原发病的基础上可单独应用此类药物治疗。常用药物有：①阿司匹林，剂量为每日 10 mg/kg，分 2～3 次口服，持续用至血小板数恢复正常后数日才停药；②双嘧达莫（潘生丁），剂量为每日 10 mg/kg，分次口服。

（2）肝素的应用：肝素可与 AT-Ⅲ结合成复合物而起抗凝作用，对凝血的 3 个阶段均有抑制作用，并可抑制血小板聚集、裂解和促使纤维蛋白溶解。通常给药 1～3 小时后约

50%因灭活而失效，4~6小时即经肾脏排泄完。

肝素多在DIC早期应用，凡有以下指征者即可使用：①处于高凝状态者；②有明显栓塞症状者；③消耗性凝血期表现为凝血因子、血小板、纤维蛋白原进行性下降，出血逐渐加重，血压下降或休克者；④准备补充凝血因子（如输血、血浆等）或应用纤溶抑制药物而未能确定促凝物质是否仍在发生作用时，可先应用肝素。

以下情况禁用或慎用肝素：①颅内或脊髓内出血、肺结核空洞出血、溃疡出血；②伴有血管损伤或新鲜创面的患儿；③DIC晚期以继发性纤溶为主者；④原有重度出血症，如血友病等；⑤对伴有严重肝脏病患者，尚有争议，较多学者认为弊多利少。

常用方法为：每次60~125 U/kg（1 mg=125 U）加入等渗氯化钠或10%葡萄糖注射液50~100 mL中静滴，约1小时滴完，每4~6小时1次；或先以50~75 U/kg静滴，然后每小时以15~25 U/kg速度持续静滴；或每次50~100 U/kg皮下注射，每4~6小时1次。也可应用低分子肝素75 U/（kg·d）。

在应用肝素期间必须密切观察病情并监测凝血功能，在每次用药前监测凝血时间（试管法），用药4小时后再测定1次凝血时间，要求凝血时间控制在20~30分钟以内，如<20分钟可加大肝素剂量，如>30分钟且出血加重可能是用量过大，应停用，必要时静脉缓慢注射鱼精蛋白中和之，其用量与最后1次肝素用量相等（1 mg鱼精蛋白可中和125 U肝素），若出血仍不减轻，15分钟后可再注射1次鱼精蛋白。

停药指征为：①诱发DIC的原发病已控制或缓解；②用药后病情好转，出血停止，血压稳定；③凝血酶原时间和纤维蛋白原恢复正常或接近正常（前者一般于24小时内恢复，后者于1~3天恢复）时，即可逐渐减量至停药。用药时间一般可持续3~7天。血小板回升缓慢（数天至数周）不宜作为停药的指征。

6. 抗凝血因子的使用

已应用临床的有：①抗凝血酶Ⅲ（AT-Ⅲ）浓缩剂，用于DIC早期补充AT-Ⅲ并可提升肝素的疗效；②蛋白C浓缩剂，主要用于革兰阴性杆菌感染合并DIC，与肝素联合应用取得了较好的效果。

7. 补充疗法

目前认为在活动性DIC未控制之前，补充下列成分是安全的：经洗涤的浓缩红细胞、浓缩血小板和不含凝血因子的扩容剂（如血浆蛋白、白蛋白和羧基淀粉等）。如果DIC过程停止（指征是AT-Ⅲ测定值正常）或肝素化后仍持续出血，有必要补充凝血因子，可输注新鲜冰冻血浆、凝血酶原复合物等。

8. 应用抗纤溶药物

此类药物的主要作用是阻碍纤溶酶原转变为纤溶酶，抑制纤维蛋白的分解，从而防止纤维蛋白溶解亢进性出血。DIC时继发性纤溶亢进是机体防止血管内凝血的一种生理性保护功能，有助于防止或消除血管内纤维蛋白栓塞，因此在DIC时，特别是在早期高凝状态，应禁用抗纤溶药物；若病情发展并出现以纤溶为主时，最好在肝素化的基础上慎用纤溶抑制剂，可能有助于DIC后期的治疗。一般可选用6-氨基己酸（EACA），每次剂量为0.08~0.12 g/kg，缓慢静注或稀释后静滴，也可采用对羧基苄胺（PAMBA）、氨甲环酸或抑肽酶。

9. 溶栓治疗

以血栓形成为主要表现且疗效不好，或DIC后期，器官功能恢复缓慢、又有明显血栓形成者，应考虑溶栓治疗。

（1）尿激酶：首剂 4 000 U/kg，静脉注射，之后 4 000 U/h 静脉持续滴入，可连用 3~5 天。

（2）单链尿激酶：纤维蛋白选择性溶栓剂。80 mg 溶于 5% 葡萄糖注射液静脉滴注，持续 60~90 分钟，每天 1~2 次，可持续 3~5 天。

（3）组织纤溶酶原激活物（t-PA）：首剂 100 mg 静脉注射，此后 50 mg/h 持续静脉滴注 2 小时，第 2~3 天可酌情重复。

10. 糖皮质激素的应用

一般认为如果因治疗原发病需要时，可在肝素化的基础上慎用。

（赵新凤）

第十一章

免疫系统疾病

第一节 原发性免疫缺陷病

原发性免疫缺陷病（PID）是指一组由于先天性或遗传因素所致的免疫器官、组织、细胞或分子缺陷，导致机体免疫功能不全的疾病。随着基础免疫学的发展和检测水平的提高，这组疾病的病种也日益增多。按 2015 年国际免疫学联合会关于原发性免疫缺陷病报告，此类疾病已发现超过 270 种之多。原发性免疫缺陷病常表现为婴儿期或儿童期频繁（反复）发生的特殊感染。约 80% 的患者发病年龄小于 20 岁，因为遗传常为 X 连锁，70% 的患者为男性。有临床表现的免疫缺陷发病率总体上约为 1/10 000。

原发性免疫缺陷病的分类随着不断发现的新的疾病类型而不断完善，目前主要按遗传方式和病损累及的免疫组分，分为联合免疫缺陷、具有相关特征性表现的联合免疫缺陷、以抗体缺陷为主的免疫缺陷、免疫失调性疾病、吞噬细胞数量和（或）功能缺陷、固有免疫缺陷、自身炎症性疾病、补体缺陷和拟表型免疫缺陷 9 大类。

新生儿时期原发性免疫缺陷病的表现与年长儿有所不同。由于免疫系统的发育特点，以抗体缺陷为主的免疫缺陷在新生儿期一般不易出现症状，临床诊断和常规实验室检查也难以发现，主要是由于来自母亲的抗体起到保护作用的原因。因此在新生儿时期出现的免疫缺陷所导致的临床疾病主要以联合免疫缺陷和固有免疫缺陷为主。

一、新生儿常见的原发性免疫缺陷病

1. 联合免疫缺陷

临床上兼有抗体缺陷和细胞免疫缺陷表现的患者不一定同时存在 T、B 细胞缺损。不少病例主要是 T 细胞缺陷并由此引起 B 细胞产生抗体的功能低下。相反，单纯的细胞免疫缺陷病属于罕见，这是由于 T 辅助细胞的缺陷必然影响 B 细胞产生抗体的功能。

（1）严重联合免疫缺陷病（SCID）：是以各种适应性免疫功能均明显丧失为特征的先天性疾病，若不进行重建免疫或无菌隔离，患者多数在 1 岁以内死亡。

1）常染色体隐性遗传的 SCID：如 JAK3、IL7RA 等基因突变所致。患儿在生后最初数月内频繁发生中耳炎、肺炎、败血症、腹泻和皮肤感染，之后出现消瘦、生长停滞，还可发生白色念珠菌、卡氏肺孢子虫、巨细胞病毒等条件性致病菌感染或在接种活疫苗后出现全身性疫苗病。患儿常因不易确诊或缺乏有效治疗而死亡。这类患儿缺乏排斥非己组织的能力，

处于移植物抗宿主病（GVHD）高危状态。通过胎盘的母亲免疫活性细胞或输注了含有 HLA 抗原不一致的淋巴细胞的血制品，都可诱发 GVHD。

免疫学检查发现血清免疫球蛋白水平很低或缺如，接受抗原免疫后也不产生抗体。细胞免疫功能几乎全无，淋巴细胞 $< 1.2 \times 10^9/L$，$CD3^+$ 细胞低于 10%，对丝裂原或同种异型细胞的增殖反应极低或缺乏，不出现皮肤迟发型超敏反应，对非己组织不能排斥。典型患者的胸腺都小于 2 g，且常尚未降到胸部。显微镜下胸腺皮质和髓质无差别，几乎见不到胸腺淋巴细胞，且往往没有哈氏小体。淋巴结的滤泡和副皮质区都见不到淋巴细胞。扁桃体、腺样体和肠集合淋巴结都极度发育不良甚至缺如。

治疗方面，丙种球蛋白替代疗法不能阻止 SCID 病程恶化，但予以 HLA 基因型一致的或 D 位点相配的异体干细胞移植能使患者的免疫缺损得以纠正。

2）X 连锁隐性遗传 SCID：临床表现、免疫检查所见及病理改变均与常染色体隐性遗传型相似，不过这类患者往往具有正常 B 细胞。已知 X 连锁的 SCID 是由于 IL-2 受体（IL-2R）和 IL-4、IL-7、IL-9、IL-15、IL-21 共有的 γ 链突变，主要使 T 细胞成熟缺陷。

3）腺苷脱氨酶（ADA）缺陷：约 20% SCID 是 ADA 缺陷所致。当 ADA 缺陷时脱氧腺苷和它的三磷酸盐将大量堆积，从而抑制 DNA 合成，对淋巴细胞呈毒性作用。不少患者的淋巴细胞于生后功能就明显低下，T、B 细胞功能缺陷；也有的患者淋巴细胞波动于正常与低下之间，到 2 岁以后，甚至到 4 岁后才起病，出现淋巴细胞逐渐减少。此外，多数患者尚可出现骨骼系统的发育异常，表现为肋骨前端凹陷外翻、脊椎扁平、长骨干骺端不整齐、骨盆畸形等。本病属常染色体隐性遗传，是位于 20 号染色体上的 ADA 编码基因突变导致 ADA 缺陷。输注含正常 ADA 活性的 γ 照射红细胞是最早使用的一种酶替代治疗手段，但输注后并不能使免疫系统重建而减少感染严重程度。自 1987 年提出每周使用聚乙二醇修饰的腺苷脱氨酶进行替代治疗后，T 淋巴细胞数量和对有丝分裂原的反应部分恢复，虽然其免疫功能仍不正常，但严重感染的频次明显降低。

4）网状组织发育不全：一种伴白细胞低下的 SCID，为常染色体隐性遗传，造血干细胞和 T、B 细胞成熟缺陷。患者血清中各类免疫球蛋白都非常低，淋巴细胞对丝裂原的刺激无反应，胸腺重量低于 1 g，无哈氏小体，没有或偶见胸腺细胞。

（2）X 连锁高 IgM 综合征（HIGM）：病因为 *CD40LG* 基因突变，其发病机制为表达在活化 T 细胞上的 CD40 配体（L）的编码基因（位于 Xq26）发生突变，使大多数患者的 T 细胞上无 CD40L 表达，或患者表达无功能的 CD40L，从而不出现由 IgM 向 IgG 和 IgA 转换所必需的 CD40L 与 CD40（即 T 与 B）的结合，或只是无能结合。HIGM 为男性发病。实验室检查发现 B 细胞数量正常，B 细胞表面 IgM、IgD 正常，其他种类的免疫球蛋白减少或缺如；血清 IgG、IgA、IgE 水平降低，IgM 正常或增高，特异性抗体通常是 IgM。大多数患者 T 细胞数量、亚群和淋巴细胞增殖功能正常。流式细胞仪检测 T 细胞 CD40 配体减少或缺如。诊断依据为：①抗体形成受损，患者有完好的 IgM 类抗体应答，而无向 IgG 类抗体转换的功能，血清 IgM（有时还有 IgD）水平增高或正常，而 IgG 和 IgA 水平明显降低，外周血中只有带 IgM 和 IgD 的 B 细胞；②大部分患者合并反复或持续的中性粒细胞减少、血小板减少和溶血性贫血；③循环 T 细胞正常。经静脉注射 IVIG 可以使患者的反复感染得到改善，患者最终往往死于严重感染。

（3）嘌呤核苷磷酸化酶（PNP）缺陷：PNP 是嘌呤分解代谢途径中的一种酶，广泛存在于人体细胞中。缺乏 PNP 可导致去氧三磷酸鸟苷（dGTP）堆积而抑制细胞增殖，特别是 T 细胞尤为敏感，因而较 B 细胞受到更为严重的损害。

（4）主要组织相容复合体（MHC）Ⅱ类分子缺陷：表现为婴儿腹泻、生长停滞的一种常染色体隐性遗传综合征。由于 HLA-D 区基因不能转录，导致细胞表面缺乏 MHC Ⅱ类分子，特别是 CD4 阳性的 T 淋巴细胞功能明显受损，引起严重的细胞免疫缺陷和辅助 B 细胞抗体生成功能低下，血清免疫球蛋白减少。循环淋巴细胞数正常，但 CD4 阳性 T 细胞减少。

2. 具有相关特征性表现的联合免疫缺陷

（1）Wiskott-Aldrich 综合征（WAS）：属 X 连锁隐性遗传。于婴幼儿时期起病，严重者新生儿期即可出现症状。临床特征为湿疹、血小板减少和容易感染。有阳性家族史的新生男婴出现血小板减少应考虑本病。在疾病早期血清免疫球蛋白水平可能正常，而对多糖抗原缺乏抗体应答，临床上可表现为反复而难治的有荚膜的细菌感染，发生中耳炎、肺炎、脑膜炎和败血症。以后血清 IgM 下降，随年龄增长，不但 IgG 含量日益下降，细胞免疫功能也逐渐减退，对抗 CD3 的增殖应答大为减弱甚至消失，卡氏肺囊虫肺炎及疱疹病毒感染的概率增高。一般都缺乏皮肤迟发型超敏反应。患者血清中测不到抗血小板的抗体，血小板减少与其内在缺陷有关。患者还可能出现严重的血管炎、肾小球肾炎等自身免疫病，以及淋巴网状组织肿瘤，往往在 10 岁以前死亡，感染或出血是主要死因，也有少数死于恶性肿瘤。本病的致病基因位于 X 染色体的短臂（Xp11.22），基因编码一个含 502 个氨基酸的蛋白质，称为 Wiskott-Aldrich 综合征蛋白（WASP），WASP 缺陷引起细胞骨架缺陷，影响造血干细胞分化。

治疗主要是控制出血和感染，可给患者输注血小板，定期输注 IVIG，加之长期给予抗生素治疗和预防感染，可获得良好的临床疗效。近来有个别报道，在全身亚致死量照射等处理后，进行 HLA 型别相配的干细胞移植，完全纠正了血小板和免疫两方面的异常。

（2）DiGeorge 异常：曾称为 DiGeorge 综合征，1994 年之后称为 DiGeorge 异常，是胚胎早期累及多种器官的一系列邻近基因综合征之一。80%~90% 本病患者都呈 22q11 丢失（往往是微缺失）。因心脏畸形（C）、异常面容（A）、胸腺发育不良（T）、腭裂（C）和低钙血症（H）都有 22q11 丢失，因而又称为"CATCH22"。另外一些本病病例可能来源于 11p 丢失、胎儿酒精综合征和母亲糖尿病等。第 3、第 4 咽囊发育障碍的病理表现为胸腺和甲状旁腺发育不良或不发育，也可伴有大血管异常和（或）小颌等特殊面容。新生儿出现不易纠正的低钙抽搐和（或）心力衰竭是最常见的临床表现，由此应怀疑本症。在 DiGeorge 异常病例中，胸腺完全不发育较不同程度的胸腺发育不全少得多。有的患儿还存在一些细胞免疫的功能，感染也不太多，且有 T 细胞功能自然转为正常的可能，可称为部分性 DiGeorge 异常，个别病例尚有自愈可能。胸腺严重发育不全的患者可能出现类似严重联合免疫缺陷病的表现。本病患儿尸体解剖中在上前纵隔位看不到胸腺时需考虑异位胸腺，作自上纵隔到全颈部的连续切片，有时可发现含有哈氏小体和正常密度的胸腺细胞的少量胸腺组织。但淋巴结的副皮质区和脾脏的胸腺依赖区内仅有稀少淋巴细胞，而淋巴滤泡大多正常。治疗上可试用胸腺素（1~2 mg/kg 每日肌内注射，2~3 周后可逐渐减到维持量），胎儿胸腺移植可有疗效，轻症患者中也有自发好转者。

3. 以抗体缺陷为主的免疫缺陷

抗体介导的免疫缺陷发生率占原发性免疫缺陷病的 50% 以上。与细胞介导免疫缺陷相比，具有起病较晚、主要对胞外菌（化脓性细菌等）和肠道病毒易感、对患者的生长发育影响较小，以及往往可活到成年等特点。这类疾病新生儿时期一般无异常表现。多于6月龄后发病。因此，新生儿时期除了根据病史和检测免疫细胞，很难根据临床进行诊断。

4. 免疫失调性疾病

这是一类主要由于免疫细胞的代谢或功能障碍引起的机体免疫调节功能异常所致的疾病。临床表现多样，重要的是一些自身免疫的发生可能与此有关。因存在其他组织器官的先天异常，此组患儿一些疾病类型在新生儿时期就可存在一定表现，但以感染和自身免疫为特征的表现往往随年龄的增长而突出。

（1）免疫缺陷伴色素减少：此类疾病为常染色体隐性遗传病。T细胞、B细胞及循环抗体均正常，NK细胞减少，细胞毒性T细胞（CTL）活性降低。急性时相反应物增高。临床主要表现为局部皮肤白化病及脑病。

（2）X连锁淋巴增殖综合征：为X连锁隐性遗传病，外周血T细胞正常，B细胞和免疫球蛋白正常或减少。临床症状和免疫异常主要由EB病毒感染引发。临床表现包括肝功能损害、肝脾肿大、贫血和淋巴瘤等。XLP 1型为 *SH2DIA* 编码的调节细胞内信号的衔接蛋白缺陷所致。XLP 2型为 XIAP 编码凋亡抑制物缺陷所致。

（3）伴自身免疫的免疫缺陷。

1）自身免疫性淋巴细胞增殖综合征：由不同基因突变所致，据此分为1a型 ALPS，CD95（Fas）缺陷，主要为常染色体显性遗传；1b型 ALPS，CD95L（Fas 配体）缺陷，常染色体显性或隐性遗传；2a型 ALPS，Caspase 10 缺陷，常染色体显性遗传；2b型 ALPS，Caspase 8 缺陷，常染色体显性遗传；N-Ras型 ALPS，*NRAS* 编码的 GTP 结合蛋白缺陷。这些缺陷导致淋巴细胞凋亡障碍。外周血双阴性（$CD4^-CD8^-$）T细胞增多。B细胞和免疫球蛋白基本正常。临床主要表现为脾肿大、淋巴结肿大、自身免疫性血细胞减少，淋巴瘤风险增高。ALPS 的临床表现时轻时重，随年龄增长可有所改善。

2）自身免疫性多内分泌腺病伴念珠菌病和外胚层发育不全：常染色体隐性遗传，编码胸腺自身耐受所必需的转录调节蛋白的自身免疫调节基因缺陷。外周血 CD41 细胞增多，B细胞和免疫球蛋白正常。临床表现为自身免疫病，尤其累及甲状旁腺、肾上腺和其他内分泌器官，伴有念珠菌病、牙釉质发育不全及其他畸形。

3）X连锁免疫调节异常、多内分泌腺病、肠病：为X连锁隐性遗传，编码T细胞转录因子的 FOXP3 缺陷。外周血缺少 $CD4^+CD25^+FOXP3^+$ 调节性T细胞，B细胞正常，IgA、IgE增高。临床表现为自身免疫导致的腹泻，早年发病的糖尿病、甲状腺炎、溶血性贫血、血小板减少、湿疹等。

4）*ILIORA* 缺陷：*ILIORA* 缺陷的病例首次于2009年报道，其确切的发病率尚不清楚。ILIO 在免疫调控和炎症中具有多种作用，下调 Th1 细胞因子的表达，增强 B 细胞的存活、增殖和抗体的产生等。尤其在肠道中，ILIO 是必不可少的免疫调控因子。因此，由于 *ILIORA* 基因突变导致 ILIO 信号通路异常，引起免疫失调控，进而出现严重感染和早发性肠道表现。早发性炎症性肠病是该病最常见、最突出的临床表现，常表现为难治性腹泻、克罗恩病、严重结肠炎等症状。感染可累及多个系统，皮肤感染、肛周脓肿常见。

5. 吞噬细胞数量和（或）功能缺陷

原发性吞噬细胞缺陷病在临床上可分为两种类型，一类主要表现为中性粒细胞数量缺陷，如婴儿遗传性中性粒细胞减少症、周期性中性粒细胞缺乏症、中性粒细胞减少伴胰腺功能不全等。另一类为吞噬细胞功能缺陷，是由于吞噬细胞本身先天性酶缺陷或亚细胞结构的异常所引起。

（1）先天性中性粒细胞缺乏：*ELANE* 基因突变是已知的最常见致病基因，呈常染色体显性遗传或散发。*ELANE* 基因位于染色体 19p13.31，由 5 个外显子组成，编码 218 个氨基酸的中性粒细胞弹性蛋白酶。该酶是一种髓系细胞特异性丝氨酸蛋白酶，在中性粒细胞分化的早幼粒阶段产生，存在于成熟中性粒细胞的初级颗粒中，基因突变导致中性粒细胞生成障碍。先天性粒细胞减少症的临床特征为感染。感染的风险与外周血中性粒细胞数量成反比，当中性粒细胞绝对计数（ANC）1.0×10^9/L，感染风险小，而 ANC $< 0.5 \times 10^9$/L 时，感染风险极大。感染的风险也与粒细胞减少持续时间有关，持续数周后真菌感染风险增加。感染的部位多变，以皮肤、黏膜、耳、鼻、喉及肺部最为常见。口腔疾病几乎见于所有 >2 岁的粒细胞减少患儿，表现为牙龈炎，伴有舌部颊黏膜溃疡。有时出现广泛胃肠道病变，导致腹痛和腹泻，影像学类似 Crohn 病，与细菌性肠炎相关。粒细胞减少患者重者发生致命性化脓性细菌感染。

（2）慢性肉芽肿病：是一种少见的原发性吞噬细胞氧化功能缺陷病，由于基因突变引起吞噬细胞还原型辅酶Ⅱ（NADPH）氧化酶缺陷，导致吞噬细胞不能杀伤过氧化物酶阳性的细菌与真菌。多在婴幼儿期发病，临床特征为对各种过氧化氢酶阳性菌属如葡萄球菌、沙雷菌、曲菌属等高度易感，表现为长期不愈或反复发作的慢性感染及局部肉芽肿形成，常有淋巴结、肝脾肿大，采用流式细胞仪测定中性粒细胞吞噬二氢若丹明分析可确立诊断。*CYBB* 基因突变所致约占 2/3，呈 X 连锁遗传；约 1/3 为常染色体隐性遗传，为 *CYBA*、*NCF1*、*NCF2*、*NCF4* 基因突变。治疗采用针对病原菌足量长疗程的抗感染治疗，预防性使用抗生素和抗真菌药物。由于病原菌对抗生素的敏感性可能会发生变化，应经常进行感染部位的细菌培养并做药敏试验，据此调整抗生素的使用。磺胺类用于预防本病的效果较好。近年采用人重组 INF-γ 50 μg/m²（体表面积 >0.5 m² 患者），每周 2 次皮下注射，取得较好的效果。使用 INF-γ 的主要不良反应是发热、寒战、头痛和腹泻等。骨髓移植对本病可有效果。近年基因治疗 CGD 在实验动物和患者也取得了成功。

（3）白细胞黏附分子缺陷：LAD Ⅰ型是由于 *ITGB2* 基因突变所致，为常染色体隐性遗传。整合素 β₂（CD18）表达于全部白细胞的表面，在白细胞定向移动和与血管内皮细胞黏附过程中具有重要作用。其编码基因 *ITGB2* 突变，导致 CD18 缺陷，使白细胞不能穿过血管内皮细胞向炎症部位移行，导致该病。突出的临床表现是主要发生于皮肤黏膜的反复细菌性感染，特点为无痛性坏死，可形成溃疡，进行性范围扩大或导致全身性感染。新生儿因脐带感染而导致脐带脱落延迟。最常见的病原菌为金黄色葡萄球菌和肠道革兰阴性菌，其次为真菌感染。感染部位无脓形成为本病的特点。临床表现的严重程度与 CD18 缺陷相关，重度缺陷者常于婴幼儿期死于反复感染，中度缺陷者可存活至成年。实验室检查可发现外周血中性粒细胞显著增高，流式细胞仪检测外周血中性粒细胞 CD18 表达，以及 *ITGB2* 基因分析可助诊断。治疗上除针对感染的对症支持治疗外，造血干细胞移植治疗可有效根治本病。

LAD Ⅱ型是由于 *FUCT1* 基因突变所致，为常染色体隐性遗传。该基因突变使 SLeX（CD15）蛋白表达水平降低，导致白细胞黏附功能障碍，引起该病。其临床表现与 LAD Ⅰ型相似，反复细菌性感染发生于生后不久，感染部位无脓液形成为其特点，感染的严重程度不及 LAD Ⅰ型，无脐带脱落延迟。实验室检查可发现外周血中性粒细胞显著增高，即使在无感染的情况下，中性粒细胞也高达（25~30）×10^9/L，流式细胞仪检测外周血中性粒细胞 CD15 表达，以及 *FUCT1* 基因分析可协助诊断。治疗上除针对感染的对症支持治疗外，给予补充岩藻糖，造血干细胞移植治疗可有效根治本病。

LAD Ⅲ型与其他两型的临床表现相似，是由于 *KINDLIN3* 基因突变所致，为常染色体隐性遗传。该基因突变并不影响整合素的表达，而是导致整合素活化缺陷。由于该缺陷不仅影响中性粒细胞，而且影响血小板，患者在婴儿早期即可出现瘀斑或出血。*KINDLIN3* 基因分析可协助诊断，治疗上除抗感染、输血等对症支持治疗外，造血干细胞移植治疗可有效根治本病。

6. 固有免疫缺陷

涉及固有免疫异常的缺陷，但又不属于吞噬细胞或补体缺陷的疾病归为此类。

（1）白细胞介素 1 受体相关激酶 4 缺陷：为常染色体隐性遗传病，TLR 信号途径组分 *IRAK4* 基因突变，淋巴细胞和单核细胞受累，临床主要表现为化脓性细菌感染。

（2）丙种球蛋白血症、感染、先天性骨髓粒细胞缺乏综合征：为常染色体显性遗传，CXCL12 受体 *CXCR4* 基因突变，粒细胞和淋巴细胞受累，表现为低丙种球蛋白血症、B 细胞数减少、中性粒细胞计数显著减少和多发疣。

（3）IL-12/IFN-γ 及其受体通路分子缺陷：为孟德尔遗传分枝杆菌易感性疾病中的一种，已经发现的此缺陷包括 IL-12 和 IL-23 受体 β$_1$ 链缺陷、IL-12p40 缺陷、IFN-γ 受体 1 缺陷、IFN-γ 受体 2 缺陷和 STAT-1 缺陷。除 IFN-γ 受体 1 缺陷和 STAT-1 缺陷可为常染色体隐性或显性遗传外，其他均为常染色体隐性遗传。突变的结果主要影响 IFN-γ 合成、分泌或受体结合。患者临床主要表现为对分枝杆菌和沙门菌易感。由于我国新生儿出生后均接种卡介苗，因此卡介苗感染在我国是此病的重要表现，在上海和重庆发现的这类病例均表现为严重的卡介苗感染。此类疾病中不影响 IFN-γ 受体结合的缺陷类型使用重组 IFN-γ 替代治疗有效。

7. 自身炎症性疾病

多以综合征形式表现，往往多器官受累，以发热为突出症状。

（1）家族性地中海热（FMF）：为常染色体隐性遗传病，*MEFV* 基因突变所致，成熟粒细胞和活化的单核细胞受累。常见的临床表现包括反复发热、腹痛及关节损害，发热表现为反复发作的发热，持续 1~3 天后自行缓解，少数病例发热为唯一症状。腹痛为最常见表现，见于 95% 患者，其次为突然发作的累及下肢大关节的关节炎。未治疗的 FMF 患者常发生 AA 型淀粉样变，逐渐可进展为终末期肾病。急性发作期有非特异性炎性指标的升高，包括白细胞升高、C 反应蛋白和红细胞沉降率升高。可分为两型，1 型表现为反复发作的短暂的炎性反应和浆膜炎，2 型 FMF 以淀粉样变为首发表现。临床表现为反复发热、浆膜炎，易发血管炎和炎症性肠病。

（2）肿瘤坏死因子受体相关周期性发热综合征：为常染色体显性遗传病，系 *TNFRSFIA* 突变所致。TNF 受体突变导致细胞内结合 TNF 的可溶性受体减少，中性粒细胞和单核细胞受累。临床表现为反复发热、浆膜炎、皮疹和眼及关节炎症。抗肿瘤坏死因子治疗可改善临床症状。

（3）高 IgD 综合征：为常染色体隐性遗传病，系 MVK 基因突变所致。MVK 是胆固醇合成的关键酶之一，使甲羟戊酸磷酸化生成磷酸甲羟戊酸，后者进一步被催化合成类异戊二烯和胆固醇。MVK 基因突变可影响酶的活性及稳定性，使甲羟戊酸激酶活性降到正常的 5%～15%，若 MVK 活性完全丧失则引起甲羟戊酸尿症。MVK 基因突变导致炎症反应的机制仍不清楚，推测甲羟戊酸堆积及类异戊二烯减少导致 IL-1β 分泌异常增高，从而引起炎症反应。临床特征为周期性发作性发热，典型者每次发作 3～7 天，4～8 周发作 1 次，个体差异大。间隔期患儿完全健康，随年龄增长，发热发作频率和程度趋于减少或降低。高热前常有寒战，发作时可伴有腹痛、呕吐和腹泻、头痛及关节痛。发作时可触及淋巴结肿大，颈部最多，在年轻患者中有脾肿大。许多患儿有非破坏性的反复关节炎，主要在大关节。部分患者有色素性视网膜炎。血清 IgD 水平升高（高于 100 U/mL），大部分患者也有血清 IgA 升高。各种免疫接种引发的反复发作性发热是早期诊断的线索。

（4）新生儿起病的多系统炎症性疾病或慢性婴儿神经皮肤关节综合征：为常染色体显性遗传病，NLRP3 基因突变所致。中性粒细胞和软骨细胞受累。主要临床特征有：①皮损，典型病例表现为新生儿开始的持续的、呈游走性的风团样皮疹；②发热，表现为每日出现发热；③骨骼，破坏性关节病变的形成，多合并严重的软骨过度生长以及过早骨化（尤其是髌骨），可有前囟闭合延迟；④神经系统表现，中枢神经系统受累多表现为进展性，为慢性无菌性脑膜炎，可导致颅内压增高，脑室增大，脑萎缩，惊厥，感音性耳聋，进展性视力损失（由于慢性颅内压增高导致视神经萎缩），以及精神发育迟缓；⑤其他表现，经常合并有特殊面容，前额突出，鼻梁扁平，眼球突出；也可出现身材矮小，远端肢体短小。

（5）化脓性关节炎、坏疽性脓皮病、痤疮综合征：为常染色体显性遗传病，系 PSTPIP1 基因缺陷所致。造血器官受累，T 细胞活化增高。肌动蛋白重组受损导致炎症反应时信号转导障碍。临床表现为早年以关节炎（侵蚀性）起病，青春期出现炎症性皮疹、肌炎等。抗细胞因子 TNF 和 IL-1 对关节炎和脓皮病有一定效果。

（6）Blau 综合征：为常染色体显性遗传病，系 NOD2（CARD15）基因缺陷，突变在 CARD15 的核苷结合部位，可能造成 LPS 与 NF-κB 信号交互反应受损，单核细胞受累。临床表现为葡萄膜炎、肉芽肿性滑膜炎、先天性指侧弯、皮疹和脑神经疾病。

（7）慢性复发性多灶性骨髓炎和先天性红细胞生成异常性贫血：为常染色体隐性遗传病，LPIN2 基因突变所致。中性粒细胞和骨髓细胞受累。临床表现为慢性复发性多灶性骨髓炎、皮肤炎症性病损和贫血。

8. 补体缺陷

补体缺陷约占所有原发性免疫缺陷病的 2%，几乎所有可溶性补体成分的缺陷都已经被报道，最常见的是补体 C_2 和 C_9 缺陷。补体经典途径早期组分的缺陷通常导致对细菌的易感和自身免疫性疾病（包括系统性红斑狼疮、多发性肌炎和血管炎），终末组分缺陷的特点是对奈瑟球菌易感性增加和疾病反复。因此，接种脑膜炎球菌疫苗和使用抗生素预防感染是必须的。诊断评估应包括经典途径的总补体成分和替代途径的补体成分，而且可以直接检测补体水平或功能。C_3 缺陷易患与抗体缺陷综合征相似的各种感染；而补体系统中末端成分（C_5、C_6 和 C_7）缺陷的患者往往容易感染脑膜炎双球菌或淋球菌，正常水平的 CH50 可除外各种补体成分的缺陷。

9. 拟表型免疫缺陷

为 2015 年新分类的一类免疫缺陷，与经典的免疫缺陷为生殖细胞突变不同，该类免疫缺陷与体细胞突变有关。

二、原发性免疫缺陷病的预防和治疗

新生儿时期是早期发现原发性免疫缺陷病的重要时期，此期及早发现和诊断原发性免疫缺陷病有助于早期合理有效的治疗。相反则可能延误有效治疗时机，甚至可能造成死亡或残疾。目前国际上已有国家开始了在新生儿期针对少数原发性免疫缺陷病的筛查工作，但由于原发性免疫缺陷病病种繁多，要针对多种原发性免疫缺陷病进行新生儿期的筛查还存在许多技术上的困难。新生儿期的筛查工作只是小范围内，主要针对严重联合免疫缺陷（SCID）进行。早期发现 SCID 可避免随后发生的致死性严重感染，通过干细胞移植可以获得十分理想的效果。我国目前新生儿生后普遍接种卡介苗对 SCID 的治疗是难以克服的困难，因 SCID 存在严重 T 细胞功能缺陷，卡介苗接种后可出现致死性播散性感染。迄今我国还没有 SCID 长期存活的报道，因此新生儿时期原发性免疫缺陷病的防治工作尤为艰巨。

1. 原发性免疫缺陷病的预防

优生是预防原发性免疫缺陷病最为重要的手段，而优生依赖于对家族史的了解及合理有效的指导。目前已有近 270 种原发性免疫缺陷病的致病基因基本明确，且这类疾病大都是单基因突变所致，具有遗传性。因此，通过对家族成员疾病的了解，可进行优生指导，预防原发性免疫缺陷病。原发性免疫缺陷病的遗传类型主要有两类，一类是 X 连锁隐性遗传病，另一类是常染色体隐性遗传病，少数为常染色体显性遗传。针对优生优育，目前可以采取的方法主要如下。

（1）明确诊断先证者：对怀疑存在原发性免疫缺陷病的患者应通过多种手段明确诊断，这是对整个家族进行优生优育指导的前提。目前国内已经有几个中心能够对一些常见的原发性免疫缺陷病进行有效的诊断，包括基因诊断。针对明确诊断的任何忽视或消极的行为都会对今后家族成员的优生带来极大的困难，并可能造成不良后果。

（2）对先证者相关家族成员进行遗传学评估：一经明确先证者的诊断后，应积极对其相关家族成员进行相关的检查。这包括对家族成员的知识普及和科学解释工作，以便其配合和支持后续的检查。X 连锁的原发性免疫缺陷病的遗传学评估主要针对母系家族成员。对一些常见的 X 连锁性免疫缺陷病通过对母系家族成员的遗传学评估可以有效指导后代的优生。目前国内已经可以对 X 连锁慢性肉芽肿、X 连锁严重联合免疫缺陷病以及 X 连锁无丙种球蛋白血症等疾病患者的家族成员通过基因分析进行有效的遗传学评估。

（3）产前诊断：通过产前获取羊膜细胞或脐带血样本，可以对胎儿进行产前诊断，目前这一方法技术上已经可以达到，但由于需产前穿刺，存在一定风险性，诊断的技术手段还不十分完善和成熟。开展这一工作还存在一定困难，在国内还处于临床研究阶段。

（4）体外受精联合胚胎移植技术（试管婴儿）：第三代试管婴儿技术可有助于优生，在其他遗传性疾病中已经得到应用，技术完备。但针对原发性免疫缺陷病还处于摸索和研究阶段。此外，试管婴儿还可能存在相关的伦理学问题，目前还无法广泛应用于原发性免疫缺陷病的预防。

2. 新生儿期早期诊断原发性免疫缺陷病

在新生儿期早期诊断原发性免疫缺陷病的方法还不十分成熟，欧美多个国家已经开展新生儿 SCID 筛查，我国技术上已经掌握，全面开展还需大量工作。以现有的知识和技术，通过一些有效的临床和实验室评价手段可以帮助我们在新生儿时期早期发现原发性免疫缺陷病。合理有效地利用新生儿时期免疫功能评价，可以帮助临床医生早期发现可疑的原发性免疫缺陷病或进行确诊。在这一临床实践过程中尤其要注意以下 4 个方面。

（1）除了对家族中有明确诊断为原发性免疫缺陷病的患儿需进行仔细的免疫评价外，对于家族中有因疾病早期夭折的患儿应详细了解家族疾病史，并由免疫专科医生进行系统的免疫学评价。

（2）对于难以解释和治疗的感染患儿应注意可能存在的免疫异常。这类特殊的感染包括不存在其他器质性病变、代谢异常等原发性疾病的反复感染；特殊病原感染，如机会菌、低毒病原微生物、真菌等；一些常见病原引起的致死性感染；多种病原微生物感染；以及常规治疗效果不佳的感染等。新生儿时期所发生的这类问题主要由 T 细胞缺陷、吞噬细胞缺陷或一些免疫缺陷综合征所引起。单纯的抗体缺陷病很少在新生儿期或婴儿早期出现临床症状。

（3）预防接种后的异常反应。我国新生儿期计划免疫的种类有两种：卡介苗和乙型肝炎疫苗。乙型肝炎基因工程疫苗不会引起感染。卡介苗是减毒活疫苗，具有一定毒力，机体抵御这类分枝杆菌感染需要一系列的细胞成分和相关的细胞因子。主要的细胞组分包括 T 细胞、吞噬细胞和 NK 细胞等，所涉及的细胞因子包括 IFN-γ、IL-12、TNF-α 等。这些环节中的任何一个环节缺陷都可能造成机体对分枝杆菌的易感。目前已经报道的容易发生卡介苗严重感染的原发性免疫缺陷病近 20 种。除了经典的免疫细胞功能缺陷可以引起严重卡介苗感染外，近年来发现一些细胞因子缺陷可造成相对特异性的对分枝杆菌易感导致卡介苗感染死亡的病例。国内继复旦大学附属儿科医院发现首例 IL-12 受体缺陷引起严重卡介苗感染的病例后，陆续在其他省市也发现相同的病例。由于上述缺陷所造成的卡介苗感染程度各不相同，严重者发生播散性感染而致死，轻者仅表现为接种局部经久不愈及局部引流淋巴结肿大。对卡介苗接种异常反应的患者有必要进行系统的免疫学评价以明确可能存在的原发性免疫缺陷病。

（4）特殊的临床并发症状。许多原发性免疫缺陷病，尤其是原发性免疫缺陷综合征伴有一些较为特殊的并发症，将这些临床表现有机的联系起来分析患儿的疾病特点，有助于帮助甄别可能存在的原发性免疫缺陷病。

3. 新生儿期原发性免疫缺陷病的治疗

新生儿原发性免疫缺陷病的治疗原则是：①保护性隔离，尽量减少与感染原的接触；②使用抗生素以清除或预防细菌、真菌等感染；③免疫替代疗法或免疫重建。早期诊断和合理治疗对疾病预后具有重要意义。

（1）一般治疗：联合免疫缺陷病住院患儿宜安置在基本上无菌的层流室，以便施行严格的保护性隔离，合并感染时选用的抗生素应尽量根据实验室检测分离出的细菌及其药物敏感试验结果，并且要注意条件致病菌感染和混合感染。抗菌药物以杀菌性为佳，剂量应大于免疫功能正常患儿的用量，疗程也要更长。严重细胞免疫缺陷的各种患儿输注血制品时，需避免发生移植物抗宿主病（GVHD），最好使用库血，并须先用 X 射线照射（剂量为 30 Gy），使血液中淋巴细胞丧失增殖能力。如输血浆，也需经上述 X 射线照射或先冻融 2~3 次，以破坏残留的血浆内的淋巴细胞。先天性胸腺发育不全症患者的低血钙症，一般除补充钙剂外，还须给予维生素 D 或甲状旁腺激素。各种伴有细胞免疫缺陷的患儿都禁忌接种活疫苗，以防止发生严重疫苗性感染。

（2）免疫球蛋白替代疗法：对早期发现联合免疫缺陷的新生儿及婴儿，如 SCID、WAS 等，定期注射丙种球蛋白制剂，可降低感染率。现有各种丙种球蛋白制剂都主要含 IgG，其他类免疫球蛋白含量不足 1%。血清免疫球蛋白低于 2.5 g/L 的患儿，静脉使用丙种球蛋白（IVIG）治疗的剂量为每月 0.4~0.6 g/kg，可根据临床实际效果调整剂量。使用丙种球蛋白后罕见全身反应，如皮肤潮红、颜面水肿、呼吸困难、发绀和血压降低等。对此，可用肾上腺素等抗组胺药物治疗。静脉输注血浆对减少患者的感染也显效，但一般不用于新生儿，主要因为在新生儿时期的诊断需使用丙种球蛋白治疗的原发性免疫缺陷大多为联合免疫缺陷，血浆成分可能含有少量供者 T 细胞，可引起 GVHD。

（3）免疫重建：为患者移植免疫器官或组织，并在患者体内定居存活，以恢复其免疫功能，称为免疫重建，是治疗患有严重细胞免疫缺陷患儿的唯一有效措施。经免疫重建而获治愈的突出例子是：植入胎儿胸腺组织治疗完全性 DiGeorge 异常；选择同型 HLA 供者或 HLA 半匹配的供者，做干细胞移植治疗 SCID、慢性肉芽肿病（CGD）等。

1）干细胞移植：将正常富含多能干细胞的骨髓植入患儿体内促进 T 和 B 淋巴细胞的免疫重建。给 SCID 患者作骨髓移植的特点是：①不需要在术前做免疫抑制处理或较轻的预处理；②剂量较小，按有核骨髓细胞 10^6~10^8/kg 植入可获成功；③HLA 不同型的骨髓移植后发生严重且常是致死性的 GVHD。为此必须选用 HLA 型完全一致的骨髓进行移植，这就大大限制了骨髓移植疗法的使用。近年来，有医院采用脐血干细胞移植治疗 SCID，取得了较好的效果。

2）胎儿胸腺移植：主要用于纠正细胞免疫缺陷。采用胎龄不足 14 周的人工流产胎儿胸腺，移植于患儿的腹直肌与筋膜之间和（或）制成胸腺细胞悬液移植于腹腔内。

3）胎肝移植：胎肝内含有多能干细胞，出生 8~10 周胎儿的肝脏适宜作移植之用。将肝脏制成单细胞悬液静脉输入，往往因细胞量较少等原因免疫重建成功率不如骨髓移植，治疗 SCID 的效果差一些，但一次失败后或一次移植量不足可多次胎肝移植。胎儿组织移植，即使 HLA 不匹配也很少发生致死性的 GVHD。其机制目前还不十分清楚。

4）输注胸腺上皮细胞培养物或胸腺素：可根据患者骨髓体外诱导 T 细胞试验，给细胞免疫缺陷患者输注体外胸腺上皮细胞培养物或胸腺素。前者是将正常胸腺 14 天培养物作腹直肌鞘内腹腔内注射，后者的剂量为：以每天 1 mg/kg 开始，以后可逐渐增加至每天 4 mg/kg，症状改善后逐渐减量，然后改用维持量 1 mg/kg，每周 1 次，长期治疗。

（4）纠正代谢缺陷：反复输注经过洗涤的纯红细胞或经过 25~50 Gy 照射过的库血，为缺乏腺苷脱氨酶（ADA）的 SCID 患者补充 ADA，对部分患儿有一定效果。由于 ADA 缺陷常引起原来正常的干细胞受损，最后还是需要作干细胞移植。嘌呤核苷磷酸化酶（PNP）缺乏的患者，口服尿苷无效，脱氧胞苷治疗在试用中。

（5）其他（替代）治疗：近年来对一些以往缺乏治疗手段的疾病，通过基因工程技术发展获得的细胞因子在治疗中起到了有效的作用，其中最为突出的是 IFN-γ 的临床使用。IFN-γ 用于 CGD 的治疗可以减少患者的感染频率和严重程度，目前国内也开始使用。由于 IL-12 受体缺陷阻断了机体抗分枝杆菌感染的免疫学通路，使 T 细胞和（或）NK 细胞无法产生 IFN-γ，因此，使用 IFN-γ 替代治疗可以有效应用于 IL-12/IFN-γ 及其受体通路的分子缺陷。复旦大学附属儿科医院使用 IFN-γ 治疗 CGD 患儿取得一定的临床疗效，但仍有部分患儿发生反复感染。而对 IL-12 受体缺陷的患儿经治疗后未再发生类似感染。目前国内已有 IFN-γ 的基因工程产品，治疗剂量为 IFN-γ 50 mg/m^2 体表面积，皮下注射，每周 2 次。

（赵新凤）

第二节　继发性免疫缺陷病

继发性免疫缺陷病是指由于多种因素，如年龄、感染、药物、代谢性疾病或环境因素等，导致机体免疫功能受损的免疫缺陷病。新生儿期，除原发性免疫缺陷病外，尚有多种因素导致的继发性免疫缺陷病。

一、引起继发性免疫缺陷病的常见因素

1. 年龄

与年长儿比较，新生儿对常见病原和条件致病菌的易感性增加，主要与新生儿期免疫系统的不成熟有关，胎龄及年龄是影响新生儿免疫系统功能的重要因素。

2. 营养不良

营养不良是最常见的引起继发性免疫缺陷的因素，感染性腹泻和呼吸道感染常见。T 细胞数量和功能降低的程度与低蛋白血症的严重程度相关。在营养不良的个体中，虽然对疫苗的免疫反应和特异性抗体的滴度可以在较长的一段时期检测到，但是如营养不良持续不能得到纠正，这些免疫反应会降低。微量元素（如锌和抗坏血酸）的缺乏，可减弱黏膜屏障的抗感染能力。维生素 D 对巨噬细胞抵抗胞内病原体（如结核分枝杆菌）是必需的。

3. 代谢性疾病

多种代谢性疾病可引起免疫功能受损，糖尿病和尿毒症是最常见的两种引起免疫功能受损的代谢性疾病。但新生儿期非常少见。

4. 除原发性免疫缺陷病以外的其他遗传因素

由一些遗传因素导致的疾病，可能不主要累及免疫系统，但可以影响免疫功能，其中染色体数目异常是最常见的原因之一。如 21-三体综合征的患者，虽然发生严重感染少见，但是感染的概率明显增加，体外实验表明，21-三体综合征患者中性粒细胞的趋化和吞噬功能降低。Turner 综合征患者的感染概率也较正常人增加，但机制未明。

5. 药物

在临床中，常使用一些药物来抑制不希望的免疫反应，如治疗自身免疫性疾病、过敏性疾病、移植排斥反应等。这些药物包括生物制剂、化学制剂等，尤其是化学制剂，常缺乏靶向性的免疫抑制作用。这些药物常减弱细胞免疫反应，导致患者易于感染真菌、病毒。此类药物在新生儿的应用也相对少见。

6. 手术和创伤

手术和创伤可导致上皮细胞屏障的破坏和炎症反应的激活。组织损伤可导致炎症反应的激活，Toll 样受体在其中具有重要作用，导致免疫细胞的活化，释放炎症因子，如 IL-6、TNF-α 等。如果这种炎症反应非常严重，就可能导致全身炎症反应综合征。同时，非特异性细胞的活化导致免疫状态失能，以及由应激导致的皮质激素水平增加，也是创伤患者免疫抑制的原因。

7. 环境因素

目前，越来越多地认识到慢性暴露于不良环境的影响。如长时间暴露于日光，增加恶性肿瘤的风险。在炎症反应中，日光的生物效应来源于其中的紫外光，可以诱导 T 细胞凋亡，抗原递呈细胞来源的细胞因子释放，以及调节性 T 细胞的分化。电离辐射主要是通过影响骨髓造血，导致血细胞减少而使免疫抑制。持续暴露于电离辐射，最终可导致所有的免疫功能受损。

8. 感染因素

自 20 世纪初，即发现病毒感染可导致免疫抑制。如麻疹急性期患者，结核菌素的皮肤试验为阴性。巨细胞病毒和流感病毒可导致淋巴细胞减少和 T 细胞失能。然而，这些抑制多数为暂时性的。特殊的病毒感染，如 HIV 感染所导致的免疫缺陷，归于获得性免疫缺陷病，不在本文讨论范围之中。

二、与原发性免疫缺陷病的鉴别要点

1. 病因

原发性免疫缺陷病为遗传性或先天性因素所致，有较为明确的致病基因或遗传背景；继发性免疫缺陷病为后天性因素所致，有明确的原发疾病或环境、药物暴露史，无致病基因。

2. 免疫受损环节

原发性免疫缺陷病常为单个免疫分子缺陷，导致免疫功能受损，使机体对某一类或某几类病原体易感；继发性免疫缺陷病的免疫受损环节常累及较多，多为部分功能受损，易感病原体常多种多样。

3. 临床表现

原发性免疫缺陷病常以感染为首发症状，感染症状相对严重；继发性免疫缺陷病的原发疾病多较为明确，感染症状相对较轻。

4. 家族史

原发性免疫缺陷病常有阳性家族史，继发性免疫缺陷病没有阳性家族史，但是没有阳性家族史不能排除原发性免疫缺陷病。

三、防治

继发性免疫缺陷病主要在于明确病因，进行病因治疗，病因祛除后，免疫系统功能多能恢复。新生儿期继发性免疫缺陷多与胎龄和年龄相关，免疫发育是一个自然的过程，多不需要特殊干预。早产儿，由于母体通过胎盘给予胎儿 IgG 的不足，早产儿常有 IgG 水平的低下，胎龄越小，IgG 水平可能越低。目前，有证据表明出生后预防应用静脉 IVIG 并不能降低新生儿发生败血症的风险，口服免疫球蛋白也不能降低早产儿发生 NEC 的风险。然而，有 Meta 分析发现，IVIG 可以降低院内感染的发生率。因此，对于早产儿，并不主张出生后均给予 IVIG 治疗。对于有感染的早产儿，可予以 IVIG 干预。

（赵新凤）

参考文献

［1］穆玉明．儿童肾脏病学［M］．北京：人民卫生出版社，2018.

［2］邵肖梅，叶鸿瑁，丘小汕．实用新生儿学［M］．北京：人民卫生出版社，2019.

［3］鲍一笑．小儿呼吸系统疾病学［M］．北京：人民卫生出版社，2019.

［4］申昆玲．儿科呼吸系统疾病实例分析［M］．北京：人民卫生出版社，2018.

［5］顾龙君．儿童白血病［M］．北京：人民卫生出版社，2017.

［6］朱翠平，李秋平，封志纯．儿科常见病诊疗指南［M］．北京：人民卫生出版社，2018.

［7］廖清奎．儿科症状鉴别诊断学［M］．北京：人民卫生出版社，2016.

［8］徐虹，丁洁，易著文．儿童肾脏病学［M］．北京：人民卫生出版社，2018.

［9］祝益民．儿科危重症监护与护理［M］．北京：人民卫生出版社，2017.

［10］曹玲．儿童呼吸治疗［M］．北京：人民卫生出版社，2019.

［11］桂永浩．小儿内科学高级教程［M］．北京：中华医学电子音像出版社，2017.

［12］刘湘云，陈荣华，赵正言．儿童保健学［M］．南京：江苏科学技术出版社，2017.

［13］许尤佳，杨京华．中西医结合儿科学［M］．北京：科学出版社，2018.

［14］马路一．儿科急危重症［M］．北京：中国协和医科大学出版社，2018.

［15］朱翠平．儿科急症救治临床指引［M］．北京：人民卫生出版社，2018.

［16］申昆玲，黄国英．儿科学［M］．北京：人民卫生出版社，2016.

［17］罗小平，刘铜林．儿科疾病诊疗指南［M］．北京：科学出版社，2016.

［18］赵正言，顾学范．新生儿遗传代谢病筛查［M］．北京：人民卫生出版社，2015.

［19］毛定安，易著文．儿科诊疗精粹［M］．北京：人民卫生出版社，2015.

［20］朱玲玲，吴震．儿科学［M］．北京：科学出版社，2015.